Martin Bultmann

Mathematik und Statistik für Pharmazeuten

Ein Kurzlehrbuch

Für Hans

Martin Bultmann

Mathematik und Statistik für Pharmazeuten

Ein Kurzlehrbuch

–2012–

Govi-Verlag

Bibliografische Information der Deutschen Bibliothek

Die Deutsche Bibliothek verzeichnet diese Publikation in der Deutschen Nationalbibliographie; detaillierte bibliografische Daten sind im Internet über *http://dnb.ddb.de* abrufbar

ISBN 978-3-7741-1187-5

www.govi-verlag.de

2. Auflage 2012

Geschützte Warenzeichen und/oder Bezeichnungen wurden als solche nicht in jedem Einzelfalle besonders gekennzeichnet. Aus dem Fehlen eines Hinweises kann also nicht darauf geschlossen werden, dass die betreffenden Begriffe als frei zu betrachten sind. Umgekehrt kann aus einer irrtümlichen Kennzeichnung eines Namens kein Schutzrecht abgeleitet werden.
MiniTab ist eingetragenes Warenzeichen der Minitab Inc., Excel ist eingetragenes Warenzeichen der Microsoft Corporation.

Titelbild: © diego cervo – Fotolia.com
Satz: Fotosatz H. Buck, Kumhausen
Druck: SDK Systemdruck Köln

Vorwort

Die Mathematik ist die Dienstmagd der Naturwissenschaften:
Kaum geachtet, aber für fast alles einzusetzen.

Die Approbationsordnung für Apotheker schreibt einen Kursus »Mathematische und statistische Methoden für Pharmazeuten« vor. Dies mit Recht, denn einerseits werden in der Pharmazie nur bestimmte Teilbereiche der Mathematik und Statistik ständig benötigt – dann aber oftmals in einem Ausmaß, das über die Schulbildung hinausgeht. Andererseits lässt die Schulbildung der Abiturienten – nicht nur im naturwissenschaftlichen Bereich – schon seit Jahren zu wünschen übrig, sodass eine Unterrichtung in Mathematik leider teilweise schon bei den Grundrechenarten einsetzen muss. Innerhalb weniger Semesterwochenstunden ist daher die gesamte Schulmathematik inklusive Statistik aufzuarbeiten. Dies war schon zu Zeiten der im eigenen Verlag herausgegebenen ersten Auflage eine nicht gerade leichte Aufgabe für Studenten und Dozenten.
Ich freue mich, dass die vorliegende zweite Auflage nun beim Govi-Verlag erscheint. Mit diesem Buch sollen bei Studenten die notwendigen mathematischen Grundlagen gelegt werden, um für den pharmazeutischen Alltag in Offizin, Krankenhaus, Behörden und Industrie bestens gerüstet zu sein. Um der notwendigen Geschwindigkeit, mit der dieses stattfinden muss, Rechnung zu tragen, wurden Merksätze in rechteckigen Kästchen besonders hervorgehoben.
Da die Mathematik eine Wissenschaft ist, die sich eigentlich nur im Geist abspielt, werden zahlreiche Beispiele aus der Pharmazie eingeflochten, welche die Notwendigkeit der Mathematik als Hilfswissenschaft für die Pharmazeuten verdeutlichen sollen. Beispiele und besondere Herleitungen, die für das mathematische Verständnis nicht zwingend notwendig aber doch von Interesse sind, wurden kleiner gedruckt. Diese Abschnitte kann man überspringen, ohne gravierende Dinge dabei auszulassen.
Anregungen, die zur Verbesserung dieses Buches beitragen können, nimmt der Verlag jederzeit gerne entgegen.

Im Mai 2012 *Dr. Martin Bultmann*

Inhaltsverzeichnis

I Mengen und Elemente

Gegenständliche oder abstrakte Dinge können wir zu Gruppen, den sog. Mengen, zusammenfassen. Diese Mengen können am einfachsten durch Aufzählen ihrer Elemente beschrieben werden. So können wir Farben, eine Gruppe von Studenten in einem Semester einer bestimmten Studienrichtung oder auch Zahlen zusammenfassen.

F := {rot, grün, gelb, blau},
S := {Cornelia, Michael, Elke, Susanne, Cindy, Petra} oder
A := {2,3,6,9}

Umgekehrt kann ein Element Teil einer Menge sein oder auch nicht. So ist z. B. Michael ein Element der Studentenmenge S, Jacob hingegen nicht:

$$\text{Michael} \in S, \text{Jacob} \notin S$$

Allgemein werden *Elemente* gerne mit *Kleinbuchstaben* beschrieben, wohingegen *Mengen* mit *Großbuchstaben* gekennzeichnet werden.

Mengen können auch leer sein. Beispiele für die Schreibweise einer *leeren Menge* sind:

$$B := \{\varnothing\} \text{ bzw. } B := \{\ \}$$

Vergleicht man Mengen miteinander, so kann man folgende Fälle unterscheiden:

1	Die Elemente beider Mengen sind exakt dieselben, d. h. jedes Element von A ist zugleich Element von B und umgekehrt	$A = B$
2	Jedes Element von A ist zugleich Element von B	$A \subseteq$[1] B
3	Wie 2, jedoch enthält B in jedem Fall mehr Elemente als A	$A \subset B$
4	Jedes Element von B ist zugleich Element von A	$A \supseteq B$
5	Wie 4, jedoch enthält B in jedem Fall weniger Elemente als A	$A \supset B$

1 Man beachte die Verwandtschaft mit den Zeichen >, <, ≥, ≤!

Neben der Aufzählung der Einzelelemente kann man auch allgemeinere Definitionen für Mengen durch Vorschriften geben. Solch eine Definition könnte für die Menge A aller gerader ganzer Zahlen lauten:

$$A := \{x \in \text{ganze Zahlen: } x \text{ ist durch zwei teilbar}\}$$

1.1 Schnittmenge

Schnittmengen bestehen aus den Elementen, die gleichzeitig zu beiden Mengen gehören. Die Schnittmenge C aus den Mengen A und B wird durch

$$C = A \cap B$$

beschrieben.
Mit A := {Marion, Daniela, Fritz, Ralf} und B := {Silke, Thomas, Marion, Barbara, Ralf} ergibt sich also $C = A \cap B$ = {Marion, Ralf}.

1.2 Vereinigungsmenge

In einer Vereinigungsmenge werden Elemente zusammengefasst, die zur einen oder zur anderen Menge gehören:

$$C = A \cup B$$

Im obigen Beispiel ergäbe sich C = {Marion, Daniela, Fritz, Ralf, Silke, Thomas, Barbara}

1.3 Differenzmenge

Die Differenzmenge A\B (A ohne B) besteht aus den Elementen von A, die nicht zu B gehören.

$$C = A\backslash B$$

ergibt also

$$C = \{\text{Daniela, Fritz}\}$$

1.4 Komplement

Das Komplement A' umschreibt alle diejenigen Elemente[2], die nicht zu A gehören.

Haben wir also eine Menge X := {Gerd, Ruth, Marion, Daniela, Fritz, Ralf, Paul}, dann ist

$$A' = \{\text{Gerd, Ruth, Paul}\}.$$

Die Bezeichnung A' ist nicht ganz exakt, denn sie gibt nicht an, aus welcher Menge X die Menge A ausgeschlossen werden soll. Die Bezeichnung $C_X A$ ist hier treffender, aber nicht sehr gebräuchlich und in der Praxis nicht immer notwendig.

2 einer größeren Menge X, für die gilt: $X \supseteq A$

2 Zahlen

2.1 Zahlensysteme

Möchte man wiegen, zählen, messen, rechnen oder vergleichen und sich mit anderen Personen über diese Ergebnisse austauschen, benötigt man Zahlen. Diese Zahlen wiederum werden seit altersher mit Bildern oder anderen Symbolen beschrieben. Schaut man sich diese Bilder (Ziffern) genauer an, so findet man überall eine Systematik, wie aus wenigen Bildern nahezu beliebig viele unterschiedliche Zahlen gebildet werden können.

2.1.1 Strichlisten

Schon mit nur einer Ziffer, einem senkrechten Strich lassen sich Zahlen ausdrücken, ja es sind sogar Rechenoperationen wie Addition oder Subtraktion problemlos möglich.

2.1.2 Römisches Zahlensystem

Auch das römische Zahlensystem basiert auf Strichlisten. Da Strichlisten bei größeren Zahlen jedoch schnell sehr lang werden, sind Vereinfachungen – also neue Symbole – für bestimmte Mehrfache von Strichen geschaffen worden: X für zehn Striche, C für hundert und M (zuweilen auch (I)) für tausend. Da hierbei immer noch bis zu zehn Einheiten hintereinander geschrieben werden müssten, wurden auch noch die »Halben« Einheiten eingeführt: V für fünf, L für 50 und D für 500.

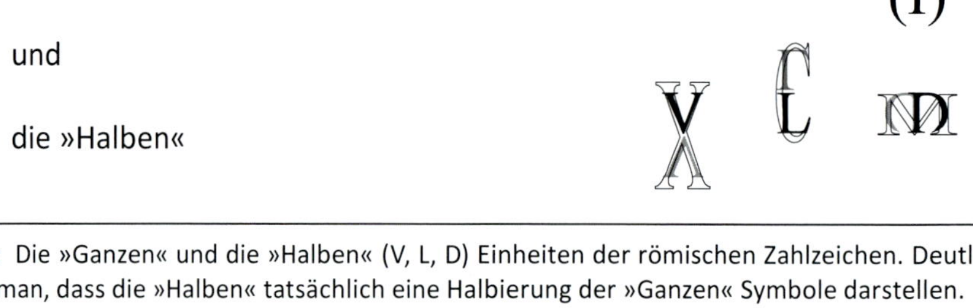

Abb. 1: Die »Ganzen« und die »Halben« (V, L, D) Einheiten der römischen Zahlzeichen. Deutlich erkennt man, dass die »Halben« tatsächlich eine Halbierung der »Ganzen« Symbole darstellen.

Um auch mit Einführung der neuen ganzen und halben Symbole nicht mehr als drei gleiche Ziffern nebeneinander schreiben zu müssen, wurde auch noch eine subtraktive Schreibweise für die vierten und neunten Zahlen eingeführt, indem das kleinere Zahlzeichen dem größeren vorangestellt wurde (z. B. IV für 4, CM für 900).

Dieses Zahlensystem ist zwar systematisch aufgebaut, macht jedoch einfache Additions- und Subtraktionsoperationen sehr schwer. Dennoch hat sich dieses System über Jahrhunderte im europäischen Raum gehalten. Bemerkenswert ist weiter, dass eine Null im römischen Zahlensystem nicht vorgesehen war.

Übungsaufgabe 1:
Welche Zahlen werden durch VI, XIII, XIX, LXX, DCII, MCMLXVIII dargestellt?

2.1.3 Dezimalsystem

Das uns geläufigste Zahlensystem ist das Dezimal[3]system. Es basiert auf den zehn arabisch-indischen Ziffern für Null bis Neun.

0 1 2 3 4 5 6 7 8 9

2.1.4 Binärsystem

Das Binärsystem kennt nur zwei Ziffern, die üblicherweise mit 0 und 1 symbolisiert werden. Da sich dieses System auch gut eignet, um Schaltzustände (an, aus) auszudrücken, hat es in der digitalen Elektronik eine große Bedeutung. Nicht nur Additionen und Subtraktionen lassen sich in diesem System leicht durchführen, auch Multiplikationen gestalten sich überaus einfach.

0 1

Übungsaufgabe 2:
Welche Zahlen werden durch folgende Binärzahlen dargestellt? 1, 10, 100, 1000, 111, 1001,1101, 1011, 1111, 11110, 111100, 110100

2.1.5 Hexadezimalsystem

Das Hexadezimalsystem verwendet sechzehn Ziffern. Um keine neuen, ungewöhnlichen Symbole einführen zu müssen, verwendet man die Ziffern 0 bis 9 und die Buchstaben A bis F, denen die Rolle von Ziffern zuteil wird. Das Hexadezimalsystem

---

3 lat. decem = Zehn

wird insbesondere bei der systemnahen Programmierung von Rechnern gerne verwendet. Hexadezimal geschriebene Zahlen sind leicht in Binärzahlen umzuschreiben und umgekehrt. Der Vorteil der Hexadezimalzahlen liegt darin, dass gegenüber der Binärschreibweise weitaus weniger Stellen zur Darstellung einer Zahl benötigt werden.

0 1 2 3 4 5 6 7 8 9 A B C D E F

Übungsaufgabe 3:
Welchen Dezimalzahlen entsprechen 0A, 0F, 10, 12, 1C, 1F, 2C, FF, 0100, 02F8, 02FF, 03FE, 03F8, 1000, FFFF?

2.1.6 Octalsystem

Das Octalsystem ist prinzipiell mit einem halbierten Hexadezimalsystem vergleichbar. Es besitzt lediglich die Ziffern 0 bis 7 und wird gelegentlich in der Programmierung verwendet, spielt hier aber eine sehr untergeordnete Rolle.

0 1 2 3 4 5 6 7

Übungsaufgabe 4:
Welchen Dezimalzahlen entsprechen die Octalzahlen 07, 22, 41, 77?

Tab. 1: Gegenüberstellungen der Schreibweise einiger Zahlen in unterschiedlichen Systemen

Dezimalsystem	Binärsystem	Hexadezimalsystem	Römische Zahl
0	0	0	–
1	**1**	**1**	**I**
2	**10**	2	II
3	11	3	III
4	**100**	4	IV
5	101	5	**V**
6	110	6	VI
7	111	7	VII
8	**1000**	8	VIII
9	1001	9	IX
10	1010	A	**X**
11	1011	B	XI
12	1100	C	XII
13	1101	D	XIII

Dezimalsystem	Binärsystem	Hexadezimalsystem	Römische Zahl
14	1110	E	XIV
15	1111	F	XV
16	**10000**	**10**	XVI
17	10001	11	XVII
18	10010	12	XVIII
19	10011	13	XIX
20	10100	14	XX
30	11110	1E	XXX
32	**100000**	**20**	XXXII
50	110010	32	**L**
60	111100	3C	LX
64	**1000000**	**40**	LXIV
90	1011010	5A	XC
100	1100100	64	**C**
128	**10000000**	**80**	CXXVIII
255	11111111	FF	CCLV
256	**100000000**	**100**	CCLVI
500	111110100	1F4	**D**
512	**1000000000**	**200**	DXII
1000	1111101000	3E8	**M**
1024	**10000000000**	**400**	MXXIV

Übungsaufgabe 5:
Bilden Sie die binären, octalen und hexadezimalen Äquivalente zu den Dezimalzahlen 5, 7, 15, 16, 24, 75, 123, 127, 128.

2.1.7 Andere Zahlensysteme

In unserem täglichen Leben umgeben uns aber auch noch eine Reihe anderer Zahlensysteme mit unterschiedlichsten Unterteilungen, mit denen wir dennoch problemlos umzugehen verstehen:

- Die Zeit mit ihrer Einteilung in Tage, 24 Stunden, 60 Minuten, 60 Sekunden,
- das Bogenmaß mit der Einteilung in Grad, Minute und Sekunde,
- die angloamerikanischen Längenmaßeinheiten[4] inch, foot, yard und mile bzw. die Masseneinheiten drachm, ounce, pound, stone, quarter, hundredweight, ton oder

4 siehe hierzu Anhang: Maße und Gewichte

- die Währung in Cent und Euro mit der Unterteilung in 1C, 2C, 5C in Kupfer, 10C, 20C, 50C in goldenem Farbton, 1€ und 2€ als Münzen mit Inlay, 5€, 10€, 20€, 50€ usw. als Scheine sowie
- unser Kalender, der zugegebenermaßen am unsystematischsten erscheint.

Übungsaufgabe 6:
Wie vielen Minuten entsprechen 2 h 32' 20''?
Wie viele Sekunden sind am 5. Februar, 14:45 Uhr seit Jahreswechsel vergangen?

2.2 Die Menge der Zahlen

Die große Menge der Zahlen, mit denen wir umgehen, lässt sich in kleinere Untermengen aufteilen. Die einfachste Zahlenmenge ist die der natürlichen Zahlen, die komplizierteste die der komplexen Zahlen. Für die praktische Pharmazie reichen üblicherweise die reellen Zahlen, die Wurzeln und Brüche umfassen, vollkommen aus.

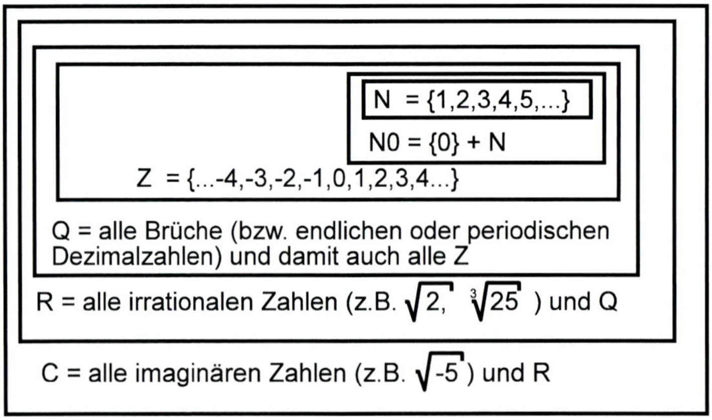

Abb. 2: Kurzüberblick über die Menge der Zahlen (Erläuterungen im Text)

2.2.1 Natürliche Zahlen (N)

Die natürlichen Zahlen umfassen alle ganzen positiven Zahlen, jedoch nicht die Null:

$$N = \{1, 2, 3, 4, 5, 6, 7, 8, ...\}$$

Soll die Null hinzugezogen werden, dann kommt man zu der Zahlenmenge N_0:

$$N_0 = \{0, 1, 2, 3, 4, 5, 6, 7, 8, ...\}$$

Die Menge der natürlichen Zahlen lässt sich weiter in *Klassen* unterteilen:
Gerade Zahlen sind alle Vielfache von 2, *ungerade Zahlen* sind alle anderen.
Primzahlen sind alle Zahlen größer als 1[5], die nur durch 1 und durch sich selber teilbar sind. Die Zwei ist die einzige gerade Primzahl. Es gibt unendlich viele Primzahlen. Jede natürliche Zahl größer als Eins ist in ein Produkt aus lauter Primzahlen zerlegbar. *Quadratzahlen* sind solche Zahlen, die aus der Multiplikation einer Zahl mit sich selber hervorgehen.

Übungsaufgabe 7:
Berechnen Sie innerhalb der natürlichen Zahlen:
$3 + 5 \qquad 7 - 2 \qquad 3 \cdot 7 \qquad 4 \cdot 4 \qquad 2 - 8$
Was stellen Sie fest?

2.2.2 Ganze Zahlen (Z)

Während in der Menge der Natürlichen Zahlen Multiplikation und Addition immer ein Ergebnis liefern, ist die Subtraktion nicht beliebig ausführbar. So ergibt 4 – 7 keine natürliche Zahl. Um diese Operation dennoch ausführen zu können, ist eine Erweiterung des Zahlensystems notwendig.

Die logische Erweiterung der natürlichen Zahlen stellen dann die ganzen oder auch ganzrationalen Zahlen Z dar. Sie umfassen neben den positiven ganzen Zahlen auch die negativen ganzen Zahlen und die Null:

$$Z = \{..., -5, -4, -3, -2, -1, 0, 1, 2, 3, 4, 5, ...\}$$

Übungsaufgabe 8:
Berechnen Sie innerhalb der ganzen Zahlen:
$7 + 23 \qquad 21 : 3 \qquad 4 - 9 \qquad 20 : 4 \qquad 20 : 5 \qquad 20 : 6$
Was stellen Sie fest?

2.2.3 Rationale Zahlen (Q)

Auch wenn man im Bereich der ganzen Zahlen beliebig addieren, subtrahieren und multiplizieren kann, so ist doch die Division begrenzt: Die ganzen Zahlen schließen

---

5 Die Zahl 1 ist selber *keine* Primzahl!

»ein Halb«, »zwei Fünftel« und so weiter nicht ein. Um auch diese zu verwenden, wurde die Menge der gebrochenrationalen Zahlen geschaffen. Sie lassen sich darstellen, indem sie als ein *Bruch aus zwei natürlichen Zahlen* geschrieben werden, wobei der sog. Zähler oberhalb des Bruchstriches, der Nenner darunter geschrieben wird. Der Nenner darf jedoch nie Null sein. Ein Bruch kann auch gekürzt werden, wenn Zähler und Nenner einen gemeinsamen Faktor enthalten. Ergibt sich im Nenner eine 1, so können Nenner und Bruchstrich auch weggelassen werden. Da jede ganze Zahl auch als Bruch geschrieben werden kann, umfasst die Menge der rationalen Zahlen sowohl die ganzen Zahlen als auch die Brüche.

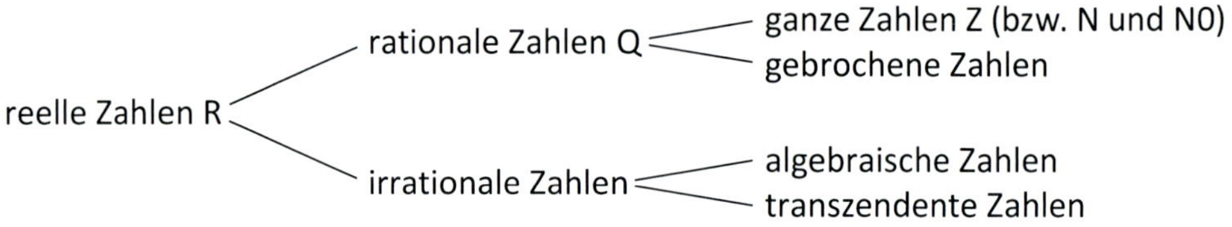

Übungsaufgabe 9:
Berechnen Sie innerhalb der rationalen Zahlen:
$12 : 4$ $36 : 37$ $4 / 5 \cdot 15 / 8$ $\sqrt{9/4}$ $\sqrt{3}$

2.2.4 Algebraische Zahlen

Algebraische Zahlen lassen sich nicht durch einen einfachen, endlichen Bruch wiedergeben. Als einfaches Beispiel hierfür sei die Wurzel aus 2 genannt. Selbst in der Schreibweise als Dezimalzahl ist ihre Darstellung unendlich und nichtperiodisch.

2.2.5 Transzendente Zahlen

Transzendente Zahlen umfassen beispielsweise die Werte der trigonometrischen Funktionen oder des Logarithmus.

2.2.6 Irrationale Zahlen

Die irrationalen Zahlen bestehen aus den algebraischen und den transzendenten Zahlen.

2.2.7 Reelle Zahlen (R)

Die reellen Zahlen setzen sich zusammen aus den rationalen und irrationalen Zahlen.

2.2.8 Imaginäre Zahlen

Auf die reellen Zahlen können die vier Grundrechenarten beliebig angewendet werden; das Ergebnis bleibt immer eine reelle Zahl. Dies gilt auch noch für das Ziehen der Quadratwurzel, sofern der Radikand positiv ist. Für negative Radikanden lässt sich jedoch unter den reellen Zahlen keine Lösung mehr finden. So hat in der Menge der reellen Zahlen die Gleichung der Form $x^2 = -1$ keine Lösung. Hierzu wurden die irrationalen Zahlen eingeführt. Diese in der höheren Mathematik gebräuchlichen Zahlen setzen sich aus einem Realteil x und einem Imaginäranteil $i \cdot y$ zusammen und werden durch

$$z = x + iy$$

beschrieben, wobei definitionsgemäß $i^2 = -1$ sein soll.

2.2.9 Komplexe Zahlen (C)

Die Menge aus imaginären und reellen Zahlen wird als »Komplexe Zahlen« bezeichnet. In diesem Zahlenraum ergeben alle Rechenarten wiederum komplexe Zahlen und alle Zahlenarten sind in ihnen vorhanden. Eine Erweiterung des Zahlenraumes bedarf es daher nicht mehr.

3 Grundrechenregeln

3.1 Grundrechenarten

Zu den Grundrechenarten zählen die

• Addition	12	+	5	=	17
	Summand		Summand		Summe
• Subtraktion	14	–	3	=	11
	Minuend		Subtrahend		Differenz
• Multiplikation	6	·	7	=	42
	Multiplikator		Multiplikand		Produkt
		Faktoren			
• Division	27	:	3	=	9
	Dividend		Divisor		Quotient

Diese Rechenoperationen werden nicht der Reihenfolge ihres Auftretens nach bearbeitet, sondern nach einer bestimmten, geordneten Abfolge ausgeführt:

3.2 Prioritäten der Rechenreihenfolge

Grundsätzlich gilt, dass die Punktrechnung (also Multiplikation »·« und Division »:«) Priorität gegenüber der Strichrechnung (Addition »+« und Subtraktion »–«) besitzt.

»Punktrechnung vor Strichrechnung«

So gilt:

$$5 + 2 \cdot 7 - 3 =$$
$$5 + 14 - 3 = 16$$

Übungsaufgabe 10:
Berechnen Sie
$34 \cdot 2 + 21/7$ $\qquad$ $12 - 56/8$

3.3 Klammersetzung

Soll bewusst von obiger Regelung abgewichen werden, so können um einzelne Teilterme Klammern »(« »)« gesetzt werden. Der Inhalt der Klammern ist zuerst zu berechnen, bevor weitere Operationen ausgeführt werden dürfen. Klammern können auch beliebig oft ineinander geschachtelt werden, wobei oftmals gerne eckige und im Falle einer dritten Klammerebene geschweifte Klammern verwendet werden. Auch hierbei gilt:

»Klammern werden immer von innen nach außen gelöst«.

Beachte: Zu jeder öffnenden Klammer gehört auch immer genau eine schließende.

Beispiel:

$$\begin{array}{l}
[(5-2)\cdot(3+4)+2]\cdot(2+3) = \\
[\;3 \cdot 7 + 2]\cdot 5 = \\
[\;21 + 2]\cdot 5 = \\
[\;23\;]\cdot 5 = 115
\end{array}$$

Übungsaufgabe 11:
Berechnen Sie $5 \cdot [(7-12)+(4+3)] - 8$

3.4 Kopfrechnen

Das Rechnen im Kopf kann nicht genug geübt werden, es gestaltet sich allerdings auch nicht sehr schwierig, sofern es sich um kleine Zahlen handelt. Aber auch dann, wenn man mittels Taschenrechner o. Ä. rechnet, schadet es nicht, vorher das Ergebnis zu überschlagen:

3.4.1 Überschlägiges Rechnen

Das Überschlagen von Ergebnissen sollte sich sowohl auf die *Richtung* als auch auf die *Größe* des Ergebnisses beziehen, wie an folgenden Beispielen gezeigt werden soll:

Beispiel 1
Eine Flüssigkeit besitzt die Dichte 1.025 g/ml. Es sollen 50 ml abgefüllt werden, die Dosierung jedoch auf einer Waage erfolgen. Wenn man »wild drauflos« rechnet und sogar noch die Einheiten unberücksichtigt lässt, kann man entweder 50 : 1.025 oder 50 · 1.025 rechnen. Welches Ergebnis das richtige ist, lässt sich mit etwas Überlegung leicht feststellen: Die Dichte ist geringfügig größer als 1 g/ml. 50 ml wiegen deshalb etwas mehr als 50 g. Das Ergebnis muss sich also nach m = 50 ml · 1.025 g/ml = 51.25 g errechnen[6].

Beispiel 2
Ein Privatpatient hat von drei Medikamenten Großpackungen verordnet bekommen. Diese kosten 88.91, 43.54 und 15.32 Euro. Der Kunde sagt, er habe nur 150 Euro dabei und fragt, ob dies ausreiche, um alle drei Medikamente mitzunehmen. Wir rechnen: 43irgendwas plus 15irgendwas ergibt etwas weniger als 60. 60 plus etwas weniger als 90 ergibt etwas weniger als 150. Dem Patienten kann man also sagen, dass seine 150 Euro gerade ausreichen.

Beispiel 3
Im Regal für den Übervorrat müssen Sie Ihre Saisonbevorratung unterbringen, die Sie direkt beim Hersteller ordern. Ihr Regal ist 30 cm tief, der Abstand bis zum darüber liegenden Regalboden beträgt 40 cm, Sie haben im Regal maximal 2.00 m Breite zur Verfügung. Die Packungen messen 4.8 · 18 · 18 cm und sollen hochkant gestapelt werden. Bestellen Sie 100 + 7 oder 120 + 10?
Wir überschlagen wie folgt: 30 cm Regaltiefe durch etwas weniger als 5 ergibt 6 und einen kleinen Rest, der für eine ganze Packung nicht mehr ausreicht. Auf einer Höhe von 40 cm bringt man nur zwei Packungen à 18 cm unter. Jede Reihe Packungen, die wir nebeneinander stapeln, enthält also 12 Packungen. Reiht man 10 Packungen nebeneinander, so ergibt dies eine Breite von 1.80 m. Bis zu 2 Metern bleiben also noch 20 cm übrig, Dies reicht für eine weitere Packung aus, also maximal elf Packungsreihen zu je 12 Packungen nebeneinander. 11 mal 12 sind 10 mal zwölf plus einmal 12 also 120 plus 12 = 132. Demnach kann zu den günstigeren Konditionen von 120 + 10 eingekauft werden.

6 Dieses Vorgehen wird auch durch die sich dann richtig ergebende Einheit bestätigt.

3.4.2 Addieren

Auch große Zahlen lassen sich mit etwas Übung leicht im Kopf addieren, wenn man die Möglichkeiten ausnutzt, die Rechnung zu vereinfachen.

Einige Beispiele:
22 + 71 = 22 + 70 + 1 = 92 + 1 = 93
48 + 27 = 48 + 20 + 7 = 68 + 7 = 75 oder auch:
48 + 27 = 50 – 2 + 30 – 3 = 80 – 2 – 3 = 80 – 5 = 75
2354 + 488 = 2354 + 500 – 12 = 2854 – 12 = 2842

3.4.3 Subtrahieren

Bei der Subtraktion wird in ähnlicher Weise wie bei der Addition im Kopf verfahren.

Beispiele:
114 – 72 = 114 – 70 – 2 = 44 – 2 = 42
237 – 58 = 240 –3 – 60 + 2 = 180 – 3 + 2 = 180 – 1 = 179
1789 – 299 = 1789 – 300 + 1 = 1489 + 1 = 1490

3.4.4 Multiplikation und Division im Kopf

Das Multiplizieren setzt ebenso wie das Dividieren die Beherrschung des Einmaleins voraus. Während man sich bei Multiplikationen mit den Zahlen 10 oder auch 5 (als Multiplikation mit 10 und Division durch 2) noch leichte Rechenvorteile verschaffen kann, bietet die Division meist keine Vereinfachungsmöglichkeiten, zumal viele Divisionen nicht »glatt aufgehen«. Umso mehr empfiehlt es sich, vor jeder Rechnung eine Überschlagsrechnung zu machen, was auch zur Kontrolle von schriftlichen Berechnungen oder Ergebnissen nach Rechnungen mit dem Taschenrechner vorteilhaft ist. Gerade bei Letzteren schleichen sich oftmals Tippfehler ein, und man neigt dazu, unbekümmert die Anzeige des Rechners als richtiges Ergebnis zu betrachten.

3.4.5 Wurzelziehen

Das Wurzelziehen kleiner ein- oder zweistelliger Quadratzahlen gelingt aufgrund des kleinen Einmaleinses auf Anhieb.

Tab. 2: Kleines Einmaleins. Quadratzahlen sind vor grauem Hintergrund dargestellt.

·	1	2	3	4	5	6	7	8	9	10
1	*1*	2	3	4	5	6	7	8	9	10
2	2	*4*	6	8	10	12	14	16	18	20
3	3	6	*9*	12	15	18	21	24	27	30
4	4	8	12	*16*	20	24	28	32	36	40
5	5	10	15	20	*25*	30	35	40	45	50
6	6	12	18	24	30	*36*	42	48	54	60
7	7	14	21	28	35	42	*49*	56	63	70
8	8	16	24	32	40	48	56	*64*	72	80
9	9	18	27	36	45	54	63	72	*81*	90
10	10	20	30	40	50	60	70	80	90	*100*

Selbst die Wurzeln von drei- und vierstelligen Quadratzahlen lassen sich noch recht einfach ermitteln. Sie müssen zweistellig sein, denn die kleinste und die größte zweistellige Zahl decken genau den gesamten Bereich der drei- und vierstelligen Quadratzahlen ab ($10^2 = 100$ und $99^2 = 9801$; 100^2 liefert ja schon die erste fünfstellige Quadratzahl).
So liegt beispielsweise die Wurzel aus 841 zwischen 20 ($20^2 = 400$) und 30 ($30^2 = 900$). Ihrer Zehnerstelle ist also mit Sicherheit eine 2. Die Einerstelle lässt sich aus der letzten Stelle des Radikanden (hier eine 1) ermitteln. Betrachtet man die Quadratzahlen in obiger Tabelle, so kommen nur 1 oder 9 in Frage. Somit lauten die möglichen Wurzeln aus 841 : 21 oder 29. Da 841 weitaus näher an 900 als an 400 liegt, kommt nur die 29 als Wurzel aus 841 in Frage, wie durch eine abschließende Kontrollmultiplikation der 29 mit sich selbst bestätigt wird.

Übungsaufgabe 12:
Ziehen Sie im Kopf die Wurzeln aus den Quadratzahlen 64, 529, 1369, 5041, 7744!

3.5 Schriftliches Rechnen

3.5.1 Addition

Die zu addierenden Zahlen werden so untereinander geschrieben, dass ihre Einer, Zehner, Hunderter etc. immer in der gleichen Spalte stehen. Unter die letzte Zahl setzt man einen Additionsstrich. Man beginnt mit der Addition der Ziffern in der letzten, der rechten Spalte, also den Einern. Diese ergeben eine Summe. Die letzte Stelle dieser Summe wird unterhalb des Additionsstriches geschrieben, die restlichen

Stellen der Summe werden als Übertrag oberhalb des Additionsstriches gesetzt bei der nächsten Spalte hinzugeschrieben. Nun bildet man nach gleichem Schema die Summe der Zahlen in der vorletzten Spalte und so fort. Die Summe (lateinisch: Summa, oft daher auch als »Sa:« abgekürzt) wird doppelt unterstrichen.

Beispiel:

		8	2	7
		9	3	5
			9	8
Überträge	1	1	2	
Summe	1	8	6	0

Taxieren eines Privatrezeptes:

Dr. med. N.N.
Facharzt für Hauterkrankungen
Am Schlossplatz 24
12345 Musterstadt

	Rp.:	Datum	
2,95	1 OP Bepanthen Salbe D.s. Finger		
	Triamcinolonacetonid 0.05	1,22	WS
	Ungt. cordes ad 50.0	2,62	Grundl.
	M. f. ungt., d.s. Arm	1,14	Kruke
		3,07	Arbeit
9,34		8,05	
		1,29	MWSt
		9,34	
6,03	Voltaren Emulgel 100.0		
0,74	1 elast. Mullbinde 4 cm		
1 0,2 9,1 3	1 elast. Mullbinde 8 cm		
19,99			

Übungsaufgabe 13:
Addieren Sie schriftlich folgende Zahlen: 1254, 3271, 12, 329, 1974, 2854.

3.5.1.1 Zahlendreher in Summanden

Beim Addieren von Zahlen werden zuweilen aus Versehen zwei Ziffern miteinander vertauscht. Ursache hierfür ist in erster Linie die deutsche Bezeichnung zweistelliger Zahlen, denn wir reihen in der Aussprache die Ziffern systematisch von links nach rechts; nur bei den zweistelligen Zahlen drehen wir diese Regel gerade um (z. B. *1 3 5 4* wird zu *1* tausend *3* hundert *4* und *5* zig).

Kommen solche Zahlendreher in Rechenkolonnen vor, so stimmt das berechnete Ergebnis mit dem tatsächlichen Ergebnis nicht überein.

Beispiel:

Sie »machen« abends die Kasse und stellen dabei fest, dass zwischen Endsumme des Kassenbons und dem von Ihnen gezählten Geld eine Differenz von 72 Cent zu Ihren Ungunsten entstanden ist. Hierfür gibt es mehrere Ursachen: Man hat Ihnen genau 72 Cent aus der Kassenschublade gestohlen (sehr unwahrscheinlich), Münzgeld ist beim Einsortieren neben die Kassenschublade gefallen, welches sich leicht kontrollieren lässt, oder Sie bzw. Ihre Angestellten haben versehentlich bei Eintippen eines Betrages einen Zahlendreher eingebaut oder das Wechselgeld falsch herausgegeben (auch ein Zahlendreher?).

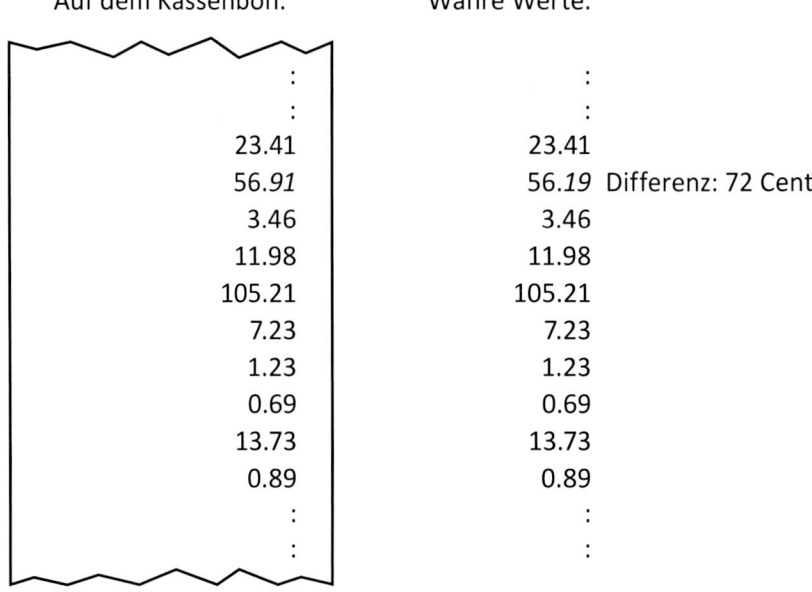

Auf dem Kassenbon:	Wahre Werte:	
⋮	⋮	
23.41	23.41	
56.*91*	56.*19*	Differenz: 72 Cent
3.46	3.46	
11.98	11.98	
105.21	105.21	
7.23	7.23	
1.23	1.23	
0.69	0.69	
13.73	13.73	
0.89	0.89	
⋮	⋮	

Zahlendreher haben es an sich, dass eine Differenz zwischen Soll- und Istwert entsteht, die *immer durch neun teilbar* ist.

In unserem Beispiel ist die Differenz von 72 Cent durch neun teilbar, das Vorliegen eines Zahlendrehers also sehr wahrscheinlich.

Die Frage, wieso Zahlendreher gerade durch Neun teilbar sind, lässt sich leicht beantworten: Eine zweistellige Zahl besteht aus zwei Ziffern, die wir mit a und b bezeichnen.
Den Wert der Zahl erhält man, indem man die erste Ziffer mit 10 multipliziert und die zweite Ziffer hinzuzählt. Für die wahre Zahl »ab« ergibt sich der Wert W_{wahr} zu

$$W_{wahr} = 10 \cdot a + b,$$

für die gedrehte Zahl »ba« ergibt sich der Wert W_{dreh} zu

$$W_{dreh} = 10 \cdot b + a$$

Die Differenz D beträgt

$$D = W_{wahr} - W_{dreh} = 10 \cdot a + b - (10 \cdot b + a) = 9 \cdot a - 9 \cdot b = 9\,(a - b)$$

Ist b kleiner als a, so entsteht eine positive Differenz, wie in unserem Beispiel. Doch die Analyse geht noch weiter: Dividiert man die Differenz durch neun, so erhält man ja die Differenz der beiden Zahlen und kann auf mögliche Zahlenkombinationen zurückschließen.

In unserem Falle heißt dies, dass wir als Differenz eine 8 erhalten. Es kommen also nur Dreher zwischen den Ziffern 0 und 8 oder 1 und 9 in Frage. Man kann also auf dem Abschlussbon nach Positionen mit »xx.80« oder »xx.91« suchen. Meist wird es jedoch nicht gelingen, den Fehler genau zu lokalisieren, und als Chef muss man die Differenz aus eigener Tasche begleichen.

Übungsaufgabe 14:
Ihnen fehlen in der Kasse 0.63 EUR. Als fehlerhafte Beträge auf dem Kassenbon kommen 12.32, 7.92, 3.18, 4.42, 6.87, 19.27 in Frage. Wo lag der Tippfehler?

3.5.2 Subtraktion

Ebenso wie bei der Addition werden auch hier die zu subtrahierenden Zahlen untereinander geschrieben und die Berechnung wird in der rechten Spalte begonnen. Dabei werden zunächst die unteren Ziffern addiert und diese dann von der oberen subtrahiert, indem man den Rest bis zur oberen Ziffer ergänzt (bei 7–5 ergibt sich als Rest 2, da 5 durch 2 zu 7 ergänzt wird). Kann man diesen Rest nicht durch Addition einer Zahl ergänzen, weil die obere Ziffer kleiner als die untere Ziffer ist (3-7), so ergänzt man auf die um einmal zehn (oder zweimal zehn oder dreimal zehn...) erhöhte Zahl (z. B. *1*3–7 ergibt als Rest 6, da 7 durch Addition von 6 zur 13 ergänzt werden kann). Den hierzu benötigten Übertrag »borgt« man von der nächsten Stelle und verfährt auf diese Weise von rechts nach links.

Übungsaufgabe 15:
Subtrahieren Sie schriftlich die Zahlen 23.65, 12.43, 7.12 von 128.54!

3.5.3 Multiplikation

Die schriftliche Multiplikation kann auf das kleine Einmaleins und die Addition zurückgeführt werden, wie am Beispiel des Produktes aus 1457 und 231 erläutert wird:

Zunächst werden Multiplikant und Multiplikator in eine Zeile geschrieben und ein Strich darunter gesetzt.

$$\underline{1457 \cdot 231} =$$

Nun wird wie folgt jede Ziffer des Multiplikators mit dem Multiplikanten multipliziert. Dabei wird von links nach rechts verfahren:

$$\begin{array}{r} \underline{1457 \cdot 231} = \\ 2\,8_1 0_1 4 \end{array}$$

Beginnend unter der entsprechenden Ziffer des Multiplikators wird nun Ziffer für Ziffer die Multiplikatorziffer mit den einzelnen Ziffern des Multiplikanten (diesmal von rechts nach links) multipliziert. Treten dabei Überträge auf, werden Sie bei der nächsten Ziffer durch Addition berücksichtigt. Dies erledigt man am besten gleich in einem Schritt. Wenn man möchte, kann man rechts bis unter die letzte Stelle des Multiplikanden Nullen anfügen.

$$\begin{array}{r} \underline{1457 \cdot 231} = \\ 291400 \end{array}$$

Ebenso wird mit den weiteren Ziffern des Multiplikators verfahren.

$$\begin{array}{r} \underline{1457 \cdot 231} = \\ 291400 \\ 43710 \\ 1457 \end{array}$$

Anschließend werden die Zahlen addiert

$$\begin{array}{r} \underline{1457 \cdot 231} = \\ 291400 \\ 43710 \\ \underline{{}_1\,1_1457} \\ \underline{\underline{336567}} \end{array}$$

Beim Multiplizieren von Dezimalzahlen rechnet man zunächst das Produkt ohne Berücksichtigung der Kommata aus und positioniert das Komma im Ergebnis dann so, dass so viele Nachkommastellen entstehen, wie Multiplikant und Multiplikator gemeinsam aufweisen.

Beispiel:
14.57 · 23.1 wird wie oben als 1457 · 231 = 336567 gerechnet, beim Ergebnis werden aber von rechts her 2 plus 1 = 3 Nachkommastellen abgetragen. Das korrekte Ergebnis lautet demnach 336.567.

Übungsaufgabe 16
Multiplizieren Sie: 125 · 76 sowie 43.23 · 3.14.

3.5.4 Division

Dividend und Divisor werden in eine Zeile geschrieben und das Gleichheitszeichen angefügt.

1	Man beginnt mit der bzw. den linken Stellen des Dividenden, welche man durch den Divisor teilt. Dies ergibt die erste Ziffer des Quotienten.	*1757* : 7 = 2	17:7 = 2 Rest 3
2	Anschließend wird die eben erhaltene Ziffer des Quotienten zurückmultipliziert und das Ergebnis unter die betreffenden Stellen des Dividenden geschrieben und davon subtrahiert.	*1757* : 7 = 2 <u>14</u> 3	
3	Die Differenz wird um die nächste Stelle des Dividenden erweitert. Diese Zahl wird durch den Divisor geteilt und ergibt die nächste Ziffer des Quotienten.	*1757* : 7 = 25 <u>14</u> 35	35:7 = 5
4	Die Schritte 2 und 3 werden so oft wie nötig wiederholt.	*1757* : 7 = 251 <u>14</u> 35 <u>35</u> 07 <u>7</u> 0	

Ebenso wird bei der Division mit mehrstelligen Divisoren gerechnet. Geht eine Division nicht glatt auf, so können Komma und beliebig viele nachfolgende Nullen angehängt werden. An der Stelle, bei der Komma und Nachkommastellen zum ersten Mal zugefügt werden, wird auch im Ergebnis ein Komma gesetzt.

Übungsaufgabe 17:
Dividieren Sie schriftlich: 195 : 13, 4320 : 32 sowie 10192 : 28.

3.5.5 Quadrieren

Zum Quadrieren und Wurzelziehen greifen wir auf die binomischen Formeln vor. Sind diese dem Leser unbekannt, so kann er diese beiden Kapitel überspringen und später nachholen.

Das Quadrieren kann einfach als die Multiplikation einer Zahl mit sich selbst aufgefasst werden. Man verfährt dann wie oben beschrieben. Dabei macht man allerdings nichts anderes, als die erste binomische Formel $(a + b)^2 = a^2 + 2ab + b^2$ anzuwenden. Hierbei fasst man die Variable a als volle Zehner- und b als Einerstelle einer zweistelligen Zahl auf.
Am Beispiel des Quadrates aus 52 soll dies vorgeführt werden:
Es sind dann a = 50 und b = 2.

Schriftlich gerechnet	Dabei wird gerechnet	Formal entspricht dies
52 · 52		
2600	50 · 50 + 50 · 2	$a^2 + ab$
104	52 · 50 + 2 · 2	$ab + b^2$
2704		$a^2 + 2ab + b^2$

Ebenso kann man mit dreistelligen Zahlen verfahren, indem man b durch (c+d) ersetzt und die binomische Formel verschachtelt anwendet:

$$(a + (b + c))^2 = a^2 + 2a(b + c) + (b + c)^2 = a^2 + 2ab + 2ac + b^2 + 2bc + c^2$$

Für mehrstellige Zahlen lässt sich dieses Verfahren beliebig oft wiederholen.

Übungsaufgabe 18:
Quadrieren Sie einerseits durch Multiplikation mit sich selbst, andererseits durch Anwenden der binomischen Formel die Zahlen 27, 15, 89 und 234.

3.5.6 Wurzelziehen

Wenn man die Wurzel aus einer Zahl ziehen soll, braucht man nicht zwingend zum Taschenrechner zu greifen, denn das Ziehen der Wurzel aus einer Zahl gelingt auch ohne Schwierigkeiten »von Hand«, denn es stellt nichts anderes dar als die Umkehrung des soeben beschriebenen Quadrierens. Dies soll an folgendem Beispiel erläutert werden, in dem die Wurzel aus 4489 gesucht wird:

	Anweisung	Beispiel-Rechnung	Wurzel-wert	Neben-rechnung
1	Die Zahl wird von rechts anfangend in Gruppen zu je zwei Ziffern zerlegt.	44|89		
2	Es wird diejenige Zahl gesucht, deren Quadrat gleich der linken Ziffterngruppe oder geringfügig kleiner ist, in diesem Falle eine 6, denn $6^2 = 36$.	44|89	6	
3	Das Quadrat der gefundenen Zahl wird unter die linke Ziffterngruppe gesetzt und davon subtrahiert.	44|89 36 →6 8	6	
4	Die Differenz wird um die linke Ziffer der nächsten Gruppe ergänzt. Abgegrenzt durch z. B. ein Hochkomma als Separator schreibt man gleich die nächste Ziffer, die aber in die Berechnung zunächst einmal nicht weiter eingeht.	44|89 36 →6 8 8'9	6	
5	In einer Nebenrechnung wird die so entstandene Zahl ohne Berücksichtigung des Restes durch das Doppelte des bisher ermittelten Wurzelwertes dividiert.	44|89 36 →6 8 8'9:(2·6) = 7 ←		88:(2·6) = 7
6	Das Ergebnis der Division ist die nächste Ziffer der gesuchten Wurzel und außerdem ein Faktor in der 2. Nebenrechnung (Quadrierung). Weiterhin wird in der Nebenrechnung das Produkt aus der Ziffer des Divisors, der Ziffer des Quotienten und dem Faktor 2 gebildet.	44|89 36 →6 8 8'9:(2·6) = 7	67	→ 7^2 = 49 → 7·6·2 = 840 889
7	Das Produkt wird wie bei der schriftlichen Division von der darüber liegenden Zahl – nun mit abgeteilter Endziffer – abgezogen. Sollte die Differenz negativ sein, ist die gefundene Ziffer der Wurzel um eins zu vermindern. Da die Differenz Null ist, haben wir die Wurzel gezogen. Das Ergebnis lautet 67. Bei mehrstelligen Radikanden geht es entsprechend weiter:	44|89 36 →6 8 8'9:(2·6) = 7 8 8 9 ← 0	67	
8	Es wiederholen sich Schritt 5 bis 7 so lange, bis die Differenz Null beträgt.			

Beispiele:

$\sqrt{88|36} = 94$

$81 \quad \rightarrow 9$

$7\ 3'6:(2\cdot 9) \quad = 4$

$7\ 3\ 6$

0

$\sqrt{5|61|69} = 237$

$4 \quad \rightarrow 2$

$1\ 6'1:(2\cdot 2) \quad = 3$

$1\ 2\ 9$

$3\ 2\ 6'9:(2\cdot 23) \quad = 7$

$3\ 2\ 6\ 9$

0

$\sqrt{4|06|02|25} = 2015$

$4 \quad \rightarrow 2$

$0'6:(2\cdot 0) \quad = 0$

$0\ 0$

$6\ 0'2:(2\cdot 20) \quad = 1$

$4\ 0\ 1$

$2\ 0\ 1\ 2'5:(2\cdot 201) \quad = 5$

$2\ 0\ 1\ 2\ 5$

0

Ist die zu radizierende Zahl keine Quadratzahl, so füllt man einfach nach dem Komma Nullen auf, die wieder in Zweiergruppen (vom Komma beginnend) zerlegt werden. Es ist übrigens immer darauf zu achten, dass die letzte Zifferngruppe rechts hinter dem Komma auch aus zwei Ziffern besteht. Notfalls muss man eben eine Null anfügen.

Übungsaufgabe 19:
Ziehen Sie schriftlich die Wurzel aus
1521
729
15625
58081
139876
342.25
340 (Ergebnis auf zwei Nachkommastellen genau angeben)

4 Algebra (Rechnen mit Symbolen und Buchstaben)

Auch wenn am Ende einer Berechnung ein Zahlenwert stehen soll, so ist es im Allgemeinen sehr sinnvoll, bei generellen Zusammenhängen zunächst nicht mit konkreten Zahlen zu rechnen, sondern die Größen durch Symbole (oder Buchstaben) zu ersetzen. Erst nach Umformen der Gleichung in die gewünschte Form wird man die Symbole durch Zahlenwerte ersetzen, um das Ergebnis zu erhalten. In der Mathematik verwendet man als Platzhalter für solche Variablen gerne Kleinbuchstaben (x, y, z oder auch a, b, c, ...), in der Physik sind sehr häufig kleine griechische Buchstaben anzutreffen (w, j, h etc.).

4.1 Kommutativgesetz

Das Kommutativgesetz besagt, dass die Reihenfolge der Operanden vertauscht[7] werden darf.

$$a + b = b + a \quad \text{bzw.} \quad a \cdot b = b \cdot a$$

Auch wenn hier lediglich Summen und Produkte aufgeführt sind, so gelten die gleichen Gesetzmäßigkeiten auch für Subtraktionen und Divisionen, denn man kann jede der aufgeführten Variablen durch beliebige Zahlen oder Variablen ersetzen.

Beispiel:
mit b = –c ergibt sich

$$a + (-c) = (-c) + a$$
$$a + c = -c + a$$

Zu beachten ist hierbei lediglich, dass die Variablen bzw. Zahlen *samt Vorzeichen* zu vertauschen sind.
Für b=1/c gilt Analoges für die Multiplikation bzw. Division.

7 lat. commutare: vertauschen

4.2 Assoziativgesetz

Bei gleichwertigen[8] Operationen ist die Reihenfolge, in der sie ausgeführt werden, egal.

$$a + (b + c) = (a + b) + c \text{ bzw. } a \cdot (b \cdot c) = (a \cdot b) \cdot c$$

4.3 Distributivgesetz

Summen können mit einem Faktor multipliziert werden, indem der Faktor auf jeden einzelnen Summanden verteilt[9] wird. Man multipliziert also jeden Summanden für sich mit dem Faktor.

$$a \cdot (b+c) = a \cdot b + a \cdot c$$

4.4 Neutrale Elemente

Die Zahlen Null und 1 spielen eine besondere Rolle: Sie sind die neutralen Elemente der Addition bzw. der Multiplikation. Es gilt:

$$x + 0 = x$$
$$x \cdot 1 = x$$

4.5 Weitere grundlegende algebraische Rechenregeln

Es gelten:

$x \cdot 0 = 0$

$x^0 = 1, x^1 = x, x^2 = x \cdot x, x^3 = x \cdot x \cdot x$ usw.

Die Division durch Null ist nicht erlaubt.

Die Division einer Zahl durch Eins liefert die Zahl selber.

Die Division einer von Null verschiedenen Zahl durch sich selbst ergibt Eins.

---

8 Gleichwertig sind Additionen und Subtraktionen bzw. Multiplikationen und Divisionen.

9 lat. distribuere: verteilen

4.5.1 Binomische Formeln

Es gelten folgende sog. binomische Formeln, wenn zwei Zahlen einzeln oder zusammen quadriert werden:

1. $(a + b)^2 = a^2 + 2ab + b^2$
2. $(a - b)^2 = a^2 - 2ab + b^2$
3. $a^2 - b^2 = (a - b)\,(a + b)$

Übungsaufgabe 20:
Berechnen Sie mit konkreten Zahlen, indem Sie einerseits zunächst die Summe bilden und diese mit sich selbst multiplizieren und andererseits die binomische Formel anwenden: $(5 + 3)^2$ $(9 + 7)^2$
Verfahren Sie analog mit: $(5 - 3)^2$ $9^2 - 7^2$

Übungsaufgabe 21:
Geben Sie formal das Ergebnis von
$((2+x) + (w \cdot r))^2$ an.
Tipp: Fassen Sie hierbei $2 + x$ als a und $w \cdot r$ als b auf.

Verfahren Sie analog mit
$(3y - (t + 5))^2$

4.5.2 Pascalsches Dreieck

Die Koeffizienten der binomischen Formeln höherer Potenzen lassen sich anhand des Pascalschen Dreieckes leicht ermitteln

	1						
	1	1					
2:	1	2	1				
3:	1	3	3	1			
4:	1	5	6	5	1		
5:	1	5	10	10	5	1	
6:	1	6	15	20	15	6	1

Das Dreieck ist systematisch aufgebaut: Außen steht jeweils die Ziffer eins und die Zahlen dazwischen ergeben sich als Summe der beiden schräg links und rechts darüber stehenden Zahlen der vorherigen Zeile.

Übungsaufgabe 22:
Wie lautet die komplette ausmultiplizierte Formel für $(a + b)^5$? Benutzen Sie hierzu das Pascalsche Dreieck. Wie lautet die Formel für $(a + b)^9$?

Übungsaufgabe 23:
Berechnen Sie hiernach $(d + 2)^3$.

4.5.3 Multiplikationen mit negativem Vorzeichen

$$-a \cdot -b = ab$$
$$-a \cdot b = b \cdot -a = -ab$$

»Minus mal Minus gibt Plus«,
»Plus mal Minus gibt Minus«

4.6 Gleichungen und Ungleichungen

Gleichungen stellen die Verknüpfung zweier mathematischer Ausdrücke (Terme) dar. Die Terme auf beiden Seiten können formal unterschiedlich aussehen, sind aber inhaltlich gleich. Zwischen beiden Termen steht das Gleichheitszeichen »=«.

Auch bei Ungleichungen werden zwei Terme miteinander verknüpft, die inhaltlich jedoch verschieden sein können. Dies wird ausgedrückt durch die Ungleichheitszeichen »>, <, ≥, ≤«.

Es bedeuten:

$<$	kleiner als	Der linke Term ist kleiner als der rechte
$>$	größer als	Der linke Term ist größer als der rechte
$\leq$	kleiner gleich	Der linke Term ist kleiner als der rechte oder gleichgroß
$\geq$	größer gleich	Der linke Term ist größer als der rechte oder gleichgroß

4.7 Umformen von Gleichungen

Gleichungen werden in der Form gelöst, dass man nach der gesuchten Größe umstellt und diese alleine, d. h. ohne weitere Faktoren, Summanden, Exponenten oder ähnliches links des Gleichheitszeichens steht. Hierzu dürfen die beiden Terme links und rechts des Gleichheitszeichens denselben Operationen unterzogen werden, d. h. es darf zu beiden Termen addiert oder subtrahiert werden, es dürfen Multiplikationen oder Divisionen ausgeführt, Kehrwerte gebildet oder die Terme als Argumente weiterer Funktionen aufgefasst werden, solange es sich um erlaubte[10] Operationen handelt.

Beim Umformen von Gleichungssystemen kann man die durchzuführenden Operationen auch durch einen senkrechten Strich getrennt rechts neben die Gleichung schreiben.

> Bei der Division durch einen Term muss sichergestellt sein, dass dieser selbst nicht Null ergibt!

Beispiele:

$$5x + 2 = 27 \quad |-2$$
$$5x = 25 \quad |:5$$
$$x = 5$$

$$e^x - 6 = 7 \quad |+6$$
$$e^x = 13 \quad |\ln(...)$$
$$x = \ln 13$$
$$x = 2.565$$

Übungsaufgabe 24:
Berechnen Sie den Wert der Variablen in folgenden Gleichungen:
$3a + 5 = -9$
$7 \cdot (f + 3) = 42$
$\ln(k) = 7$
$\log(k) = 7$
$6 \cdot (\ln(3 + 5w) + 7 = 25$

10 Nicht erlaubt sind z. B. die Division durch Null, das Wurzelziehen aus einer negativen Zahl oder das Logarithmieren einer negativen Zahl.

4.8 Rechnen mit Brüchen

4.8.1 Natürliche Zahlen als Bruch

Jede natürliche Zahl lässt sich als Bruch darstellen. Im einfachsten Falle wird die Zahl in den Zähler geschrieben und eine 1 in den Nenner gesetzt.

$$a = \frac{a}{1}$$

4.8.2 Erweitern von Brüchen

Brüche dürfen beliebig erweitert werden, indem man Zähler und Nenner mit der gleichen Zahl multipliziert.

4.8.3 Addieren und Subtrahieren von Brüchen

Beim Rechnen mit Brüchen ist darauf zu achten, dass nur solche Brüche addiert bzw. subtrahiert werden dürfen, die den gleichen Nenner besitzen. Differieren die Nenner beider Brüche, so sind sie durch Erweitern auf den Hauptnenner, nach Möglichkeit das kleinste gemeinsame Vielfache, zu bringen. Anschließend werden beide Zähler addiert oder subtrahiert und über den gemeinsamen Nenner geschrieben.

$$\frac{a}{b} + \frac{c}{d} = \frac{ad + bc}{bd}$$

Übungsaufgabe 25:
Berechnen Sie:
2/3 + 5/7
5/2 + 11/23
3/13 + 7/8
$2a^2/b + b^2/4$

4.8.4 Kürzen

Ein Bruch ändert sich nicht, wenn Zähler und Nenner mit der gleichen Zahl multipliziert oder durch die gleiche – von Null verschiedene – Zahl dividiert werden. Dementsprechend können nach Zerlegung von Zähler und Nenner in Primfaktoren beide durch diejenigen Faktoren dividiert werden, die sowohl im Zähler als auch im Nenner vorkommen. Dies geschieht durch einfaches Herausstreichen (Kürzen) gleicher *Faktoren*.

$$\frac{30}{12} = \frac{2 \cdot 3 \cdot 5}{2 \cdot 2 \cdot 3} = \frac{5}{2} \qquad \frac{a \cdot b \cdot c}{a \cdot d} = \frac{b \cdot c}{d}$$

Vorsicht: Es dürfen nur gleiche Faktoren herausgestrichen werden, nicht gleiche Summanden!

$$\frac{30}{12} = \frac{10 + 20}{2 + 10} \neq \frac{20}{2}$$

»Aus Summen kürzen nur die Dummen«

Übungsaufgabe 26:
Kürzen Sie:
12/4
125/15
252/294

4.8.5 Kehrwerte

Den Kehrwert eines Bruches erhält man, wenn Zähler und Nenner miteinander vertauscht werden.
Multipliziert man eine Zahl mit ihrem Kehrwert, so erhält man 1.

$$a \cdot \frac{1}{a} = \frac{a}{1} \cdot \frac{1}{a} = 1$$

4.8.6 Negative Vorzeichen in Brüchen

Negative Vorzeichen in Brüchen dürfen beliebig zwischen Zähler und Nenner ausgetauscht oder vor den Bruch geschrieben werden.

Es gilt nämlich:

$$-\frac{a}{b} = \frac{-a}{b} = \frac{a}{-b}$$

Wenn im Zähler oder Nenner jedoch Summen oder Differenzen stehen, so gilt die Vorzeichenänderung für jedes der betroffenen Rechenzeichen. Alternativ sind die Terme in Zähler bzw. Nenner zuvor in Klammern zu setzen.

Beispiel:

$$-\frac{5+3}{7-2}=\frac{-5-3}{7-2}=\frac{-(5+3)}{7-2}=\frac{5+3}{-7+2}=\frac{5+3}{-(7-2)}$$

4.8.7 Multiplikation von Brüchen

Das Multiplizieren von Brüchen folgt der einfachen Regel

»Zähler mal Zähler und Nenner mal Nenner«

$$\frac{a}{b}\cdot\frac{c}{d}=\frac{a\cdot c}{b\cdot d}$$

Übungsaufgabe 27:
Berechnen Sie und kürzen Sie anschließend das Ergebnis, falls möglich:
1/3 · 5/7
10/9 · 3/5
$2a^2/b \cdot b/(2/5)$

4.8.8 Division von Brüchen

Brüche werden dividiert, indem man den ersten Bruch *mit dem Kehrwert des zweiten Bruches multipliziert.*

$$\frac{a}{b}:\frac{c}{d}=\frac{a}{b}\cdot\frac{d}{c}$$

Übungsaufgabe 28:
Dividieren Sie:
13/4 : 7/6

4.8.9 Mehrfachbrüche

Beim Umformen von Gleichungssystemen kann sich die Situation ergeben, dass Doppel- oder Mehrfachbrüche entstehen. Dies ist nichts anderes als die soeben beschriebene Division zweier Brüche. Auch hier behilft man sich dadurch, dass man eine Division durch eine Zahl auch als Multiplikation mit deren Kehrwert darstellen kann.
Aus dem Bruch von a/b durch c/d wird also einfach

$$\frac{\frac{a}{b}}{\frac{c}{d}} = \frac{a}{b} \cdot \frac{d}{c}$$

4.9 Umformen von Ungleichungen

Beim Umformen von Ungleichungen gelten im Prinzip die gleichen Regeln wie beim Umformen von Gleichungen. Zusätzlich hat man jedoch Folgendes zu beachten:

> Bei *Multiplikation mit einer negativen Zahl* oder bei Bildung des *Kehrwertes* dreht sich das Ungleichheitszeichen um.

4.10 Rechnen mit Summen

Summen werden allgemein in der Form

$$\sum_{i=1}^{n} x_i$$

geschrieben. Dabei ist i der sog. Laufindex, die 1[11] stellt die Untergrenze, n die Obergrenze dar. x_i steht stellvertretend für die einzelnen zu summierenden Objekte.

11 Meist wird man mit der Zählung bei 1 beginnen, im speziellen Fall kann dies aber auch jede andere beliebige Zahl sein.

Anders ausgedrückt heißt dies:

$$\sum_{i=1}^{n} x_i = x_1 + x_2 + x_3 + \ldots + x_n$$

Beim Rechnen mit Summen gelten folgende einfache Regeln:

$$\sum_{i=1}^{n} x_i + \sum_{i=1}^{n} y_i = \sum_{i=1}^{n} (x_i + y_i)$$

$$\sum_{i=1}^{n} ax_i = a\sum_{i=1}^{n} x_i$$

$$\sum_{i=1}^{n} a = na$$

a sei hierbei eine Konstante, die einzelnen x_i können unterschiedliche Werte annehmen.

Übungsaufgabe 29:
Sie haben folgende Werte für x_i: 2, 5, 8, 4, 3, 6. Berechnen Sie
$(\Sigma x_i) \cdot 3$ $\Sigma(x_i \cdot 3)$

Könnte man also auch $\Sigma x_i \cdot 3$ schreiben?

4.11 Gleichungen mit einer Unbekannten

4.11.1 Proportionaler Dreisatz

Der proportionale Dreisatz wird angewendet, wenn zwei Größen in einem direkt proportionalen Verhältnis zueinander stehen, wie z. B. Masse einer Flüssigkeit und deren Volumen. Hier geht eine Erhöhung der Masse mit einer Volumenvergrößerung einher. Aus diesen beiden Größen lässt sich durch Division leicht ein Verhältnis ausrechnen.

Beim einfachen proportionalen Dreisatz stehen sich immer zwei gleiche Verhältnisse gegenüber, weswegen man es immer mit vier Werten zu tun hat, von denen drei gegeben sind und der vierte gesucht wird. Das Verhältnis von jeweils zwei zusammengehörigen Werten kann als Bruch geschrieben werden.

Die allgemeine Form ist

$$\frac{a_1}{b_1} = \frac{a_2}{b_2}$$

Beispiel:
100 ml Ethanol 96 % (V/V) wiegen 80.74 g. Wie viel wiegen 150 ml?

Von den zwei Möglichkeiten, hieraus Quotienten zu bilden, soll diejenige gewählt werden, bei der jeweils in den Zählern und jeweils in den Nennern gleiche Größen (gleiche Einheiten) stehen. Der gesuchte Wert b_2 steht dabei rechts unten.

Für obige Fragestellung sieht der Ansatz wie folgt aus:

$$\frac{100\text{ ml}}{80.74\text{ g}} = \frac{150\text{ ml}}{x\text{ g}}$$

Hierdurch ergibt sich als mathematisch korrektes Schema, dass die Zahl oben rechts durch die Zahl oben links zu dividieren und mit der Zahl unten rechts zu multiplizieren ist, denn es gilt ja

$$b_2 \frac{a_1}{b_1} = a_2$$

$$b_2 = a_2 \frac{b_1}{a_2}$$

Das richtige Ergebnis im obigen Fall lautet also

$$x = 150\text{ ml} / 100\text{ ml} \cdot 80.74\text{ g} = 121.11\text{ g}.$$

Übungsaufgabe 30:
100 ml Thymiansirup wiegen 125 g. Wie viel Gramm wiegen 28 ml?

4.11.2 Umgekehrt proportionaler Dreisatz

Der »umgekehrte Dreisatz« findet dann Anwendung, wenn zwei Größen in einem umgekehrt proportionalen Verhältnis zueinander stehen.

Als Beispiel sei hier die Sinkgeschwindigkeit einer Kugel in einer viskosen Flüssigkeit angeführt: Je höher die Viskosität[12] der Flüssigkeit, umso langsamer sinkt die Kugel. Bei diesem Paar aus zwei Größen bleibt nicht der Quotient, sondern das Produkt konstant. In diesem Falle vergleicht man daher zwei Produkte miteinander:

$$a_1 \cdot b_1 = a_2 \cdot b_2$$

Beispiel:
In Propylenglykol (dyn. Viskosität 58.1 mPas) sinkt eine Kugel mit der Geschwindigkeit von 1.1cm/s. Welche Viskosität hat eine zweite Flüssigkeit, wenn in ihr bei der gleichen Kugel eine Sinkgeschwindigkeit von 0.7cm/s gemessen wird?
Auch hier soll b_2 wieder für die gesuchte Größe x stehen:

$$1.1 \text{ cm/s} \cdot 58.1 \text{ mPas} = 0.7 \text{ cm/s} \cdot x \text{ mPas}$$

Es ist also das Produkt aus den beiden ersten Angaben durch die gegebene zweite Größe zu dividieren:

$$x = 1.1 \text{ cm/s} \cdot 58.1 \text{ mPas} / 0.7\text{mPas} = 91.3 \text{ mPas}$$

4.11.3 »Arzt · Arzt / Apotheker«

Eine Vereinfachung des Dreisatzes, die in der pharmazeutischen Praxis vielfach angewendet werden kann, besteht in dem lasch dahergesagten Merksatz »Arzt mal Arzt durch Apotheker«. Damit ist gemeint, dass sich die Menge einer Substanz, die der Apotheker einzuwiegen hat, aus dem ergibt, was der Arzt an Konzentration und Menge wünscht, und dem, was der Apotheker als Konzentration vorrätig hat. Korrekt könnte man die Formel wie folgt schreiben:

$$m_{\text{Arzneizubereitung}} = \frac{m_{\text{von Arzt gewünscht}} \cdot c_{\text{von Arzt gewünscht}}}{c_{\text{Arzneizubereitung, bei Apotheker vorrätig}}}$$

Wichtig ist hierbei, dass die Konzentrationsangaben jeweils in Massenprozent oder in Mol pro kg anzugeben sind, da bei realen Mischungen Volumeneffekte eintreten können!

12 Zähflüssigkeit

Beispiel:
Auf einem Rezept sind 50 g einer 2 %(m/m)-igen Kaliumpermanganatlösung verordnet. Der Apotheker hat eine 10 %(m/m)-ige Lösung vorrätig. Wie viel Gramm dieser Lösung sind mit welcher Menge an Wasser zu verdünnen?

$$m_{\text{KMnO4-Lösung}} = 50\text{ g} \cdot 2\,\%(m/m)/10\,\%(m/m) = 10\text{ g}$$

Demnach sind 10 g der 10 %igen Kaliumpermanganatlösung vorzulegen und mit Wasser ad 50 g zu ergänzen.

Übungsaufgabe 31:
Wie viel Gramm einer 20 %igen Stammverreibung von Salicylsäure in Vaselin sind nötig, um 50 g einer 15 %igen Zubereitung herzustellen? Wie viel Vaselin müssen Sie zu diesem Teil der Stammverreibung zusetzen?

4.11.4 Mischungskreuz

Ebenfalls auf den Dreisatz lässt sich auch das Mischungskreuz zurückführen. Es gibt an, in welchem Verhältnis zwei Lösungen unterschiedlicher Konzentration zu mischen sind, um eine bestimmte Konzentration zu erhalten.
Hierzu notiert man in die Mitte eines »X« die Zielkonzentration und trägt auf der linken Seite die Konzentrationen der beiden Ausgangslösungen auf, wobei die höherkonzentrierte Lösung oben erscheint.
Anschließend wird »über Kreuz« subtrahiert. Hierbei ist so zu rechnen, dass nur positive Ergebnisse entstehen, also jedes Mal die größere von der kleineren Zahl abzuziehen. Auf der rechten Seite erhält man dann das Verhältnis[13] der beiden Lösungen.

Beispiel:
Aus einer 30 %(m/m)-igen und einer 5 %(m/m)-igen Lösung soll eine 20 %(m/m)-ige Lösung hergestellt werden:

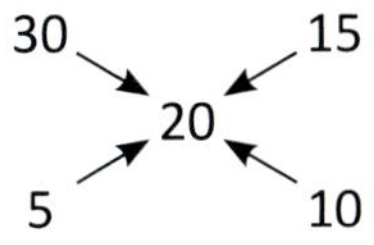

Es sind also 10T der 5 %igen Lösung mit 15T der 30 %igen Lösung zusammenzumischen. Sollen insgesamt 100 g hergestellt werden, so müssen 40 g resp. 60 g eingewogen werden.

13 Dies sind *noch keine Mengenangaben*. Die Mengen müssen anschließend ggf. noch über einen Dreisatz errechnet werden.

Auch das obige Beispiel mit der Kaliumpermanganatlösung lässt sich auf diese Weise rechnen, wenn als zweite Lösung Wasser – mit der Konzentration 0 % – verwendet wird.

4.12 Gleichungen mit zwei Unbekannten

4.12.1 Prinzipieller Lösungsweg

Bei Gleichungen mit mehreren (n) Unbekannten sind immer mindestens n unterschiedliche Gleichungen notwendig; bei Gleichungen mit zwei Unbekannten also mindestens zwei Gleichungen.
Anschließend wird man eine der Gleichungen nach einer der beiden Unbekannten umstellen und diese Unbekannte in der anderen Gleichung ersetzen. In der zweiten Gleichung taucht nun nur noch eine Unbekannte auf, nach der umgestellt werden kann. Diese kann nun berechnet werden und abschließend kann dieses Ergebnis in die erste Gleichung eingesetzt werden, um somit die andere Unbekannte zu berechnen.

Beispiel:

1: $b + a = 8$

2: $2a - b = 7$

Die erste Gleichung wird nach b umgestellt:

$$b = 8 - a$$

Nun wird in der zweiten Gleichung b durch den Term 8 – a ersetzt:

$$2a - (8 - a) = 7$$
$$2a - 8 + a = 7$$
$$3a - 8 = 7$$
$$3a = 15$$
$$a = 5$$

Mit a = 5 wird jetzt wieder in der umgestellten ersten Gleichung (b = 8 – a) gerechnet und man erhält

$$b = 8 - 5$$
$$b = 3$$

Übungsaufgabe 32:
Berechnen Sie die Werte von g und p, wenn gilt:

1: $3\,g + p = 25$

2: $g \cdot p = 28$

4.12.2 Cramer-Regel

Eine spektralphotometrische Doppelbestimmung zweier Substanzen nebeneinander in einer Küvette der Schichtdicke d ist dann trivial, wenn beide bei unterschiedlichen Wellenlängen ihr jeweiliges Absorptionsmaximum aufweisen und an der anderen Wellenlänge nicht absorbieren (links in untenstehender Abbildung).

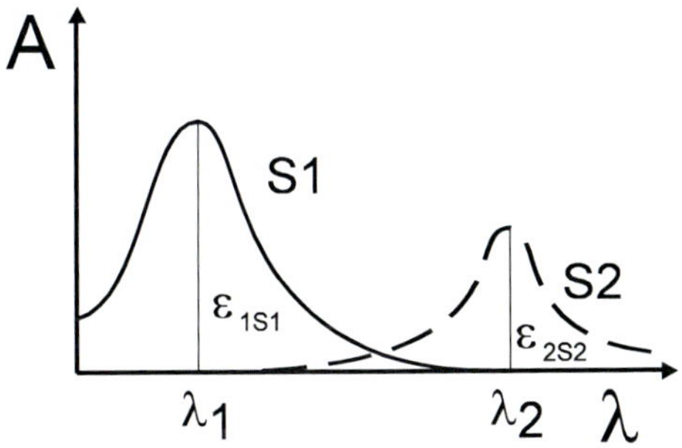

Abb. 3: Die Bestimmung zweier Substanzen nebeneinander ist einfach, wenn bei den zu untersuchenden Wellenlängen nur jeweils eine Substanz absorbiert.

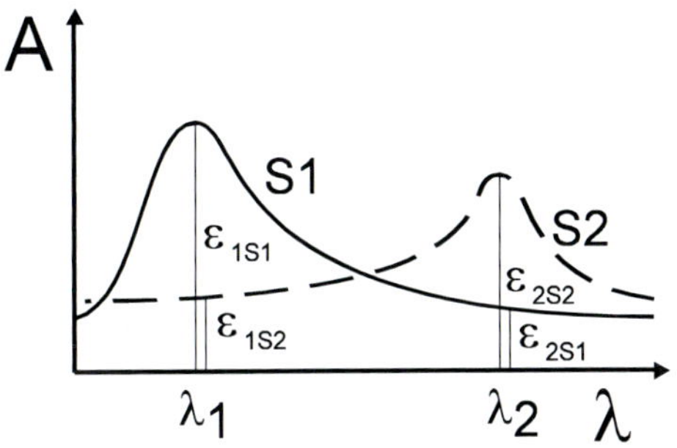

Abb. 4: Wenn beide Substanzen bei beiden Wellenlängen absorbieren, so wird die Berechnung umfangreicher.

Zeigen jedoch beide Substanzen bei beiden Wellenlängen nennenswerte Absorptionen – und das dürfte in den meisten Fällen zutreffen –, so gestaltet sich die Konzentrationsermittlung schon etwas schwieriger, aber nicht unmöglich.
Für beide Substanzen gilt das Lambert-Beersche Gesetz und die Gesamtabsorption setzt sich additiv aus den Einzelabsorptionen beider Substanzen zusammen. Dies gilt bei jeder beliebigen Wellenlänge; insbesondere natürlich auch bei den beiden Wellenlängen l_1 und l_2, bei denen die Substanzen das jeweilige Absorptionsmaximum aufweisen:

$$A_1 = \varepsilon_{1S1} \cdot c_1 \cdot d + \varepsilon_{1S2} \cdot c_2 \cdot d$$
$$A_2 = \varepsilon_{2S1} \cdot c_1 \cdot d + \varepsilon_{2S2} \cdot c_2 \cdot d$$

Dividiert man beide Seiten durch d und ersetzt den Term A/d durch B, so erhält man

$$B_1 = \varepsilon_{1S1} \cdot c_1 + \varepsilon_{1S2} \cdot c_2$$
$$B_2 = \varepsilon_{2S1} \cdot c_1 + \varepsilon_{2S2} \cdot c_2$$

Löst man die erste Gleichung nach c_1 auf und setzt sie in die zweite Gleichung ein, so ergibt sich

$$c_1 = (B_1 - \varepsilon_{1S2} \cdot c_2)/\varepsilon_{1S1}$$

$$B_2 = \varepsilon_{2S1} \cdot (B_1 - \varepsilon_{1S2} \cdot c_2)/\varepsilon_{1S1} + \varepsilon_{2S2} \cdot c_2 \qquad | \cdot \varepsilon_{1S1}$$
$$B_2 \cdot \varepsilon_{1S1} = \varepsilon_{2S1} \cdot (B_1 - \varepsilon_{1S2} \cdot c_2) + \varepsilon_{2S2} \cdot c_2 \cdot \varepsilon_{1S1}$$
$$B_2 \cdot \varepsilon_{1S1} = \varepsilon_{2S1} \cdot B_1 - \varepsilon_{2S1} \cdot \varepsilon_{1S2} \cdot c_2 + \varepsilon_{2S2} \cdot c_2 \cdot \varepsilon_{1S1}$$
$$B_2 \cdot \varepsilon_{1S1} - \varepsilon_{2S1} \cdot B_1 = c_2 \, (- \varepsilon_{2S1} \cdot \varepsilon_{1S2} + \varepsilon_{2S2} \cdot \varepsilon_{1S1})$$
$$B_2 \cdot \varepsilon_{1S1} - \varepsilon_{2S1} \cdot B_1 = c_2 \, (\varepsilon_{2S2} \cdot \varepsilon_{1S1} - \varepsilon_{2S1} \cdot \varepsilon_{1S2})$$
$$c_2 = (\varepsilon_{1S1} \cdot B_2 - \varepsilon_{2S1} \cdot B_1) \, / \, (\varepsilon_{2S2} \cdot \varepsilon_{1S1} - \varepsilon_{2S1} \cdot \varepsilon_{1S2})$$

Die zweite Konzentration c_1 erhält man, indem man c_2 in eine der Gleichungen $B_1 = \varepsilon_{1S1} \cdot c_1 + \varepsilon_{1S2} \cdot c_2$ oder $B_2 = \varepsilon_{2S1} \cdot c_1 + \varepsilon_{2S2} \cdot c_2$ einsetzt. Hierbei ist bitte zu beachten, dass B der Quotient aus Absorption und Schichtdicke ist. Zahlenmäßig macht dies dann keinen Unterschied, wenn mit einer Schichtdicke von 1 cm gemessen wird.

5 Funktionen

5.1 Funktionen und Relationen

Formal gesehen sind Gleichungen oder Formeln nichts anderes als Abbildungsvorschriften, die uns angeben, wie man von einem bestimmten Wert (x) zu einem resultierenden Wert (y) kommt. Mathematisch bezeichnet man die Menge, aus der die x-Werte stammen, als Grund-, diejenige, in der die y-Werte liegen, als Wertemenge.

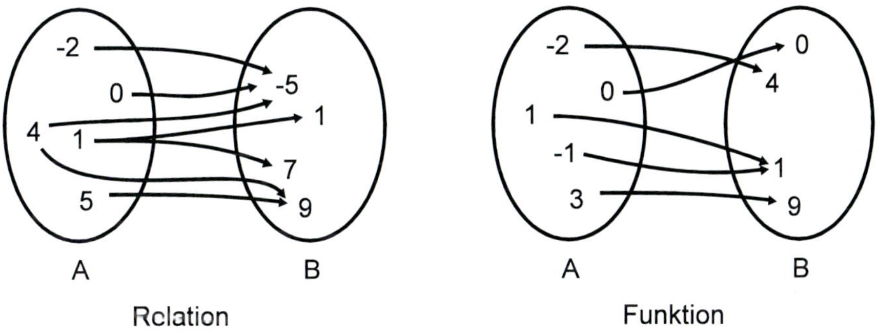

Abb. 5: Relation und Funktion. Bei Funktionen ist jedem Element der Grundmenge A genau ein Element der Wertemenge B zugeordnet, bei Relationen kann ein Element der Grundmenge auf mehrere Elemente der Wertemenge verweisen.

Prinzipiell können solche Abbildungsvorschriften äußerst vielseitig und kompliziert gestaltet werden. In der Mathematik beschäftigt man sich allerdings meist mit wesentlich einfacher gehaltenen Relationen bzw. noch einfacheren Funktionen, die sich mit simplen Gleichungen beschreiben lassen. Der Unterschied zwischen einer Funktion und einer Relation besteht darin, dass bei einer Funktion einem x-Wert nur genau ein y-Wert zugewiesen wird, bei einer Relation darf auch ein x-Wert mehrere y-Werte besitzen.

Beispiel:
Als praktisches Beispiel sei die Unterstempelbewegung und der zugehörige Kraftverlauf an einer instrumentierten Tablettenmaschine angeführt:
Zunächst befindet sich der Unterstempel in der untersten Position, die Presskraft ist Null. Während der Oberstempel (nicht dargestellt) eintaucht und der Unterstempel

etwas angehoben wird, kann eine Kraft am Unterstempel gemessen werden. Nach der eigentlichen Tablettierung verbleibt noch eine geringe Presskraft auf dem Unterstempel.
Zum Ausstoßen der Tablette aus der Matrize wird der Unterstempel stark angehoben und drückt die Tablette heraus, wobei die auftretende Kraft weitaus geringer ist, als die zur Tablettierung aufgewendete Kraft. Hierbei ist zunächst die hohe Haftreibung, anschließend nur noch die Gleitreibung zu überwinden. Kraftlos fährt der Unterstempel anschließend wieder in Ausgangsposition zurück.
Trägt man Kraft bzw. Weg über der Zeit auf, so erhält man Graphen von Funktionen. Der Zusammenhang von Kraft und Weg hingegen stellt eine Relation dar.

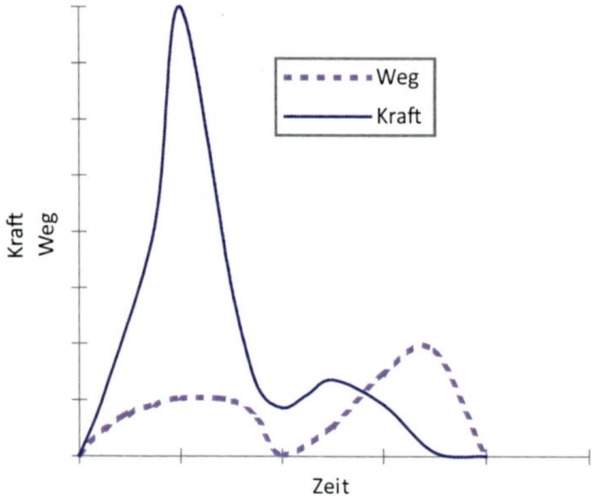

Abb. 6: Das Kraft-Zeit- und Weg-Zeit-Diagramm des Unterstempels ist eine Funktion (zu jedem »x«-Wert gibt es jeweils nur einen »y«- Wert).

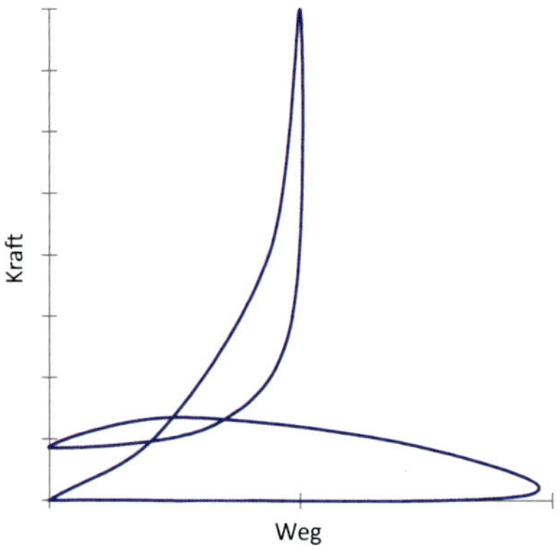

Abb. 7: Das Kraft-Weg-Diagramm des Unterstempels einer Rundläuferpresse ist eine Relation (ein »x«-Wert kann mehrere »y«-Werte aufweisen).

5.2 Umkehrfunktionen

Wenn man eine Funktion f als Zuordnungsvorschrift auffasst, die jedem Element aus der Menge A (genau) ein Element aus der Menge B zuordnet (in untenstehender Abbildung durch die Pfeilrichtung kenntlich gemacht), so existiert zu dieser Funktion auch die Umkehrrelation, die auch mit f^{-1} bezeichnet wird, die den Elementen von B die entsprechenden Elemente von A zuordnet. Wenn hierbei jedem Element von B genau ein Element von A zugeordnet wird, so spricht man von der Umkehrfunktion.

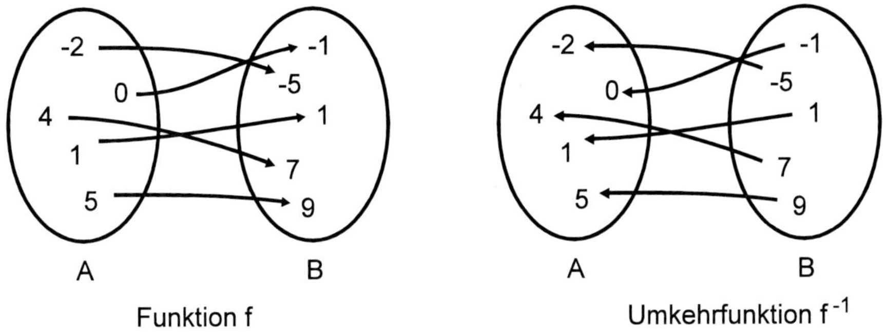

Abb. 8: Funktion f und Umkehrfunktion f^{-1} am Beispiel der Funktion y = 2x –1

Graphisch erhält man die Umkehrfunktion (»inverse Funktion«) durch Spiegelung des Graphen der Funktion f an der ersten[14] Winkelhalbierenden.
Formal erhält man die Umkehrfunktion durch Austausch von x und y mit anschließendem Umstellen nach y.
Als Umkehrfunktion zu y = f(x) = 2x –1 erhält man also nach Vertauschen von x und y:

$$x = 2y - 1$$
$$2y = x + 1$$
$$y = 1/2\ x + 1/2$$

Man beachte hierbei, dass das Hochstellen der –1 lediglich der Nomenklatur der Umkehrfunktion dient und *keinesfalls mit $f^{-1}(x)$ = zu verwechseln* ist!
Die Umkehrfunktionen von Winkelfunktionen werden daher im europäischen Sprachraum auch als Arcusfunktionen bezeichnet, um diesen Verwechselungen vorzubeugen. Im angloamerikanischen Sprachraum und auf Taschenrechnern finden sich jedoch häufig die Bezeichnungen $\sin^{-1}$, $\cos^{-1}$ et cetera.

Übungsaufgabe 33:
Wie lauten die Umkehrungen zu folgenden Formeln?
$y = 2x + 5$ $\qquad$ $y = 0.2x^3 - x + 1$
Welche davon ist Umkehrfunktion, welche Umkehrrelation?
Zeichen Sie die Graphen von Funktion und Umkehrfunktion in jeweils ein Diagramm.

14 diejenige, die durch den ersten Quadranten (s. folgendes Kapitel) läuft

5.2.1 Besondere Umkehrfunktionen

Einigen Funktionen, die nachfolgend behandelt werden, kommt besondere Bedeutung zu, da sie Umkehrfunktionen anderer Funktionen darstellen.
Beispiele hierzu sind:

Funktion f(x) =	Umkehrfunktion $f^{-1}(x)$=
x^2	$\sqrt{x}$
e^x	ln(x)
10^x	lg(x)
sin (α)	arcsin (α)
cos (α)	arccos (α)
tan (α)	arctan (α)
cot (α)	arccot (α)

Anmerkung: Die Umkehrung der Umkehrfunktion $f^{-1}(x)$ liefert natürlich wieder die Funktion f(x).

Übungsaufgabe 34:
Bilden Sie die Umkehrungen zu folgenden Funktionen:

$$y = 0.5\,x^2 - 2$$

$$y = \ln(x+2)$$

Zeichnen Sie Funktion und Umkehrfunktion.

5.3 Graphische Darstellung von Funktionen

5.3.1 Kartesisches Koordinatensystem

Zur Darstellung von Funktionen der Form y = f(x) verwendet man gerne das zweidimensionale kartesische Koordinatensystem. Man verwendet zwei Achsen, die orthogonal (senkrecht zueinander) stehen. Hierbei trägt man auf der horizontal verlaufenden *Abszisse* die x-Werte[15] so auf, dass die Werte von links nach rechts steigen. Auf der vertikalen *Ordinate* werden die Funktions- oder y-Werte[16] nach oben steigend aufgetragen. Daher tragen Abszisse und Ordinate auch die Bezeichnung x- respektive y-Achse. Eigentlich gehören Pfeilspitzen an die positiven Enden von Ordinaten- und Abszissenachse, die meisten Computerprogramme unterstützen diese Eigenschaft jedoch leider nicht mehr. Beide Achsen schneiden sich üblicher-

---

15 x ist die Variable.

16 f(x) ist die »Abhängige«, d. h. die sich aus dem Wert von x ergebende Größe.

weise gegenseitig beim Wert Null, dem sog. *Koordinatenursprung*.
Hierdurch ergeben sich vier Felder, die durch Ordinate und Abszisse begrenzt sind, die so genannten *Quadranten*. Ihre Nummerierung erfolgt entgegen dem Uhrzeigersinn und beginnt im oberen rechten Quadranten. Alle x- und y- Werte in diesem Quadranten sind positiv.
Es besteht jedoch keine zwingende Forderung, dass sich in der graphischen Darstellung die beiden Hauptachsen im Ursprung kreuzen müssen[17]. Vielmehr wird man bezüglich des dargestellten Ausschnittes und der Maßstäbe, die für beide Achsen unterschiedlich sein dürfen, der Zweckmäßigkeit folgen. Man erhält als Graph der Funktion einen Kurvenzug.

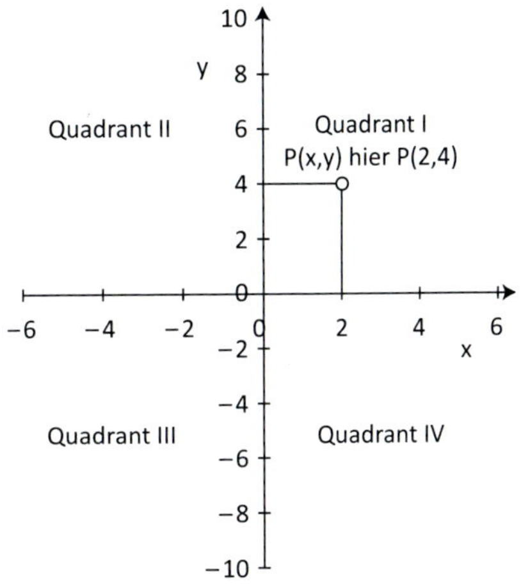

Abb. 9: Zweidimensionales kartesisches Koordinatensystem. Die Quadranten werden entgegen dem Uhrzeigersinn nummeriert.

Übungsaufgabe 35:
Tragen Sie folgende Punkte in ein Koordinatensystem ein. Das Diagramm sollte blattfüllend sein und nur den relevanten Ausschnitt zeigen.
P1:(5,10), P2:(6,3), P3:(7,5), P4:(9,6), P5:(10,8), P6:(10.5,12), P7:(11,13), P8:(12,13.5), P9:(14,13), P10:(17,12), P11:(20,11.5)

5.3.2 Dreidimensionales Koordinatensystem

Soll eine Funktion dargestellt werden, die der Form $z = f(x,y)$ folgt, also nicht nur von einer, sondern gleich von zwei Variablen x und y abhängt, so gelingt dies, wenn man sich einen dreidimensionalen Raum vorstellt, der als Grundfläche ein zweidimensionales Koordinatensystem besitzt. Diese Grundfläche wird im Koordinatenursprung von einer weiteren Achse geschnitten, die zu beiden anderen Achsen senkrecht steht. Man erhält als Funktion nun keinen Kurvenzug mehr, sondern eine gekrümmte Fläche.
Dieses dreidimensionale Gebilde lässt sich nun noch recht gut nachvollziehbar auf einem Blatt Papier zweidimensional wiedergeben. Alternativ und umständlicher in Bezug auf die Reproduktion wäre auch eine perspektivisch richtig berechnete zweifarbige Darstellung möglich, die bei Betrachtung durch eine Zweifarb-Brille ein dreidimensionales Bild ergibt.

17 Bei einer logarithmischen Achsenskalierung ist dies sowieso unmöglich.

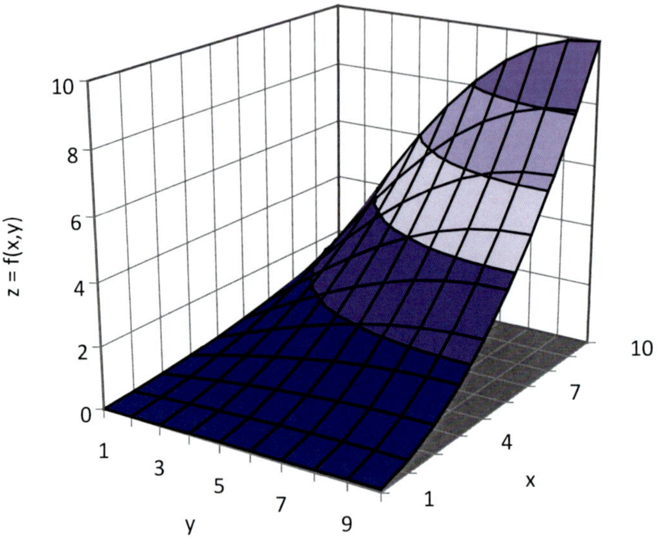

Abb. 10: Darstellung der Funktion $z = f(x,y) = 0.1 \cdot x^2 \cdot \sin(y)$ im dreidimensionalen Koordinatensystem

5.3.3 Darstellung höherdimensionaler Abhängigkeiten

Die graphische Darstellung höherdimensionaler Abhängigkeiten scheitert meist an der uns zur Verfügung stehenden und auf drei begrenzten Anzahl an Raumrichtungen. Mehrdimensionale Abhängigkeiten sind aber im alltäglichen Leben sehr geläufig. So ist die Sinkgeschwindigkeit v eines suspendierten[18] Partikels nach Stokes abhängig von den Dichten von Flüssigkeit und Feststoff ρ_{Fl} und ρ_F, dem Partikelradius ρ, der Viskosität η der Flüssigkeit und von der Gravitation[19] g. Die Sinkgeschwindigkeit ist also eine Funktion all dieser Größen, oder mathematisch ausgedrückt:

$$v = f(\rho_{Fl}, \rho_F, r, \eta, g)$$

Somit haben wir es mit einem sechsdimensionalen[20] Zusammenhang zu tun. In diesem Falle muss man sich für eine graphische Darstellung damit behelfen, dass mehrere Variablen konstant gehalten werden und für die restlichen ein oder zwei Variablen die Graphen erzeugt werden. Dies kann reihum geschehen, so dass alle Variablen miteinander (mindestens) einmal kombiniert werden. Die Anzahl der notwendigen Graphen steigt damit natürlich stark an, und es ist nicht mehr möglich, »alles auf einen Blick« zu erfassen.

18 Eine Suspension ist ein disperses Gemisch aus Feststoff und Flüssigkeit, z. B. Sand in Paraffin oder Wasser.

19 Auf dem Mond wäre die Sinkgeschwindigkeit weitaus geringer als auf der Erde.

20 fünf variable und eine abhängige Größe

5.3.4 Dreiecksdiagramm

Eigenschaften ternärer Systeme (Systeme als Gemische dreier Komponenten) lassen sich einfach mit Dreiecksdiagrammen beschreiben. Hierbei symbolisieren die Eckpunkte jeweils 100 % der betreffenden Substanzmenge. Jeder Punkt im Inneren des Dreieckes steht für eine Mischung der drei Komponenten, die sich insgesamt zu 100 % ergänzen.

Die Ergebnisse können nun auf unterschiedliche Weisen eingetragen werden:

- Sie werden einem Farbspektrum zugeordnet und entsprechend farbige Punkte im Koordinatensystem gesetzt.
- Jeder Wert wird durch einen Kreis symbolisiert. Der Durchmesser des Radius ist dabei dem Wert proportional.
- Es werden nur Werte dargestellt, die innerhalb eines bestimmten Bereiches liegen. Man erhält meist Bereiche, wie in untenstehender Abbildung demonstriert.
- Man trägt die Werte dreidimensional auf und erhält ein ähnliches Diagramm wie das oben dargestellte 3D-Diagramm; jedoch mit einer dreieckigen Grundfläche.

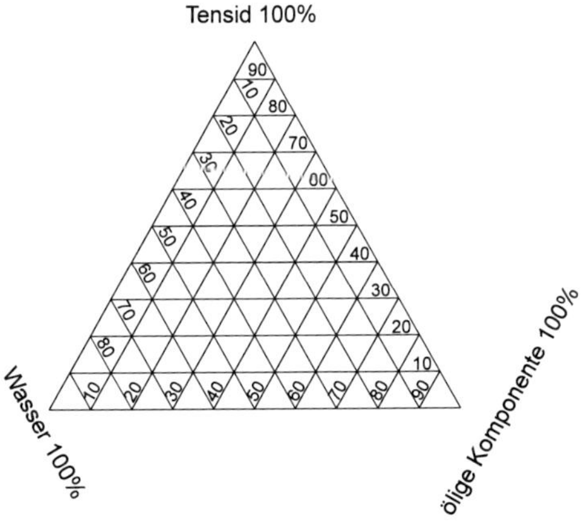

Abb. 11: Aufbau eines Dreiecksdiagrammes; hier am Beispiel einer Mischung aus Öl, Wasser und Tensid.

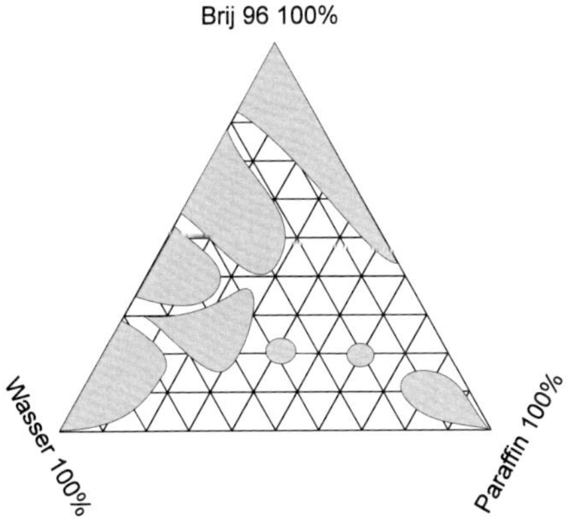

Abb. 12: Dreiecksdiagramm für das ternäre System aus Brij96®, Paraffin und Wasser. Dargestellt sind Bereiche mit charakteristischen Eigenschaften.

Übungsaufgabe 36:

Fertigen Sie ein Dreiecksdiagramm für die Komponenten Öl, Wasser und Tensid an und markieren Sie die Lage der folgenden Punkte (Angabe in der Form Px:(Öl, Wasser, Tensid)) ein:

P1:(20,40,40), P2:(10,30,60), P3:(70,20,10), P4:(40,50,10), P5:(30,10,60)

5.4 Lineare Funktionen

Der Graph einer linearen Funktion ist eine Gerade[21], die dem funktionellen Zusammenhang

$$y = a \cdot x + b$$

folgt.

Eine solche Gerade schneidet sowohl die x- als auch die y-Achse, es sei denn, sie läuft achsenparallel. Den Schnittpunkt mit der y-Achse erhält man, wenn man als x-Wert Null einsetzt. Er ist also durch b gegeben. Weiterhin ist jede Gerade durch ihre Steigung a charakterisiert. Die Steigung gibt an, wie sich der y-Wert verändert, wenn sich der x-Wert ändert. Sie ist nichts anderes als der Quotient beider Änderungen. Diese Änderungen können angegeben werden als $\Delta x = x_2 - x_1$ und $\Delta y = y_2 - y_1$. Für die Steigung a gilt also

$$a = \frac{\Delta y}{\Delta x} = \frac{y_2 - y_1}{x_2 - x_1}$$

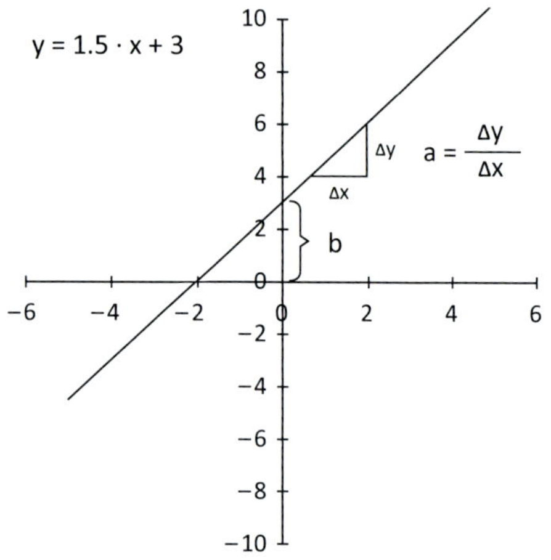

Abb. 13: Die Gerade schneidet x- und y-Achse. b ist der Ordinatenabschnitt, a entspricht der Steigung.

Für den Sonderfall a gleich Null liegt eine Gerade vor, die mit dem Abstand b parallel zur Abszisse verläuft.

Übungsaufgabe 37:

Fertigen Sie ein Diagramm mit den vier Funktionen

$y = x + 5$ $y = 1/2x + 5$ $y = x-3$ $y = -x + 4$

für den Abszissenbereich zwischen –5 und 5.

21 umgangssprachlich auch oftmals »Grade«

5.5 Potenzfunktionen

Potenzfunktionen gehorchen der Gleichung

$$y = x^n$$

Bei ihnen wird also die Basis x mit dem konstanten Exponenten n potenziert.
Für den Fall, dass n gleich Null ist, liegt eine Parallele zur x-Achse vor, welche die y-Achse bei 1 schneidet, denn es gilt für alle x:

$$x^0 = 1.$$

Für den Fall, dass n gleich 1 ist, erhält man eine *Winkelhalbierende*, also eine Gleichung der Form $y = x$.

Übungsaufgabe 38:
Fertigen Sie das Diagramm der Funktionen

$$y = x^2 \text{ und}$$
$$y = x^3$$

für den Abszissenbereich zwischen –3 und 3.

5.5.1 Parabeln und Hyperbeln

Ansonsten ergeben sich für positive (ganzzahlige) n nach oben geöffnete Parabeln.
Für ungerade n verlaufen die Kurven für steigende n aus dem dritten Quadranten, durch den Nullpunkt als Sattelpunkt und in den ersten Quadranten.
Für negative n ergeben sich die so genannten Hyperbeln. Die Funktionswerte der Hyperbeln sind für $x = 0$ nicht definiert.
Alle Potenzfunktionen verlaufen durch den Punkt (1,1).

Übungsaufgabe 39:
Fertigen Sie das Diagramm der Funktionen

$$y = 1/2x^3 - 2x^2 - x + 6 \text{ und}$$
$$y = 1/x + 2$$

für den Abszissenbereich zwischen –2 und 5.

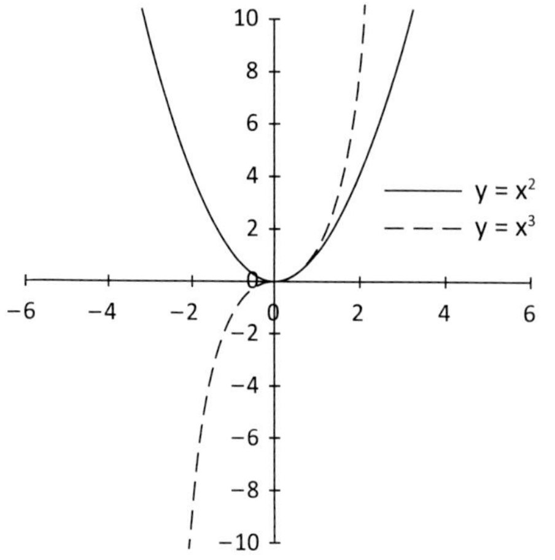

Abb. 14: Parabeln der Form $y = x^n$ für ganzzahlige positive n. Bei gradzahligen n erhält man nach oben geöffnete Kurven.

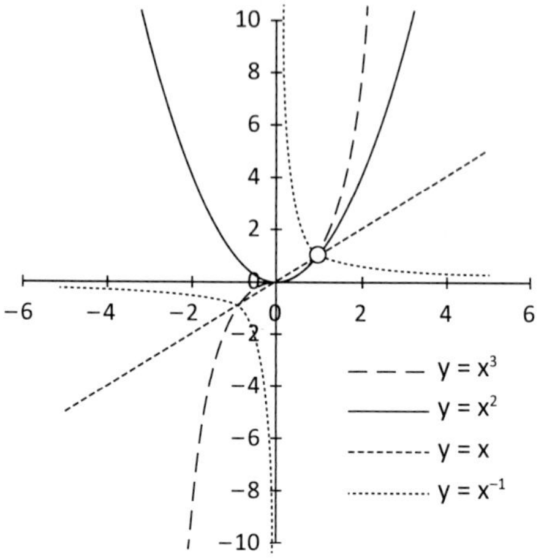

Abb. 15: Alle Potenzfunktionen der Form $y = x^n$ schneiden den Punkt (1,1). Für $n < 1$ ergeben sich Hyperbeln.

5.5.2 Wurzel

Ebenso wie bei den Potenzfunktionen kommen auch Wurzelfunktionen unterschiedlichen Grades vor. Formal schreibt man unter das Wurzelzeichen den Radikanden und oben links oberhalb des Wurzelzeichens den Grad (oder Exponent).

$$\sqrt[\text{Grad}]{\text{Radikand}} \quad \text{oder} \quad \sqrt[n]{x} \quad \text{z.B.} \quad \sqrt[3]{125} = 5$$

Am gebräuchlichsten sind die Quadratwurzeln, die Wurzeln zweiten Grades. Da sie sehr oft verwendet werden, lässt man der Einfachheit halber meist die 2 als Kennzeichnung des Grades weg. Ebenfalls häufig kommen noch Kubikwurzeln, die Wurzeln dritten Grades, vor, höhere Grade werden in der Pharmazie gewöhnlich nicht gebraucht.

Wurzeln sind, wie wir schon oben besprochen hatten, die Umkehrfunktionen der Potenzfunktionen. Da Umkehrfunktionen erhalten werden, indem man einfach formal x und y miteinander vertauscht, gelangt man auch zum Graphen der Wurzelfunktionen, indem man einfach x- und y-Achse der Potenzfunktionen vertauscht. Dies entspricht einer Spiegelung des Graphen an der Winkelhalbierenden im ersten Quadranten.

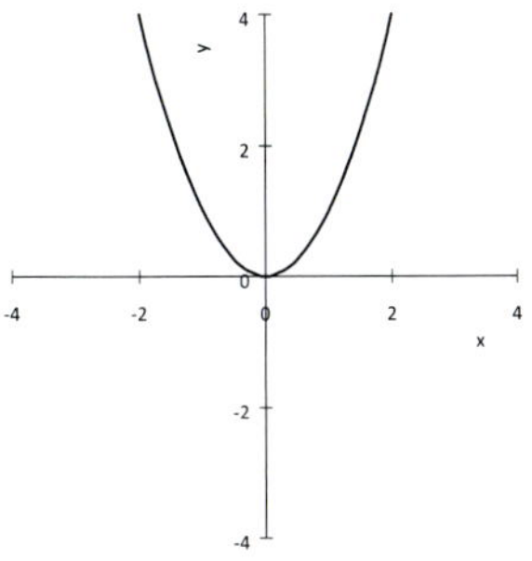

Abb. 16: Graph der Parabel $y = x^2$

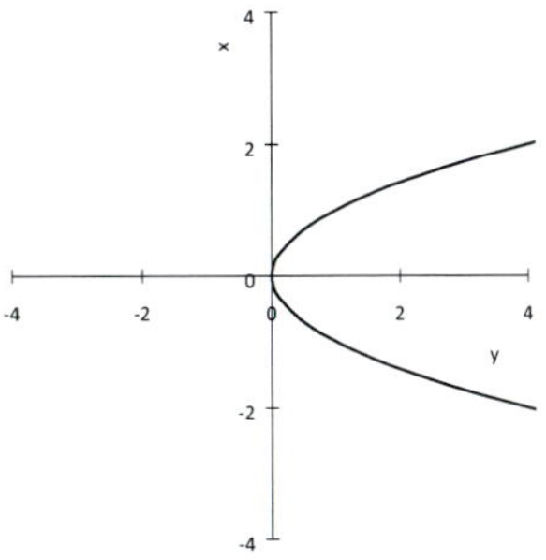

Abb. 17: Graph der Parabel $y = x^2$ bei vertauschten Achsen

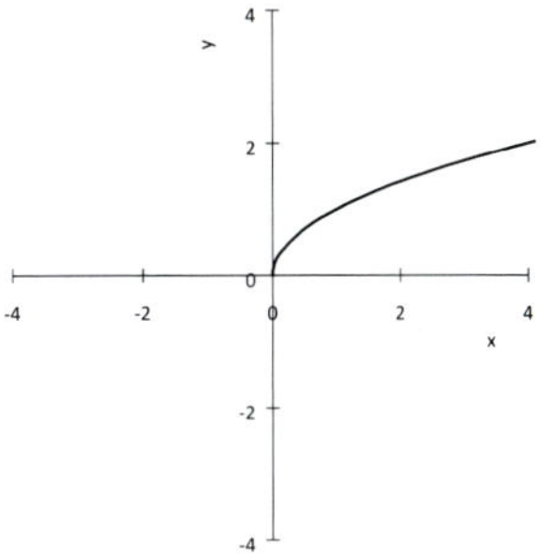

Abb. 18: Graph der Wurzelfunktion

Da wir es mit Wurzelfunktionen zu tun haben und nicht mit Relationen, »schneidet« man im Falle von geraden Exponenten dem Graphen in der mittleren Abbildung den unteren rechten Quadranten einfach weg. Für ungerade Exponenten wird dies nicht durchgeführt. Man merke sich daher folgende Sätze:

Für *Wurzeln mit gradzahligem Exponenten* n gilt:

Wurzeln können nur aus positiven Zahlen gezogen werden.
Unter der Wurzel versteht man diejenige *positive* Zahl, die n-mal mit sich selbst multipliziert den Radikanden ergibt.

Übungsaufgabe 40:
Fertigen Sie das Diagramm der Funktion

$$y = 2\sqrt{x}$$

für den Abszissenbereich zwischen 0 und 5.

5.6 Exponentialfunktion und Logarithmus

Die Exponentialfunktion ist durch die Beziehung

$$y = a^x \text{ mit } a > 0$$

definiert. Hierbei ist a die Basis, x der Exponent. Der Trivialfall, dass a gleich 1 ist, ergibt für alle x ein y von 1.

Für den Sonderfall, dass a gleich Null ist, nimmt y für alle x (außer x gleich Null wegen eben angeführtem Zusammenhang) den Wert 0 an.
Bei x = 0 ist die Funktion $y = 0^x$ nicht stetig!
Für a > 1 nähert sich der Graph der Exponentialfunktion mit kleiner (negativer) werdendem x der Abszisse, mit steigendem x steigt der Wert der Exponentialfunktion ins Unendliche.
Vielfach wird die Exponentialfunktion in Zusammenhang mit den Basen 10 oder e oder deren Kehrwerten, also 1/10 und 1/e, verwendet. Die Exponentialfunktion zur Basis e wird auch kurz als e-Funktion bezeichnet.

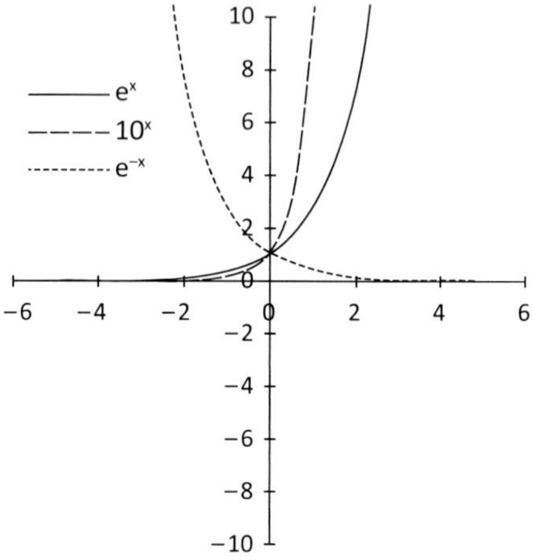

Abb. 19: Exponentialfunktionen zu den Basen e und 10. Die Funktion e^{-x} ist das Spiegelbild der Funktion e^x bzgl. der y-Achse.

An dieser Stelle soll auf eine wichtige Rechenregel hingewiesen werden, die besagt, dass ein Bruch mit einem Exponenten potenziert werden kann, indem man seinen Kehrwert mit dem negativen Exponenten potenziert:

$$y = \left(\frac{1}{a}\right)^x = a^{-x}$$

Ist der Wert der Potenz bekannt und der Exponent zu einer bestimmten Basis gesucht, so stellt dies gerade die Umkehrung der Exponentialfunktion dar. Diese Inverse zur Exponentialfunktion ist die logarithmische Funktion. Sie ist durch die Beziehung

$$y = \log_a x \text{ mit } a>0 \text{ (und } a \neq 1)$$

gegeben. Auch hier ist a die Basis, x ist das Argument. Wichtig sind hier die Logarithmen zu den beiden Basen 10 und e. Der natürliche Logarithmus zur Basis e wird auch mit y = ln e, dekadische Logarithmus zur Basis 10 mit y = lg x abgekürzt[22].

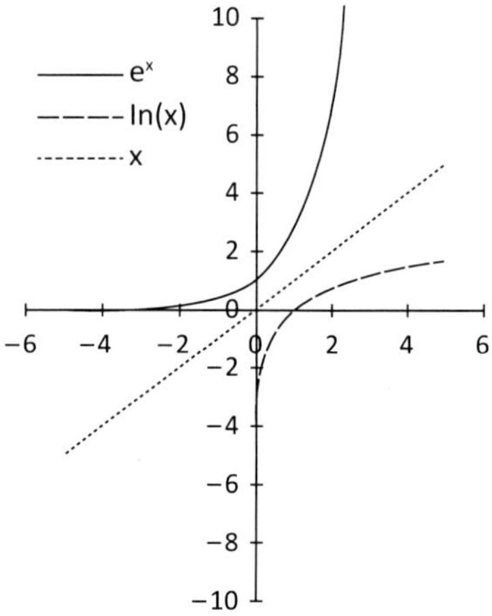

Abb. 20: Die Logarithmische Funktion ist das Spiegelbild der e-Funktion bzgl. der Winkelhalbierenden y = x.

22 Vorsicht: Oftmals wird auch y= log x geschrieben, wenn der dekadische Logarithmus gemeint ist.

Der Graph der Logarithmus-Funktion verläuft spiegelbildlich bezüglich der Winkelhalbierenden y = x zur e-Funktion und wird für x-Werte, die immer kleiner werden und sich dem Wert Null nähern, negativ unendlich. Mit steigendem x nimmt der Logarithmus stetig zu. Der Graph der Logarithmus-Funktion verläuft nur durch den ersten und vierten Quadranten.

Übungsaufgabe 41:
Fertigen Sie das Diagramm der Funktionen

$$y = (1/2)^x \text{ und}$$
$$y = \log_{10}(x+1)$$

für den Abszissenbereich zwischen –2 und 5. Beachten Sie den Definitionsbereich des Logarithmus!

5.6.1 Besondere Eigenschaften des Logarithmus

Ändert sich der Wert einer Potenz um den Faktor der Basis, so ändert sich der Logarithmus der Potenz zur Basis um genau 1. Für den dekadischen Logarithmus heißt dies, dass sich bei Verzehnfachung des Potenzwertes der Logarithmus um eins erhöht. Es ändert sich dadurch nur der ganzzahlige Anteil des Logarithmus, die Nachkommastellen bleiben unverändert, wie folgende Beispiele zeigen:

$$\begin{aligned}
\log_{10} 1234 &= 3.0913 \\
\log_{10} 123.4 &= 2.0913 \\
\log_{10} 12.34 &= 1.0913 \\
\log_{10} 1.234 &= 0.0913 \\
\log_{10} 0.1234 &= -0.9087 = 0.0913 - 1 \\
\log_{10} 0.01234 &= -1.9087
\end{aligned}$$

Aus diesem Grunde zerlegt man den Wert des Logarithmus in einen ganzzahligen Anteil, die sog. *Kennziffer,* und den gebrochenen Anteil, die sog. *Mantisse.*
Die Kennziffer ist also ein Maß für die Größenordnung, die Mantisse bestimmt lediglich die Ziffernfolge.

5.7 Trigonometrische Funktionen

5.7.1 Winkelangaben

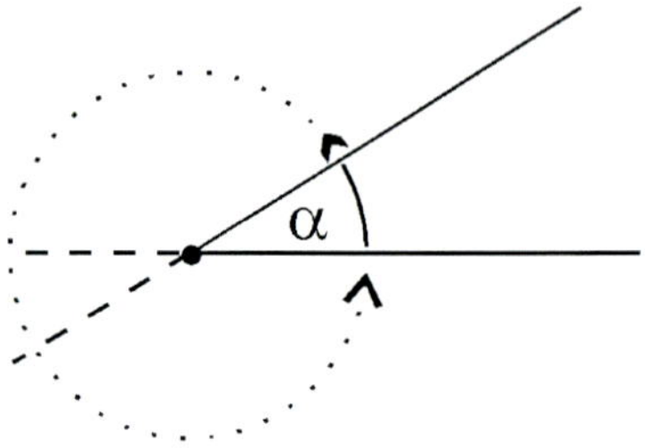

Abb. 21: Winkel entstehen durch Kreuzen zweier Geraden.

Winkel entstehen dann, wenn sich zwei Geraden schneiden. Betrachtet man eine Gerade samt Schnittpunkt mit der zweiten Geraden als ortsfest und dreht die zweite Gerade um den Schnittpunkt, so erhält man verschieden große Winkel. Maximal kann man die zweite Gerade »einmal herum« drehen, bis man wieder die Ausgangssituation erreicht hat. Also liegt es nahe, die Winkel und Winkelfunktionen auch an einem Kreis zu erklären.
Winkel werden üblicherweise mit griechischen Buchstaben bezeichnet (α, β, γ, Δ, ...). Winkel können auf verschiedene Arten bzw. in unterschiedlichen Einheiten angegeben werden. Gebräuchlich sind die Angaben in *Grad* oder *Radiant* (DEG bzw. RAD auf den meisten Taschenrechnern). Bei der Einheit Grad geht man davon aus, dass ein Vollkreis 360 Grad überspannt, bei der Einheit Radiant nimmt man den Umfang eines Einheitskreises (Kreis mit dem Radius $r = 1$) als Anhaltspunkt. Dieser Umfang $U = 2\,\pi\,r$ beträgt mit $r = 1$: $U = 2\,\pi$. Man geht also davon aus, dass ein Vollkreis $2\,\pi$ entspricht.

Weniger gebräuchlich ist die Angabe des Winkels in *Neugrad* (auf Taschenrechnern meist GRA abgekürzt). Hierbei hat ein Vollkreis einen Winkel von 400°.
Der »rechte Winkel« entspricht also $\pi/2$ in der Einheit Radiant, 90° (Grad) und 100° (Neugrad).

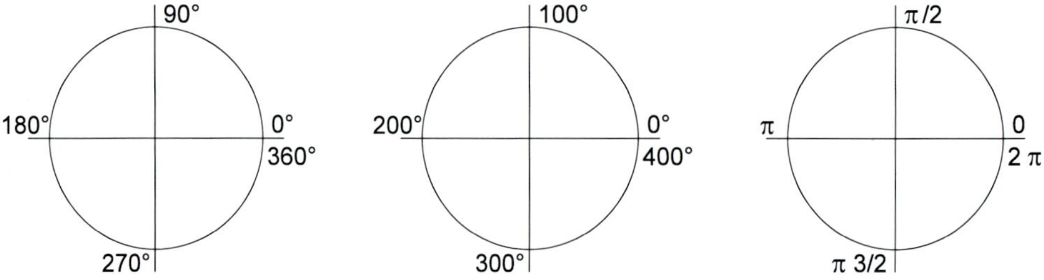

Abb. 22: Winkelangaben (von links nach rechts) in (Alt)Grad, Neugrad und Radiant

Übungsaufgabe 42:
Zeichnen Sie ein Koordinatenkreuz und tragen Sie im Koordinatenursprung folgende Winkel gegenüber der x-Achse ein:

α = 25° (DEG)
α = 40° (DEG)
α = 60° (DEG)
α = 160° (DEG)
α = 280° (DEG)
$\alpha = \pi/4$ (RAD)
$\alpha = \frac{3}{4} \cdot \pi$ (RAD)
α = 2 (RAD)

5.7.2 Sinus

Der Sinus eines Winkels beschreibt in einem rechtwinkligen Dreieck das Verhältnis der Seitenlängen von *Gegenkathete* g des Winkels zur *Hypotenuse* h. Am *Einheitskreis* mit dem Radius r = 1 (und damit einer Hypotenusenlänge von h = 1) gibt er somit die Länge der Gegenkathete g an.

$$\sin \alpha = \frac{g}{h}$$

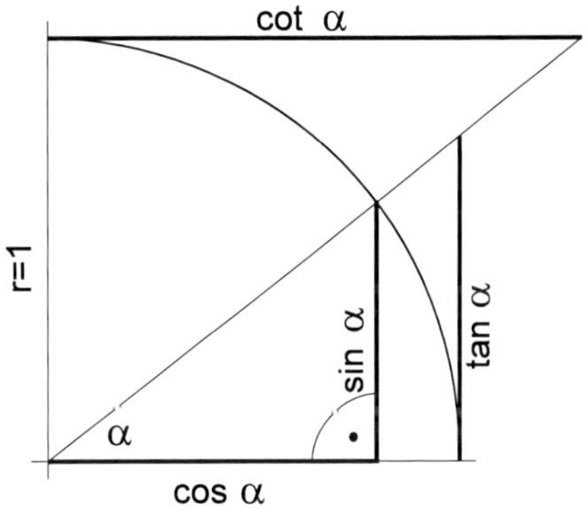

Abb. 23: Die Winkelfunktionen am Einheitskreis mit Radius r = 1

Die Umkehrfunktion heißt arcussinus und liefert den Winkel, wenn Gegenkathete und Hypotenuse bekannt sind.

$$\arcsin(h/r)^{23} = \alpha$$

oder auch

$$\text{asn}(h/r) = \alpha$$

Übungsaufgabe 43:
Sie kennen die Länge der Hypotenuse (h = 8 cm) und den Winkel (α = 30°). Wie lang ist die Gegenkathete?

23 auf Taschenrechnern auch »$\sin^{-1}$«

Übungsaufgabe 44:
Wie lang ist die Hypotenuse, wenn die Gegenkathete 3 cm lang ist und der Winkel $\alpha = \pi/4$ beträgt?

5.7.3 Cosinus

Der Cosinus eines Winkels in einem rechtwinkligen Dreieck ist das Verhältnis der Seitenlängen von Ankathete a des Winkels zur Hypotenuse h. Am Einheitskreis beschreibt er also die Länge der Ankathete

$$\cos \alpha = \frac{a}{h}$$

Die Umkehrfunktion, arcuscosinus, liefert den Winkel, wenn a und h bekannt sind:

$$\arccos(h/r)^{24} = \alpha$$

oder auch

$$\mathrm{acs}(h/r) = \alpha$$

Übungsaufgabe 45:
Wie lang ist die Ankathete zum Winkel von $\alpha = 32°$, wenn die Hypotenuse 9 cm lang ist?

5.7.4 Tangens

Der Tangens eines Winkels in einem rechtwinkligen Dreieck ist das Verhältnis der Seitenlängen von Gegenkathete g und Ankathete a des Winkels. Dies wird am Einheitskreis leicht ersichtlich, wenn man den Strahlensatz (zentr. Streckung) zu Hilfe nimmt: Das Verhältnis der Länge der markierten Tangente zum Radius 1 ist gleich dem Verhältnis von Gegenkathete zu Ankathete. Es gilt also:

$$\frac{\tan \alpha}{1} = \tan \alpha = \frac{g}{a} = \frac{\sin \alpha}{\cos \alpha}$$

Die Umkehrfunktion arcustangens liefert den Winkel:

$$\arctan(g/a)^{25} = \alpha$$

oder auch

$$\mathrm{atn}(g/a) = \alpha$$

---

24 auf Taschenrechnern auch »$\cos^{-1}$«
25 auf Taschenrechnern auch »$\tan^{-1}$«

Übungsaufgabe 46:
Welches Verhältnis haben die Längen von Gegenkathete zu Ankathete, wenn der Winkel α = 60 Grad beträgt?

Übungsaufgabe 47:
Sie wissen, dass der Tangens des Winkels α 0.5 beträgt. Wie lang ist die Gegenkathete, wenn die Hypotenuse 6 cm lang ist?

5.7.5 Cotangens

Auch der Cotangens lässt sich aus dem Strahlensatz am Einheitskreis leicht zu

$$\frac{\cot\alpha}{1} = \cot\alpha = \frac{a}{g} = \frac{\cos\alpha}{\sin\alpha}$$

herleiten. Er ist somit nichts anderes als der Kehrwert des Tangens.

5.7.6 Graphische Darstellung trigonometrischer Funktionen

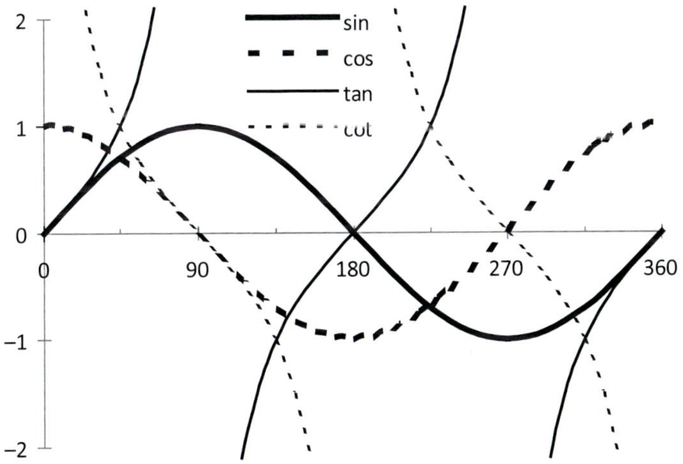

Abb. 24: Verlauf der Winkelfunktionen im Bereich 0 bis 360°. Tangens- und Cotangens- weisen eine Periodizität alle 180°, Sinus- und Cosinusfunktion alle 360° auf.

6 Funktionen mit besonderer Bedeutung in der Pharmazie

Allgemein beschreiben Geschwindigkeiten die Änderung einer bestimmten Größe mit der Zeit. So ist die Geschwindigkeit v eines Kraftfahrzeuges nichts anderes als die in einer bestimmten Zeitspanne Δt zurückgelegte Wegstrecke Δs und wird als Quotient

$$v = \frac{\Delta s}{\Delta t}$$

angegeben.

Die Geschwindigkeit des Wagens kann konstant sein oder sich bei Beschleunigung ändern. Bei einer beschleunigten Bewegung wird sich die aktuelle Geschwindigkeit aus ursprünglicher Geschwindigkeit, Beschleunigung und Zeit ergeben. Sie hängt also von der Ausgangsgeschwindigkeit ab.

Auch Reaktionen im physikalischen, biologischen oder chemischen Bereich laufen mal langsamer oder mal schneller ab. Die Geschwindigkeit der Reaktion ist oftmals von großem Interesse. Meist wird sie als Konzentrationsänderung Δc pro Zeitspanne Δt ausgedrückt.

$$v = \frac{\Delta c}{\Delta t}$$

Ebenso wie oben am Beispiel des Autos dargestellt, kann auch die Geschwindigkeit von Reaktionen konstant oder veränderlich sein, wobei sie im letzten Falle von der Konzentration des oder der Reaktionspartner abhängt.
Für die Herleitung folgender Funktionen wird auf das Kapitel »Integrieren« vorgegriffen.

6.1 Funktionen und Reaktionen 0. Ordnung

Ist die Geschwindigkeit einer Reaktion unabhängig von der Stoffkonzentration, ergibt sich also als Exponent der allgemeinen Geschwindigkeitsgleichung eine Null, so spricht man von Reaktionen nullter Ordnung.

Für die Geschwindigkeit v als Differentialquotient aus Konzentration und Zeit gilt dabei

$$-\frac{dc}{dt} = kc^0 = k \cdot 1 = k$$

Die Integration nach Variablentrennung ergibt in den Grenzen t = 0 und t bzw. c_0 (Anfangskonzentration) bis c

$$-\int_{c_0}^{c} dc = k \int_{t_0}^{t} dt$$

Als Lösung ergibt sich dann

$$-c + c_0 = k \cdot t - t \cdot 0$$

bzw.

Reaktion 0. Ordnung:
$$c = c_0 - kt$$

Man erhält also eine Gerade mit negativer Steigung, welche die y-Achse (Konzentration) bei der Anfangskonzentration c_0 schneidet. Die Steigung gibt die Reaktionsgeschwindigkeitskonstante an. Deren Einheit ist bei Reaktionen nullter Ordnung demnach g/(ml · s) bzw. mol/s oder eine daraus abgeleitete Einheit; je nach verwendeter Konzentrationseinheit.

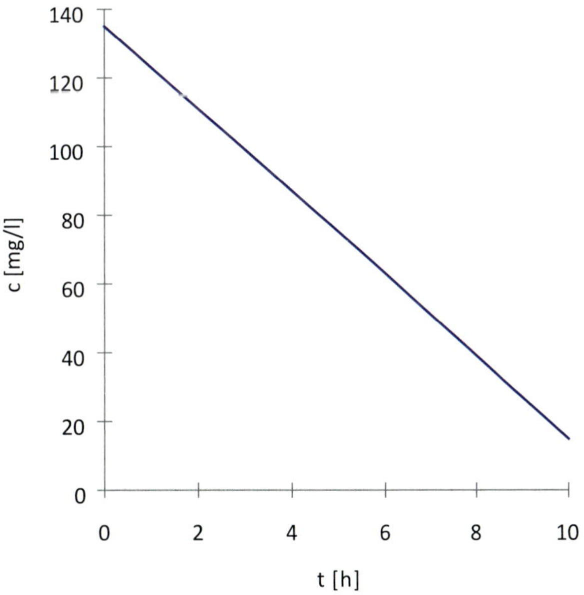

Abb. 25: Graphische Darstellung einer Reaktion nullter Ordnung mit k = 12 mg/(l · h)

6.2 Funktionen und Reaktionen I. Ordnung

Reaktionen erster Ordnung sind dadurch gekennzeichnet, dass im Exponenten der Geschwindigkeitsgleichung eine Eins auftritt. Die Reaktionsgeschwindigkeit ist also der Stoffmenge proportional. Dies heißt nichts anderes, als dass mit ansteigender Versuchsdauer zum einen die Konzentration abnimmt, zum anderen aber diese Abnahme bewirkt, dass die Reaktion selber langsamer vonstatten geht. Die Reaktionsgeschwindigkeit verlangsamt sich also.
Formal lässt sich dies wie folgt beschreiben:

$$-\frac{dc}{dt} = kc^1$$

$$-\int_{c_0}^{c} \frac{dc}{c} = k \int_{t_0}^{t} dt$$

$$c = c_0 \cdot e^{-kt}$$

Nach einer bestimmten Zeit wird nur noch 50% der Ausgangskonzentration ($c = 1/2 \cdot c_0$) vorliegen. Diese Zeit nennt man Halbwertszeit $t_{1/2}$. Auch sie lässt sich leicht berechnen, denn zu diesem Zeitpunkt gilt:

$$1/2 \cdot c_0 = c_0 \cdot e^{-kt_{1/2}}$$
$$1/2 = e^{-kt_{1/2}}$$
$$2 = e^{kt_{1/2}}$$
$$\ln(2) = kt_{1/2}$$
$$t_{1/2} = \ln(2)/k$$

Umgekehrt lässt sich dann, wenn die Halbwertszeit bekannt ist, auch der Wert der Konstanten k berechnen nach

$$k = \ln(2) / t_{1/2}$$

Reaktion 1. Ordnung:

Reaktionsgleichung	$c = c_0 \cdot e^{-kt}$
Halbwertszeit	$t_{1/2} = \ln(2)/k$
Reaktionskonstante	$k = \ln(2) / t_{1/2}$

Trägt man c über t auf, so ergibt sich damit ein exponentieller Kurvenverlauf. Der Schnittpunkt mit der y-Achse ist c_0, die Krümmung der Kurve ist von k abhängig. Graphisch lässt sich anhand dieses Diagrammes jedoch k nicht ermitteln. Dies gelingt jedoch sehr einfach, wenn man den Logarithmus von c über t aufträgt, denn dann erhält man eine Gerade mit der Steigung k, wie folgende Herleitung ergibt

$$c = c_0 \cdot e^{-kt}$$
$$\ln c = \ln c_0 - kt$$
$$y = b + ax$$

Fasst man dies als eine Gerade der Form y= ax + b auf, so erhält man als y-Achsenabschnitt $\ln(c_0)$ und als negative Steigung k.

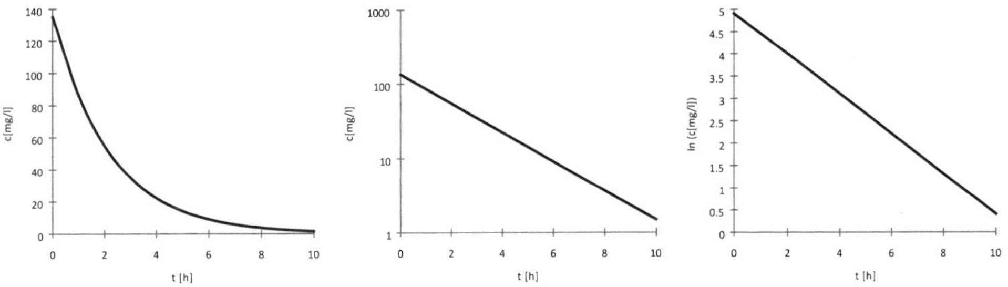

Abb. 26: Graphische Darstellung einer Reaktion erster Ordnung (k = 0.45 1/s). Bei linearer Auftragung der Messwerte (links) ergibt sich eine Kurve. Trägt man hingegen die Werte auf logarithmisch skalierter y-Achse (Mitte) oder die Logarithmen der Messwerte auf linearer Achse (rechts) auf, so erhält man Geraden, deren Steigung k repräsentieren.

Typische Vertreter von Reaktionen erster Ordnung in der Pharmazie sind das Lambert-Beersche Gesetz (Spektralphotometrie), die Absorption von Röntgenstrahlen, der radioaktive Zerfall, das Absterben von Mikroorganismen und die Elimination von Arzneistoff aus dem Blutkompartiment nach i.v.-Gabe infolge Metabolisierung.

Übungsaufgabe 48:

Einem Probanden werden 50 mg eines Arzneistoffes intravenös injiziert. Dieser Arzneistoff verteilt sich (idealisiert) sofort gleichmäßig im Blutplasma (3 Liter). Die Elimination verlaufe nach einer Reaktion erster Ordnung ($k_e = 8.7 \cdot 10^{-3}$/min) ab.
Wie groß ist die initiale Konzentration im Plasma?
Fertigen Sie ein Diagramm der Plasmaspiegelkonzentration an.
Ermitteln Sie graphisch, wie lange es dauert, bis nur noch a) 50 %, b) 25 %, c) 12.5 % der Initialkonzentration im Blut vorliegt. Vergleichen Sie diese Wert mit den theoretischen Werten.

6.3 Funktionen und Reaktionen 2. Ordnung

Bei Reaktionen zweiter Ordnung ist die Reaktionsgeschwindigkeit von der Konzentration zweier Reaktanden abhängig. Die Geschwindigkeitsgleichung lautet

$$-\frac{dc_A}{dt} = kc_A^1 c_B^1$$

Entsprechendes gilt auch für dc_B/dt.

Eine allgemeine Integration dieser Gleichung stellt sich als schwierig heraus, oft tritt jedoch einer von zwei Spezialfällen auf:

6.3.1 Gleiche Konzentrationen

Ist $c_A = c_B$ und drückt man der Einfachheit halber jede dieser Konzentrationen durch c aus, so vereinfacht sich die Gleichung zu

$$-\frac{dc}{dt} = kc^2$$

Integration ergibt dann

$$-\int_{c_0}^{c} \frac{dc}{c^2} = k \int_{t_0}^{t} dt$$

$$1/c - 1/c_0 = k \cdot t$$

Reaktion 2. Ordnung bei gleichen Konzentrationen:

$$1/c = 1/c_0 + k\,t$$

Trägt man c über t auf, so erhält man eine Kurve, die der Kurve einer Reaktion erster Ordnung ähnelt, mit dieser jedoch nicht verwechselt werden darf; die Krümmung verläuft anders!

Auch obige Gleichung lässt sich als Geradengleichung der Form $y = ax + b$ auffassen, wenn man $y = 1/c$, $b = 1/c_0$ und $ax = kt$ ansieht. Trägt man also $1/c$ über t auf, so ergibt sich eine Gerade mit der positiven Steigung k und dem Achsenabschnitt $1/c_0$.

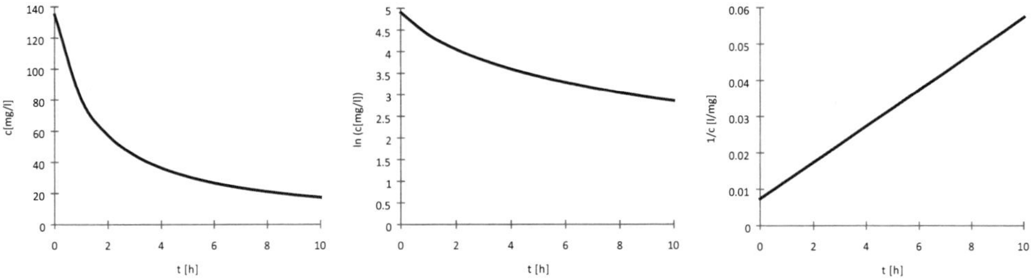

Abb. 27: Reaktion 2. Ordnung mit k=0.005 l/(mg·h). Lineares Auftragen der Messwerte ergibt eine Kurve ähnlich der Kurve, die man bei einer Reaktion 1. Ordnung erhält. Erst das logarithmische Auftragen zeigt, dass es sich dabei doch nicht um eine logarithmische Funktion handelt (man erhält keine Gerade). Eine Gerade erhält man jedoch dann, wenn man den Kehrwert der Konzentration über dem Kehrwert der Zeit aufträgt.

6.3.2 Ein Reaktionsteilnehmer in großem Überschuss

Ist ein Reaktionsteilnehmer in großem Überschuss vorhanden oder kann seine Konzentration konstant gehalten werden[26], so wird aus der Gleichung

$$-\frac{dc_A}{dt} = kc_A^1 c_B^1$$

mit c_B = const. = k_2 schnell die Gleichung

$$-\frac{dc_A}{dt} = kc_A^1 \cdot k_2$$

Fasst man nun noch k und k_2 zu einer neuen Konstanten k' zusammen (k' = k · k_2), so erhält man mit

$$-\frac{dc_A}{dt} = k'c_A^1$$

eine Gleichung, die sich von einer Gleichung erster Ordnung nicht mehr unterscheidet. Man spricht daher im beschriebenen Falle mit einem konstanten Reaktionspartner von einer Reaktion *pseudoerster Ordnung*.

26 z. B. pH-abhängige Reaktion, bei der die H_3O^+-Ionenkonzentration durch Puffer oder einen pH-Staten konstant gehalten wird

Reaktionen 2. Ordnung mit konstanter zweiter Substanzkonzentration sind Reaktionen pseudoerster Ordnung

Man darf hierbei jedoch nicht vergessen, dass die Konstante k' von der Konzentration dieses Reaktionspartners abhängt. Eine Veränderung seiner Konzentration führt in einem anderen Versuch auch zu anderen Reaktionsgeschwindigkeiten.

Übungsaufgabe 49:
Sie beobachten zwei Bakterienkulturen in einem Sterilisationsverfahren. Sie stellen folgende Keimzahlen fest:

	Keimzahlen	
t [min]	**A**	**B**
0	500000	800000
1	496512	788878
2	493049	777911
5	482803	745915
10	466197	695487
20	434679	604627
50	352344	397268
100	248293	197278
200	123298	48648
500	15099	730
1000	456	1

Fertigen Sie ein Diagramm an, in welchem Sie beide Absterbekurven auftragen. Welche Bakterienkultur stirbt schneller ab? Lässt sich dies so einfach beantworten? Fertigen Sie ein weiteres Diagramm an, in welchem Sie beide Absterbekurven auftragen. Verwenden Sie diesmal keine lineare, sondern eine logarithmische Skalierung der Ordinate (y-Achse).
Formen Sie die Gleichung $c = c_0 \cdot e^{-kt}$ so um, dass sie keinen exponentiellen Term mehr enthält. Berechnen Sie anhand ihrer Messergebnisse die Geschwindigkeitskonstanten für beide Bakterienkulturen.
Welche Einheit haben diese Konstanten?
Wie groß ist die Dezimalreduktionszeit (die Zeit, in der die Keimzahl auf 1/10 der Ursprungskeimzahl zurückgegangen ist)? Wie lange dauert es, bis die Keimzahl auf 1 % (ein Hundertstel) bzw. ein Millionstel reduziert ist?

6.4 Funktionen und Reaktionen gebrochener Ordnung

Schon bei den Reaktionen zweiter Ordnung haben wir gesehen, dass wir nur Spezialfälle genau beschreiben können, dazwischen aber noch eine Reihe anderer Möglichkeiten besteht. Auch der Übergang zwischen Reaktionen (pseudo)erster und zweiter Ordnung fällt hierunter, also Reaktionen, bei denen die Exponenten mathematisch gesehen nicht mehr ganzzahlig sind. Selbiges gilt auch für Reaktionen mit mehr als zwei Reaktionspartnern. So sind Reaktionen 1.8er oder 2.4ter Ordnung durchaus möglich. Die Reaktionsordnung lässt sich experimentell bestimmen.

6.4.1 Graphische Ermittlung der Reaktionsordnung

Bei Reaktionen 0., 1. oder 2. Ordnung mit gleichen Konzentrationen trägt man – wie oben beschrieben – die Messwerte direkt, logarithmiert oder reziprok auf und erhält im Fall der betreffenden Reaktionsordnung eine Gerade. Dieses Verfahren funktioniert allerdings ausschließlich bei den angeführten Reaktionsordnungen.

6.4.2 Ermittlung der Reaktionsordnung über die Halbwertszeiten

Sucht man aus den Zersetzungskurven die Zeiten, zu denen 100 %, 50 %, 25 %, 12.5 % etc. der Ausgangsmenge vorliegen, kann man überprüfen, ob diese Werte zur jeweiligen Reaktionsordnung passen.

Nachteilig bei diesem Verfahren ist, dass man abwarten muss, bis die Ausgangskonzentration wesentlich abgenommen hat. Dieses ist in den meisten Fällen von Stabilitätsuntersuchungen viel zu lange (Arzneistoffe sollen innerhalb von 3 bzw. 5 Jahren max. 10 % der Wirkstoffkonzentration durch Zersetzung verlieren; eine Abwarten, bis nur noch 25 % des Ausgangsgehaltes vorhanden sind, würde Jahrzehnte dauern).

6.4.3 Ermittlung der Reaktionsordnung über die Anfangsgeschwindigkeiten

Wenn die Beobachtungszeiten vergleichsweise klein sind, kann man sich mit den Anfangsgeschwindigkeiten behelfen. Hierzu bestimmt man die Anfangsgeschwindigkeiten der Zersetzungsreaktionen bei unterschiedlichen Anfangskonzentrationen.

In der allgemeinen Geschwindigkeitsgleichung der Form

$$\frac{dc}{dt} = kc^n$$

gilt die Anfangsbedingung für t = 0

$$\left(\frac{dc}{dt}\right)_0 = kc_0^{\,n}$$

Nach Logarithmieren ergibt sich hieraus

$$\ln\left(\frac{dc}{dt}\right)_0 = \ln k + n \cdot \ln c_0$$

Dies entspricht einer Geraden der Form

$$y = b + ax,$$

wenn man den Logarithmus der Anfangsgeschwindigkeit über dem Logarithmus der Anfangskonzentration aufträgt. Die Steigung der Geraden gibt die Reaktionsordnung an, der Ordinatenabschnitt die Reaktionsgeschwindigkeitskonstante.

Bei diesem Verfahren muss für eine hinreichende statistische Genauigkeit der Aussage die Anzahl der Versuchswiederholungen möglichst groß gewählt werden!

6.5 Arrhenius-Gleichung

Die Geschwindigkeit einer Reaktion ist ebenfalls von der Temperatur abhängig. Damit ist auch die Reaktionsgeschwindigkeitskonstante k von der Temperatur T abhängig. Hierbei gilt folgender Zusammenhang:

$$k = A \cdot e^{-E/RT}$$

Hierbei ist A der Häufigkeits-, Frequenz- oder Stoßfaktor, E die Aktivierungsenergie in kJ/mol, R die molare Gaskonstante und T die *absolute* Temperatur.
Nach Logarithmieren ergibt sich hieraus

$$\ln k = \ln A - E/R \cdot 1/T$$

$$y = b + a \cdot x$$

Diese Funktion lässt sich als Gerade der Form y = ax + b darstellen, die den Zusammenhang zwischen k und T beschreibt, wenn auf der y-Achse ln k und auf der x-Achse 1/T aufgetragen wird. Die Steigung der Geraden entspricht dann –E/R, der Ordinatenabschnitt ln A.

6.6 Ficksche Gesetze

Die Fickschen Gesetze beschreiben das Modell der Diffusion. Während das zweite Gesetz die Diffusion ganz allgemein beschreibt, beschränkt sich das erste auf eine Beschreibung der Diffusion im Fließgleichgewicht, d. h. in dem Zustand, in dem pro Zeiteinheit immer gleichviel Masse transportiert wird.

1. Ficksches Gesetz

$$\frac{dm}{dt} = -D \cdot A \frac{dc}{dx}$$

2. Ficksches Gesetz

$$\frac{\partial c}{\partial t} = D \frac{\partial^2 c}{\partial x^2}$$

Insbesondere das erste Gesetz lässt sich zur Beschreibung der Permeation von Wirkstoff durch Diffusionsbarrieren (Magen- oder Darmschleimhaut bei oralen Darreichungsformen, Ausbleiben der passiven Diffusion an der Blut-Hirn-Schranke auch zu geringen Diffusionskoeffizienten, Haut bei topischen Darreichungsformen, Filmüberzüge bei Retardformen etc.) heranziehen.

6.7 Noyes-Whitney

Vom ersten Fickschen Gesetz kommt man schnell zur Noyes-Whitney-Gleichung, die die Arzneistoffauflösung aus Tabletten[27] beschreibt:

27 oder anderen festen Darreichungsformen, aber auch die Auflösung von Einzelkristallen

Setzt man als Diffusionsstrecke dx=h und als dc die Differenz zwischen Sättigungskonzentration c_S an der Tablettenoberfläche und der Konzentration c in Lösung ein, so erhält man

$$-\frac{dm}{dt} = \frac{D}{h} A(c_S - c)$$

$$-\frac{dm}{dt} = kA\,(c_S - c)$$

Hält man auch noch die Konzentration in Lösung möglichst gering[28], indem man z. B. ein großes Akzeptorvolumen wählt, so wird c vernachlässigbar klein und man erhält

$$-\frac{dm}{dt} = kA \cdot c_S$$

6.8 Michaelis-Menten-Gleichung

Für die Geschwindigkeit v der Umsetzung eines Substrates durch ein Enzym gilt die Gleichung nach Michaelis-Menten:

$$v = \frac{v_{max} \cdot [S]}{K_M + [S]}$$

Hierbei ist v_{max} die Maximalgeschwindigkeit, [S] die Substratkonzentration und K_M die sog. Michaelis-Konstante.

Trägt man nun v über der Substratkonzentration auf, so kann man der Kurve bei unendlicher Substratkonzentration v_{max} entnehmen bzw. dieses extrapolieren.

28 Man spricht dann von »Sink-Bedingung«, wenn $c <= 0.1 \cdot c_S$ ist.

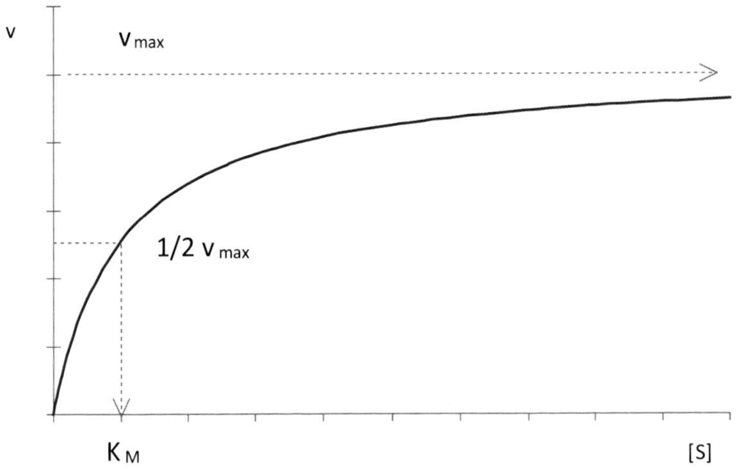

Abb. 28: Reaktionsgeschwindigkeit in Abhängigkeit von der Substratkonzentration

Die Michaelis-Konstante erhält man dann, wenn man bei halber Maximalgeschwindigkeit das Lot auf die x-Achse fällt:

Mit v= ½ v_{max} wird obige Gleichung zu

$$\frac{1}{2} v_{max} = \frac{v_{max} \cdot [S]}{K_M + [S]}$$

$$\frac{1}{2} = \frac{[S]}{K_M + [S]}$$

$$K_M + [S] = 2[S]$$

$$K_M = [S]$$

Bei v= ½ v_{max} entspricht das [S] also K_M.

Bei obiger Darstellungsweise ist v_{max} nur schwer abzuschätzen. Das Lineweaver-Burk-Diagramm erlaubt eine leichtere graphische Bestimmung von v_{max} und K_M. Hierbei wird 1/v über 1/[S] aufgetragen, denn durch Umformung von

$$v = \frac{v_{max} \cdot [S]}{K_M + [S]}$$

ergibt sich:

$$\frac{1}{v} = \frac{K_M + [S]}{v_{max} \cdot [S]}$$

$$\frac{1}{v} = \frac{K_M}{v_{max}\,[S]} + \frac{[S]}{v_{max}\,[S]}$$

$$\frac{1}{v} = \frac{K_M}{v_{max}\,[S]} + \frac{1}{v_{max}}$$

$$\frac{1}{v} = \frac{K_M}{v_{max}} \cdot \frac{1}{[S]} + \frac{1}{v_{max}}$$

$$y = a\,x + b$$

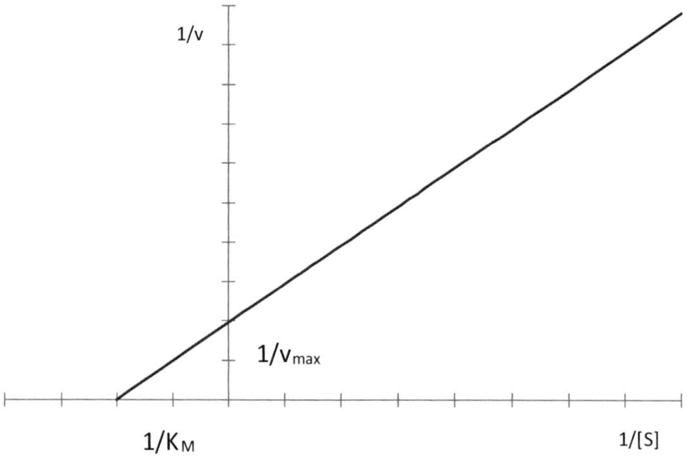

Abb. 29: Graphische Ermittlung von K_M und v_{max} aus dem Lineweaver-Burk-Diagramm

Man erhält so eine Gerade der Form y = ax + b (mit y = 1/v und x = 1/[S]), welche die y-Achse bei $1/v_{max}$ schneidet. Die x-Achse wird bei $-1/K_M$ geschnitten, denn es muss am Schnittpunkt mit der x- Achse y=0 gelten. Also muss gelten:

$$0 = \frac{K_M}{v_{max}\,[S]} + \frac{1}{v_{max}}$$

$$\frac{K_M}{v_{max}\,[S]} = -\frac{1}{v_{max}}$$

$$\frac{K_M}{[S]} = -1$$

$$K_M = -[S]$$

6.9 Formeln der Biopharmazie

Viele der in der Biopharmazie verwendeten Formeln basieren auf Reaktionen 0. oder 1. Ordnung, die schon oben behandelt wurden. Die Bateman-Funktion ist beispielsweise eine Kombination zweier Funktionen erster Ordnung. Darüber hinaus gibt es noch weitere häufig verwendete Formeln, die hier Erwähnung finden sollen.

6.9.1 Bateman-Funktion

Zur Beschreibung des idealen Blutspiegelverlaufes eines peroral als Lösung verabreichten Arzneistoffes bedient man sich der Modellvorstellung, dass die Resorption aus dem Gastrointestinaltrakt nach einer Reaktion erster Ordnung erfolgt. Der resorbierte Arzneistoff sammelt sich im Blutplasma an, wird aber gleichzeitig auch wieder entsprechend einer Reaktion erster Ordnung in Leber oder Niere metabolisiert[29].
Die Bateman-Funktion, deren Herleitung für den Anfänger nicht ganz trivial ist, ergibt die Plasmakonzentration des Arzneistoffes zu jedem beliebigen Zeitpunkt t:

$$c(t) = \frac{f \cdot D}{V} \cdot \frac{k_a}{k_a - k_e} \left(e^{-k_e t} - e^{-k_a t}\right)$$

Dabei bedeuten k_a die Absorptions- oder Resorptionskonstante, k_e die Eliminationskonstante, D die Dosis, V das sog. Verteilungsvolumen und f den resorbierten Anteil der Dosis.

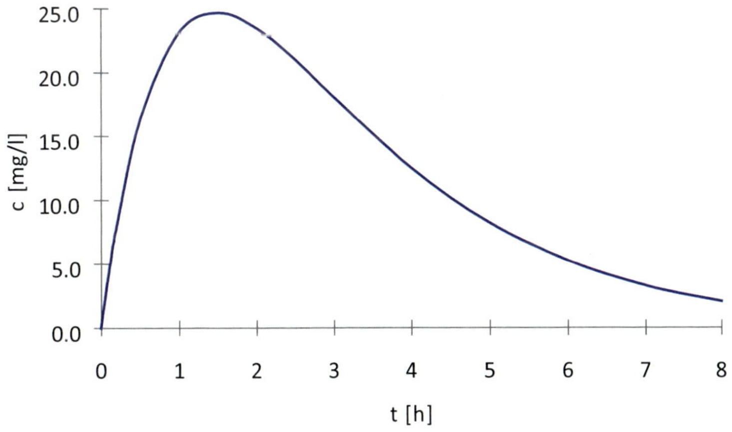

Abb. 30: Plasmaspiegel nach oraler Gabe einer Lösung mit 200mg Arzneistoff entsprechend der Bateman-Funktion (k_a = 0.9/h, k_e = 0.5/h, V = 3.5 l, f = 1)

29 Weitere Nebenbedingungen sind: Der Arzneistoff verteilt sich entweder sehr rasch oder gar nicht in Nebenkompartimente (Fettgewebe, Organe, Knochen etc.), der enterohepatische Kreislauf wird außer Acht gelassen, die Resorptions- und Eliminationskonstanten bleiben zeitlich konstant, das System befindet sich in einem Fließgleichgewicht.

Mithilfe der Bateman-Funktion lassen sich ebenfalls radioaktive Zersetzungsreaktionen, bei denen das entstehende Tochterelement ebenfalls radioaktiv ist, beschreiben.

Übungsaufgabe 50:
Zeichnen Sie die Plasmaspiegelkonzentration nach oraler Gabe einer Tablette mit 500mg Arzneistoff. k_a sei 0.8/h, k_e = 0.6, das Verteilungsvolumen betrage V = 3 l und es werden nur 90 % des Arzneistoffes resorbiert (f = 0.9). Ermitteln Sie anhand der Grafik a) die maximale Plasmakonzentration und b) die Zeit, nach der das Maximum erreicht wird.

6.9.2 Verteilungsvolumen

Arzneistoffe lösen sich nicht nur im Blutplasma, sondern auch zu gewissem Maße in anderen Körperflüssigkeiten oder Geweben. Die im Plasma gefundenen Arzneistoffmenge entspricht also nicht der tatsächlich im Körper befindlichen Arzneistoffmasse, die Konzentration im Plasma liegt also niedriger als erwartet, wenn man sie als Quotient aus Dosis D (also Arzneistoffmasse) und Plasmavolumen V_P auffasst. Man müsste durch ein größeres als das Plasmavolumen dividieren, um auf den tatsächlich vorhandenen Konzentrationswert c zu kommen. Dieses Volumen V wird auch Verteilungsvolumen genannt. Es ist also ein rein fiktives Volumen, das zu Rechenzwecken Verwendung findet und kein reales Äquivalent besitzt; ja es kann sogar vorkommen, dass Verteilungsvolumina erhalten werden, die das Volumen des Patienten um ein Vielfaches überschreiten.

$$V = \frac{D}{c}$$

bzw. dann, wenn man c ausdrückt als Produkt aus Fläche unter der Kurve (AUC = Area under the curve) und Eliminationskonstante k_e:

$$V = \frac{D}{AUC \cdot k_e}$$

6.9.3 Clearance

Ein einmal applizierter Arzneistoff wird nicht ad infinitum im menschlichen Körper verbleiben, sondern normalerweise vorwiegend über Niere bzw. Leber ausgeschieden. Die Menge an Arzneistoff nimmt also kontinuierlich ab. Man kann dies auch dadurch beschreiben, dass man sich vorstellt, ein gewisses Volumen an Körperflüssigkeit (z. B. Plasma) wird innerhalb einer bestimmten Zeitspanne gänzlich von Arzneistoff befreit. Dieses Volumen, dass pro Zeiteinheit vom Arzneistoff gereinigt wird, bezeichnet man als Clearance Cl. Es berechnet sich aus Verteilungsvolumen V und Eliminationskonstante k_e.

$$Cl = V \cdot k_e$$

bzw. mit

$$V = \frac{D}{AUC \cdot k_e}$$

$$Cl = \frac{D}{AUC}$$

6.10 Formeln zu Körpergewicht und Konstitution

Da auch umgangssprachlich gerne von »Körpergewicht« gesprochen wird, soll an dieser Stelle auf die Spitzfindigkeit verzichtet werden, dass damit keine Kraft im physikalischen Sinne, sondern eigentlich fälschlicherweise eine Masse bezeichnet wird.

6.10.1 Idealgewicht

Das Idealgewicht berechnet sich in Abhängigkeit vom Geschlecht und liegt bei Männern 4.5 kg höher als bei gleichgroßen Frauen.

$$I_{Männer} = 50\ kg + 0.89\ kg/cm \cdot (Körpergröße - 152.4\ cm)$$

$$I_{Frauen} = 45.5\ kg + 0.89\ kg/cm \cdot (Körpergröße - 152.4\ cm)$$

Übungsaufgabe 51:
Berechnen Sie Ihr eigenes Idealgewicht.

6.10.2 Normalgewicht (Brocagewicht)

Das Normalgewicht N berechnet sich nach Broca gemäß

$$N = (Körpergröße - 100\ cm) \cdot kg/cm$$

Aus dieser Angabe lässt sich der Broca-Index BI ermitteln:

$$BI = \text{Körpergewicht} / N \cdot 100\,\%$$

6.10.3 Body Mass Index

Der Body Mass Index BMI korreliert bei Erwachsenen[30] recht gut mit der Körperfettmasse und wird daher gerne verwendet, um das Körpergewicht zu beurteilen. Er ist der Quotient aus Körpergewicht und dem Quadrat der Körpergröße:

$$BMI = \text{Körpergewicht} / (\text{Körpergröße})^2$$

Die beiden Größen sind in den Einheiten kg und m einzusetzen.

BMI	Bedeutung
< 18.5	Untergewicht; erhöhte Mortalität
18.5 ...	Normalgewicht
25.0 ...	Leichtes Übergewicht
> 30	Fettleibigkeit; erhöhte Mortalität

9.7.3.1 Wünschenswerter Body Mass Index

Der Body Mass Index darf sich mit zunehmendem Lebensalter leicht erhöhen (alle 10 Jahre um eine Einheit). Dieser wünschenswerte Body Mass Index BMI_W kann anhand der Formel

$$BMI_W = 0.1 \cdot \text{Alter}/a + 19.5$$

ermittelt werden.

Übungsaufgabe 52:

Ermitteln Sie Ihren eigenen BMI und BMI_W.

6.10.4 Waist-Hip-Ratio

Unter Waist-Hip-Ratio wird der Quotient aus Taillenumfang und Hüftumfang verstanden. Dieses Verhältnis wird gerne als Maß genutzt, um die Fettverteilung zu beschreiben.

$$WHR = \frac{\text{Taillenumfang}}{\text{Hüftumfang}}$$

30 Bei Kindern und Jugendlichen sollte er nicht angewendet werden.

Dieses Maß fällt geschlechtsabhängig unterschiedlich aus, da bei übergewichtigen Frauen das Fettgewebe meist an den Hüften, bei Männern meist am oder genauer: vor dem Bauch abgelagert ist.

WHR-Richtwerte:
Männer: WHR < 1.0
Frauen: WHR < 0.85

6.10.5 Schulter-Hüft-Verhältnis

Auch das Verhältnis von Schulterbreite zu Hüftbreite kann als Maß für die Fettverteilung verwendet werden. Aus den bei Waist-Hip-Ratio angestellten Überlegungen heraus erhält man jedoch nur für Frauen ein aussagekräftiges Maß.

$$\text{SHV} = \frac{\text{Schulterbreite}}{\text{Hüftbreite}}$$

Die Schulterbreite ist hierbei die auf Höhe der Schultergelenke gemessene Körperbreite.

SHV-Richtwert für Frauen: $\text{SHV} \approx 1.05$

6.11 Formeln zur Körperoberfläche

Es gibt unterschiedliche Ansätze, die Körperoberfläche zu berechnen. Jede Formel stellt einen unterschiedlichen Ansatz dar, ergibt aber immer nur grobe Näherungswerte für die tatsächliche Körperoberfläche.
Nach der aus dem Jahre 1916 stammenden Formel von Du Bois und Du Bois kann die Körperoberfläche KO nach

$$\text{KO [cm}^2\text{]} = (\text{Körpergewicht [kg]})^{0.425} \cdot (\text{Körpergröße [cm]})^{0.725} \cdot 71.84$$

berechnet werden.

Berechnet man nach obiger Formel die Körperoberfläche für normalgewichtige Erwachsene, so entspricht die Fläche in Quadratmetern etwa der Körpergröße in Metern.

Übungsaufgabe 53:

Berechnen Sie nach der Formel die Körperoberfläche für einen normalgewichtigen Mann (183 cm). Ermitteln Sie hierfür zunächst anhand der umgestellten Formel für das Normalgewicht, wie schwer dieser Mann sein muss, um als normalgewichtig zu gelten.

Vergleichen Sie dieses Ergebnis mit der Körpergröße in m.

Berechnen Sie die Körperoberfläche für ein dreieinhalbjähriges Mädchen (15 kg, 96 cm).

Berechnen Sie die Körperoberfläche für einen übergewichtigen Mann (97 kg, 172 cm).

7 Sonstige Funktionen

7.1 Betragsfunktion

Der Betrag oder Absolutwert (abs) einer Zahl ist im Falle negativer Zahlen x das positive Äquivalent zu x und ergibt sich durch Multiplikation mit -1. Im Falle positiver Zahlen ist der Betrag der Zahl die Zahl selbst.

$$|x| = \text{abs}(x) = \begin{cases} -x \text{ für } x < 0 \\ 0 \text{ für } x = 0 \\ x \text{ für } x > 0 \end{cases}$$

7.2 Fakultät

Die Fakultät einer ganzen Zahl n ist das Produkt aller natürlichen Zahlen, die kleinergleich n sind:

$$n! = 1 \cdot 2 \cdot 3 \cdot \ldots \cdot n$$

Eine Sonderstellung nimmt die Null ein. Hier ist 0! = 1 definiert.

Übungsaufgabe 54:
Berechnen Sie 3!, 6!, 27!/24!

7.3 Vorzeichen

Die Vorzeichenfunktion Signum[31], abgekürzt zu sign oder sgn, gibt an, welches Vorzeichen eine Zahl besitzt.

31 lat. signum = Zeichen

Es gilt:

$$\text{sgn}(x) = \begin{cases} -1 \text{ für alle } x < 0 \\ 0 \text{ für } x = 0 \\ 1 \text{ für alle } x > 0 \end{cases}$$

7.4 Ganzzahliger Anteil

Die Funktion Integer (int) gibt den ganzzahligen Anteil einer Zahl an. Mit »ganzzahliger Anteil« ist die *nächstkleinere* ganze Zahl[32] gemeint. Es wird also *keine* kaufmännische Rundung durchgeführt.

Beispiele:

$$\text{int}(3.7) = 3$$
$$\text{int}(2.2) = 2$$
$$\text{int}(-3.1) = -4$$

7.5 Runden

Beim Runden auf eine bestimmte Anzahl von Ziffern wird die *erste* nachfolgende Ziffer betrachtet. Ist diese größer oder gleich 5, so wird die letzte signifikante Ziffer um eins erhöht, ist sie kleiner als 5, so bleibt die letzte signifikante Ziffer unverändert. Keinesfalls darf man von der letzten Ziffer rechts her Stelle um Stelle runden, da dies ggf. zum falschen Ergebnis führt.

Beispiel:
Folgende Zahlen sollen auf zwei Nachkommastellen gerundet angegeben werden.

Zahl	zu betrachtende Ziffer	gerundet
2.14734	2.14**7**34	2.15
6.7939	6.79**3**9	6.79
10.94447	10.94**4**47	10.94

32 Dies ist wichtig bei der Integer-Berechnung negativer Zahlen.

Falsch wäre es, im letzten Beispiel von der letzten Stelle her die Vieren jeweils auf fünf aufzurunden, um so zu 10.95 zu gelangen!

$$\text{round}\,(4.627916, 3) = 4.628$$

7.6 Modulo

Die Modulofunktion gibt den nach Division ganzer Zahlen übriggebliebenen Rest an. So ist z. B.

$$\text{mod}_5\,(8) = 3$$

Der Wertebereich der Modulo-Funktion $\text{mod}_n\,(x)$ (auch mod (x,n) oder x Modulo n) erstreckt sich also über {0, 1, ... n – 1}.

Übungsaufgabe 55:
Berechnen Sie 12 Modulo 7, $\text{mod}_{12}\,(23)$.
Was fällt Ihnen auf, wenn Sie die Zahlenwerte der zweiten Aufgabe mit den Zeitangaben 23 Uhr oder 11pm vergleichen?

7.7 Binärlogische Funktionen (Schaltalgebra)

Die Binärlogik geht auf Boole[33] zurück und wird daher auch als Boolsche Logik bezeichnet. Auf ihr beruht das Funktionsprinzip der heute überall verwendeten digitalen Schaltkreise. Wichtig sind hier die UND, ODER, NICHT und EXCLUSIV-ODER Verknüpfungen. Die Boolsche Logik kennt nur die zwei Zustände: Wahr (»1«) und Falsch (»0«). Diese beiden abstrakten Zustände können aber auch so alltägliche Dinge wie Schalterzustände (»geschlossen, offen«) oder das Fließen eines elektrischen Stromes (»Strom an«, »Strom aus«) repräsentieren. Da die Binärlogik gerade im Bereich der Elektronik und Maschinensteuerung – entweder über diskrete elektronische Schaltkreise oder über Speicherprogrammierbare Steuerungen (SPS) – sehr häufig Verwendung findet, bezeichnet man sie auch gerne als Schaltalgebra.

33 engl. Mathematiklehrer (1815-1864)

7.7.1 Und (AND)

Die Und-Verknüpfung zweier Operatoren liefert nur dann ein wahres Ergebnis, wenn beide Operatoren wahr sind. Dies kann verglichen werden mit einer Reihenschaltung aus zwei Schaltern. Strom fließt nur dann (»1«), wenn beide Schalter betätigt (»1«) werden.

7.7.2 Oder (OR)

Die Oder-Verknüpfung ergibt dann ein wahres Ergebnis, wenn einer oder beide Operatoren wahr sind. Als Vergleich kann hier eine Parallelschaltung von zwei Schaltern herangezogen werden. Strom fließt dann (»1«), wenn mindestens einer der Schalter betätigt (»1«) ist.

7.7.3 Nicht (NOT)

Die Nicht-Verknüpfung liefert als Ergebnis genau das Gegenteil des Eingangsoperators. Aus einem »wahr« wird ein »falsch« bzw. aus einer »1« eine »0« und umgekehrt. Die elektrische Vergleichsschaltung verwendet hierfür einen sog. Öffner, d. h. einen Schalter, der bei Betätigung den Stromkreis öffnet und nicht wie in den obigen Beispielen schließt. Der Strom fließt also nur dann (»1«), wenn der Schalter gerade nicht betätigt (»0«) wird.

7.7.4 Exclusiv-Oder (XOR)

Die Exclusiv-Oder-Verknüpfung liefert dann ein wahres Ergebnis, wenn nur einer der beiden, aber nicht beide Operatoren wahr sind. Eine Vergleichsschaltung ist kompliziert, da solche mechanischen Schalter eher unüblich sind: Man benötigt zweimal einen Schließer, der mechanisch mit jeweils einem Öffner gekoppelt ist.

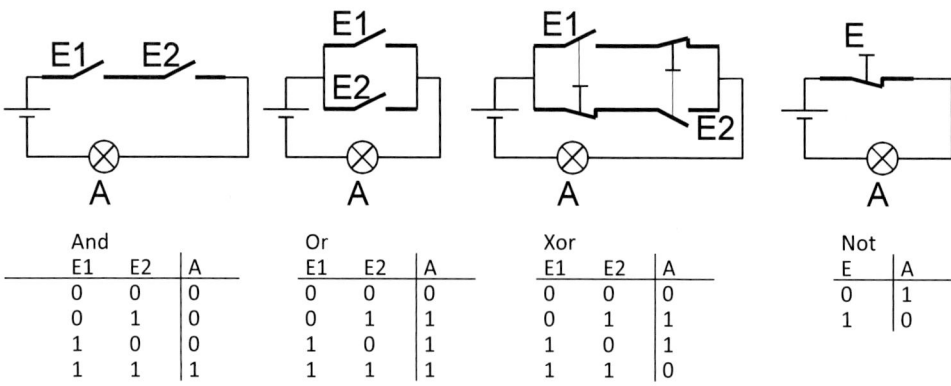

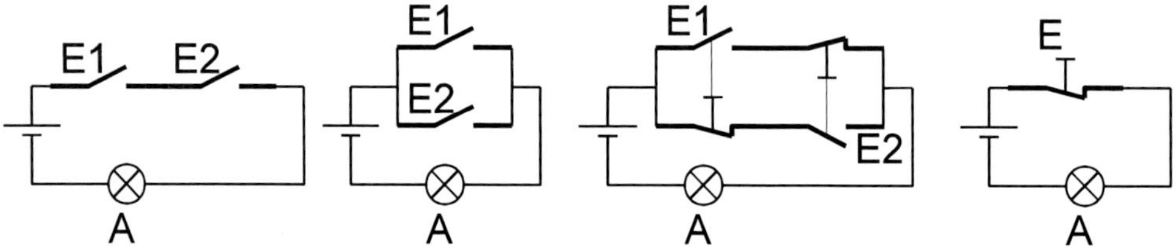

And

E1	E2	A
0	0	0
0	1	0
1	0	0
1	1	1

Or

E1	E2	A
0	0	0
0	1	1
1	0	1
1	1	1

Xor

E1	E2	A
0	0	0
0	1	1
1	0	1
1	1	0

Not

E	A
0	1
1	0

Abb. 31: Beispielschaltungen und Verknüpfungstabellen für die Und, Oder, Exclusiv-Oder und Nicht-Verknüpfung

7.8 Spezielle Funktionen

7.8.1 Aktivatorfunktion

Bei künstlichen Neuronalen Netzen wird als Funktion zur Beschreibung des Ausgabewertes eines aktivierten Neurons gerne die sigmoide Funktion

$$y = \frac{1}{1 + e^{-x/g}}$$

(sog. Aktivatorfunktion) verwendet. Alle Ausgabewerte (y-Werte) liegen dabei zwischen Null und Eins. In Abhängigkeit vom gewählten g verläuft die Kurve stark oder schwach sigmoid. Meist wählt man g = 1. Andere Aktivatorfunktionen sind ebenfalls möglich.

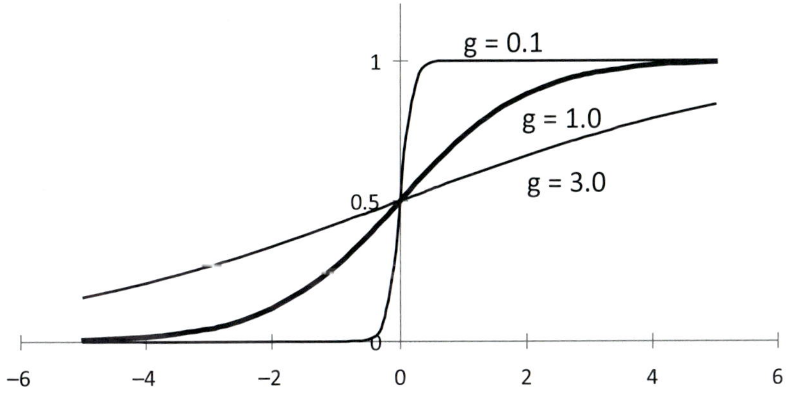

Abb. 32: Verlauf der Aktivatorfunktion für verschiedene g. Meist wird g = 1 gewählt.

7.8.2 Wechselwirkungen bei Mischungen

Die Eigenschaften eines Stoffgemisches verhalten sich meist nicht rein arithmetisch entsprechend der Gleichung

$$E_{ges} = E_A \cdot X_A + E_B \cdot X_B$$

sondern es kommt oftmals eine Wechselwirkung in Form eines überadditiven Effektes (oder einer Hemmung) hinzu. Dieser Sachverhalt kann beispielsweise der Formel

$$E_{ges} = E_A \cdot X_A + E_B \cdot X_B + f \cdot X_A \cdot X_B \cdot |E_A - E_B|$$

folgen. E_A und E_B sind dabei die Eigenschaftswerte der reinen Substanzen A bzw. B, E_{ges} die Eigenschaft der resultierenden Mischung. X_A und X_B geben die Anteile (angegeben durch eine Zahl im Bereich 0.1) von A und B an der Mischung an. Besteht z. B. die Mischung aus 8 Teilen A und 2 Teilen B, so sind $X_A = 0.8$ und $X_B = 0.2$. Der Faktor f ist ein Maß für die Stärke der Wechselwirkung und gibt im Graphen die Ausbeulung des Bauches nach oben (positives f) oder nach unten (negatives f) an.

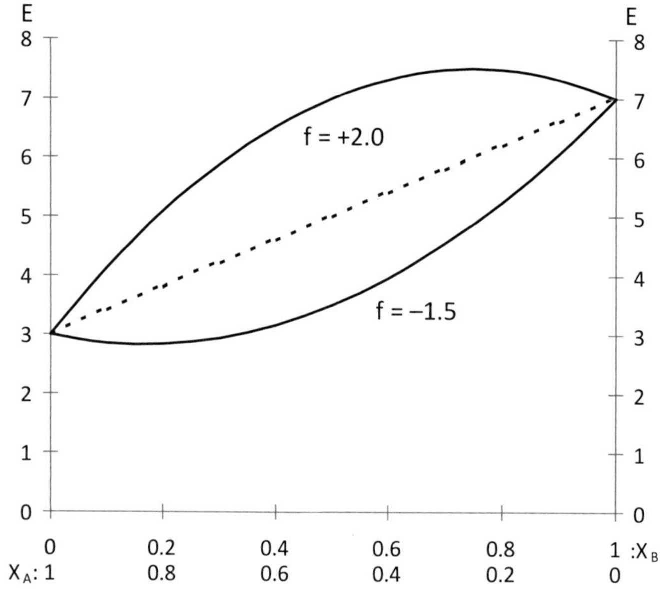

Abb. 33: Beschreibung des überadditiven (hier f = 2) oder hemmenden (hier f = –1.5) Verhaltens von binären Mischungen im Vergleich zur rein arithmetischen Mischung (gestrichelt)

8 Transformieren (Linearisieren)

Unter einer Transformation versteht man das Umformen einer Gleichung. In den meisten Fällen ist hiermit das Linearisieren gemeint, also das Überführen einer Funktion in die Form $y = ax + b$.
Ein Beispiel hierfür haben wir bereits beim Lineweaver-Burk-Diagramm zur Michaelis-Menten-Kinetik und beim Arrhenius-Plot kennengelernt. Auch bei den Funktionen erster und zweiter Ordnung haben wir schon das Linearisieren verwendet.

Der *Vorteil der Linearisierung* liegt darin, dass man einerseits eine

- Gerade durch nur zwei Konstanten beschreiben kann

und andererseits

- am Graphen leicht sieht, ob die Messwerte tatsächlich auf einer Geraden liegen und dem theoretischen Verlauf entsprechen oder nicht.
- Weiterhin lassen sich Geraden mit nur zwei Konstanten (Steigung und Achsenabschnitt) beschreiben.

Ein Vergleich zwischen theoretischem Sollwert und experimentell gefundenem Istwert wird bei gekrümmten Kurvenzügen schnell schwierig. Auch dies haben wir bereits bei den Funktionen der ersten und zweiten Ordnung festgestellt: Eine Funktion zweiter Ordnung liefert eine Kurve, die dem Graphen einer Funktion erster Ordnung ähnelt. Bei untransformierter Darstellung kann man dem Kurvenzug nicht ansehen, ob es sich um eine Funktion erster oder zweiter Ordnung handelt. Transformiert man jedoch mit $y = \ln(c)$ und $x = t$ bzw. mit $y = 1/c$ und $x = t$, so erhält man nur in einem Fall eine Gerade.

Das Logarithmieren ist eine sehr hilfreiche Methode, um aus gekrümmten Kurvenzügen mehr oder minder geradlinig verlaufende Graphen zu erhalten, welches in folgendem Ausspruch zur Geltung kommt:

> »Wenn man nur oft genug logarithmiert, erhält man immer irgendwo eine Gerade«

Auch eine Funktion wie die Bateman-Funktion liefert nach Logarithmieren eine Kurve mit einem fast linearen terminalen Teil. Dies macht man sich zunutze, um aus der Steigung der Geraden die Eliminationskonstante k_e zu berechnen. Sie entspricht nämlich der Steigung dieser Geraden. Den Wert von k_a kann man berechnen, indem man die Funktionswerte von den Werten der Geraden subtrahiert und das Ergebnis erneut in das Diagramm einträgt. Man erhält so eine zweite Gerade, deren Steigung k_a entspricht (sog. Abschälverfahren oder Residuen-Methode).

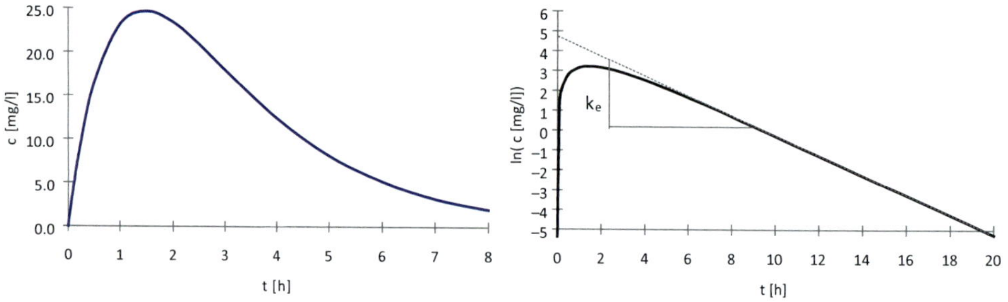

Abb. 34: Bateman-Funktion. Links in linearer, rechts in logarithmierter Darstellung. Deutlich lässt sich der fast linear verlaufende terminale Kurvenast erkennen. Legt man eine Tangente an, so kann man deren Steigung ermitteln. In diesem Falle entspricht sie dem Wert der Eliminationskonstanten k_e.

Auch die RRSB-Verteilung liefert, da dort dreimal logarithmiert wird, selbst für ungleichmäßige Verteilungen noch Graphen, die Geraden sehr ähnlich sind.

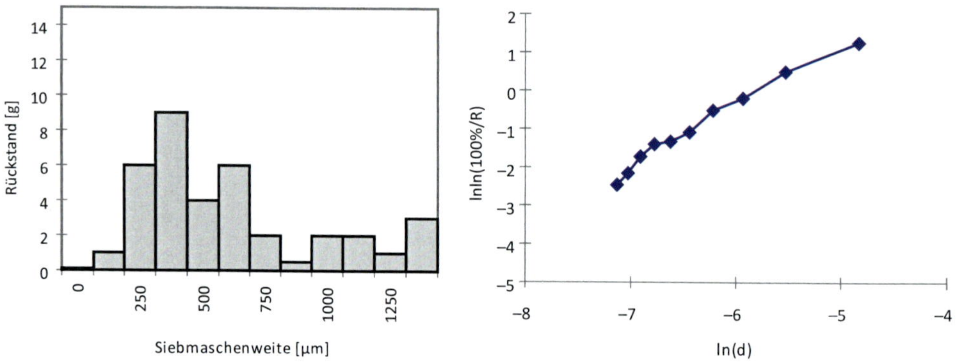

Abb. 35: Bei sehr ungleichmäßigen Verteilungen (rechts) ergibt das Auftragen nach der RRSB-Gleichung mit insgesamt dreifachem Logarithmieren immerhin noch eine »Gerade«.
Während es schwierig ist, die Verteilung (links) zu charakterisieren, reichen zwei Parameter aus, um mithilfe einer angenäherten Geraden (rechts) den gleichen Sachverhalt zu beschreiben.

Egal mit Hilfe welcher Funktion man zu einer Geraden gelangt, man muss sich immer darüber im Klaren sein, dass nicht nur die Funktionswerte, sondern auch die Fehler (bzw. in der graphischen Darstellung die Fehlerbalken) ebenfalls transformiert werden, wie an folgenden Diagrammen dargestellt wird. Daher ist nach Transformation eine Fehlerabschätzung oder Fehlerdiskussion dringend anzuraten.

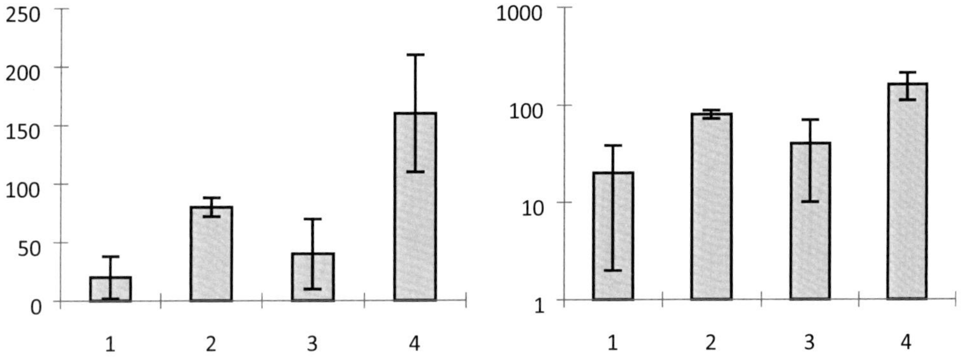

Abb. 36: Das Transformieren führt ebenfalls zu einer geänderten Darstellung der Fehler. Man beachte die starke Asymmetrie der Fehlerbalken, die nach Logarithmieren bzw. bei logarithmischer Darstellung erhalten wird.

9 Folgen und Grenzwerte

Auch wenn Folgen und Grenzwerte nicht direkt in der Pharmazie gebraucht werden, so sind sie doch systematischer Baustein und damit Grundlage für das Differenzieren, welches wiederum eng mit dem Integrieren verbunden ist. Integrale werden allerdings sehr häufig – wenn auch oftmals nur in einfacher Form – in der Physik und instrumenteller Analytik und Technologie verwendet. Beschäftigen wir uns daher zunächst ein wenig mit den Folgen:

9.1 Folgen

Folgen sind Auflistungen von Zahlen. Beispiele von Folgen sind

a) 1, 2, 3, 4, 5, 6,7, ...
b) 1, 4, 9, 16, ...
c) 0, 1, 0, –1, 0, 1, 0, –1, ...
d) 5, –7, 4, 3, –2, 45, 12, ...
e) 1, 1/2, 1/3, 1/4, 1/5, 1/6, 1/7
f) 1, 1.4, 1.41, 1.414, 1.4142, 1.41421, ...
g) 3, 3.1, 3.14, 3.141, 3.1415, ...

Formal wird eine Folge beschrieben mit

$$(a_n) = a_1, a_2, a_3, ...$$

wobei n der Zählindex ist und gegen unendlich laufen kann.

Die Zahl, die an n-ter Stelle der Folge aufgelistet ist, wird das n-te Folgeglied der Folge genannt. Die Folgeglieder können einer Regelmäßigkeit folgen (obige Folgen a, b, c, e, f, g) oder wahllos zusammengestellt sein (d). Die Letzteren sind uninteressant. Aber auch unter den Formeln, die einer Gesetzmäßigkeit folgen, gibt es solche, die nicht weiter interessant sind, weil sie kein »Ende« besitzen (a, b, c), und solche, deren Folgeglieder sich einem *Grenzwert* nähern.

9.2 Grenzwert

Die Folge in e nähert sich beispielsweise der Null, die Folge in f nähert sich $\sqrt{2}$ und die Folge in g der Kreiszahl π (Ludolfsche Zahl).

Nähert sich eine Folge einem Grenzwert, wird also die Differenz zwischen Folgeglied a_n und dem Grenzwert mit größer werdendem n immer geringer, so sagt man, die Folge ist *konvergent* und schreibt:

$$a = \lim_{n \to \infty} a_n$$

a bezeichnet dann den Grenzwert oder Limes[34] der Folge.

Mathematisch exakt heißt eine Folge a_n dann konvergent, wenn es eine Zahl a gibt, für die gilt, dass für jedes beliebige $\varepsilon > 0$ ein n_0 existiert, sodass für alle $n > n_0$ gilt: $|a_n - a| < e$.

Nicht konvergierende Folgen heißen *divergent*.

9.2.1 Grenzwertsätze

Wenn die beiden Grenzwerte a und b von zwei Folgen (a_n) und (b_n) existieren, dann gelten folgende Grenzwertsätze (jeweils für $n \to \infty$):

$$\lim(a_n + b_n) = a + b$$

$$\lim(a_n \cdot b_n) = a \cdot b$$

$$\lim(c \cdot a_n) = c \cdot \lim(a_n)$$

$$\lim(a_n / b_n) = a / b \text{ (für } b_n \neq 0 \text{ und } b \neq 0)$$

Mithilfe der Grenzwertsätze können nun die Grenzwerte beliebiger »regelmäßiger« Folgen angegeben werden:

Bei der Folge

$$a_n = \frac{12n^3 + 3n^2 - 14}{5n^3 - 327}$$

34 lat.: Grenze

ist der Grenzwert nach Division von Zähler und Nenner durch die größte Potenz von n (n^3) leicht anzugeben, denn es gilt:

$$a_n = \frac{12 + 3\frac{1}{n} - 14\frac{1}{n^3}}{5 - 327\frac{1}{n^3}}$$

$$a_n = \frac{12 + 3\frac{1}{n} - 14\left(\frac{1}{n}\right)^3}{5 - 327\left(\frac{1}{n}\right)^3}$$

Da 1/n gegen Null konvergiert, folgt aus den Grenzwertsätzen, dass a_n gegen 12/5 konvergiert. Der Grenzwert obiger Folge lautet also 12/5.

Dieses Verfahren geht meist solange gut, wie die höchste Potenz von n im Nenner steht, andernfalls konvergiert die Folge nicht.
Aber selbst dann, wenn die höchste Potenz im Nenner steht, ist zuweilen noch Vorsicht geboten.

Beispiel:
Gesucht sei der Grenzwert der Folge

$$a_n = \frac{1 + 2 + 3 + 4 + 5 + \ldots + n}{n^2}$$

Fasst man diesen Bruch als Summe mehrerer Einzelbrüche auf, so erhält man folgerichtig

$$a_n = \frac{1}{n^2} + \frac{2}{n^2} + \frac{3}{n^2} + \frac{4}{n^2} + \frac{5}{n^2} + \ldots + \frac{1}{n}$$

Die Argumentation, dass 1/n bzw. $1/n^2$ jeweils gegen Null strebt und daher jeder Summand gegen Null strebt und daher Null der Grenzwert ist, ist nicht korrekt, da die Anzahl an – wenn auch noch so kleinen – Summanden ständig wächst. Wie groß ist denn nun der tatsächliche Grenzwert?

Ersetzt man im Zähler 1 + 2 + 3 + 4 + 5 + ... + n durch den äquivalenten Term n(n+1)/2, so ergibt sich

$$a_n = \frac{\frac{n(n+1)}{2}}{n^2} = \frac{n+1}{2n} = \frac{n}{2n} + \frac{1}{2n} = \frac{1}{2}\left(1 + \frac{1}{n}\right)$$

Da 1/n gegen Null konvergiert, ergibt sich als Grenzwert der Folge 1/2, wie nebenstehende Abbildung verdeutlicht.

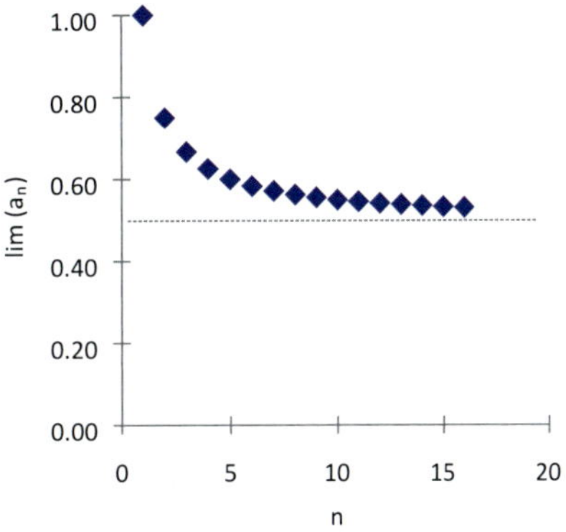

Abb. 37: Der Wert der Folge $a_n = (1 + 2 + 3 + ... + n) / n^2$ nähert sich für wachsende n dem Grenzwert 1/2.

9.3 Stetigkeit

Der Begriff der Stetigkeit lässt sich mithilfe des Grenzwertes ausdrücken. Man sagt, eine Funktion f ist stetig in x_0 genau dann, wenn gilt:

$$\lim_{x \to x_0} f(x) = x_0$$

Bildlich gesehen besagt dies nichts anderes, als dass die beiden von links und rechts kommenden Graphenäste bei x_0 zusammenlaufen und mit dem dortigen Funktionswert zusammenlaufen.

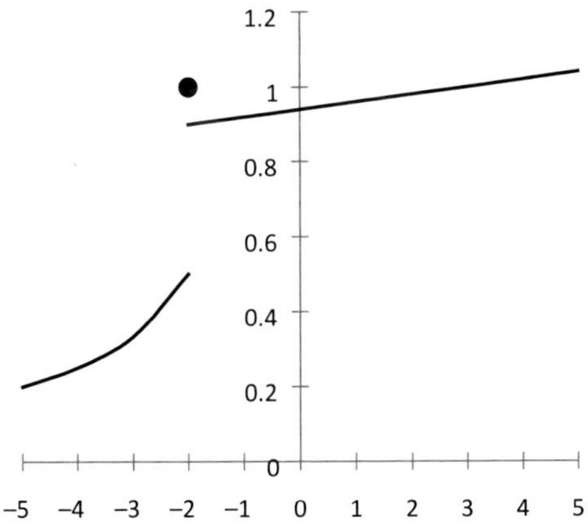

Abb. 38: Die Funktion ist bei x=–2 unstetig.

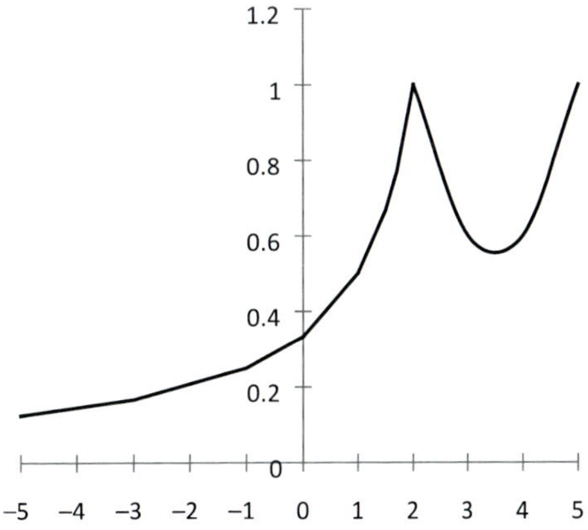

Abb. 39: Diese Funktion ist auch bei x=2 stetig.

Noch einfacher und bildlich ausgedrückt bedeutet Stetigkeit:
«Die Funktion läuft in einem Zug durch«

Der Graph einer stetigen Funktion darf dennoch »Ecken« aufweisen, wie die Abbildung 39 zeigt.

Glücklicherweise sind fast alle in der Natur vorkommenden Gesetzmäßigkeiten durch stetige und darüber hinaus auch noch differenzierbare Funktionen ausdrückbar, sodass wir links- und rechtsseitigen Grenzwert und Sprungstellen der theoretischen Mathematik überlassen können.

10 Differenzieren (Ableiten)

10.1 Die Steigerung einer Funktion

Betrachtet man eine Funktion f(x), so liegen für zwei beliebige x-Werte (x_0 und x_1) die zugehörigen Punkte $P_0(x_0, f(x_0))$ und $P_1(x_1, f(x_1))$ auf dem Graphen der Funktion. Legt man nun eine Gerade durch diese Punkte, so besitzt diese Gerade die Steigung.[35]

$$a = \frac{f(x_1) - f(x_0)}{x_1 - x_0}$$

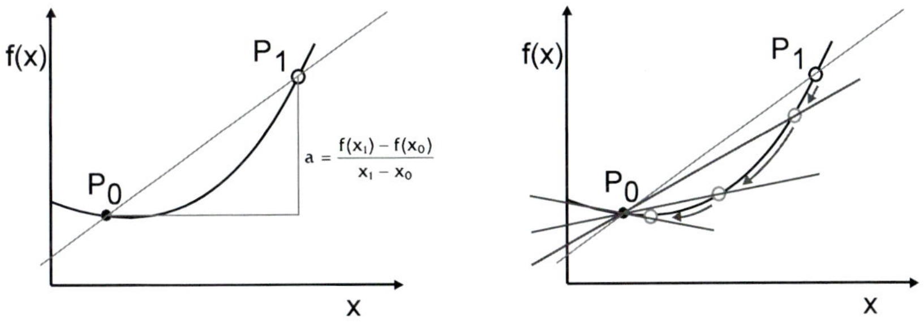

Abb. 40: Bildung des Differenzquotienten (links) und Annäherung des Punktes P_1 an P_0 (rechts). Die Gerade durch P_0 und P_1 nähert sich dadurch der Tangente an die Kurve im Punkt P_0.

Wählt man nun x_1 so, dass der Abstand zu x_0 immer geringer wird, so nähert sich die Gerade durch die zwei Punkte immer mehr der Tangente an den Graphen im Punkt P_0.

Dieses kann man nun nicht nur mit einem bestimmten x_1, sondern für beliebige x durchführen.

Der Anstieg der Tangente wird auch als (erste) *Ableitung* der Funktion bezeichnet.

»Die Ableitung beschreibt die Steigung einer Funktion«

Ist die Ableitung der Funktion an der Stelle x_0 größer als Null, so steigt[36] die Kurve dort an, ist sie kleiner als Null, so fällt die Kurve.

35 Da dieser Bruch den Quotienten aus zwei Differenzen beschreibt, nennt man ihn auch *Differenzquotient*. In vielen Lehrbüchern wird daher statt a auch DQF zu dessen Bezeichnung verwendet.

36 von links nach rechts betrachtet

Mathematisch ausgedrückt heißt eine Funktion »*differenzierbar in x_0*«, wenn eine Zahl a existiert mit

$$a = \lim_{x \to x_0} \frac{f(x) - f(x_0)}{x - x_0}$$

Diese Zahl ist die Ableitung der Funktion f an der Stelle x_0. Eine Funktion heißt »*differenzierbar*«, wenn sie in allen Punkten (des Definitionsbereiches) differenzierbar ist. Das Auffinden dieses Grenzwertes nennt man *Differenzieren*.

Betrachtet man nun die Ableitung der Funktion nicht an einer Stelle x_0, sondern an beliebigen Stellen x, so lässt sich diese Ableitung der Funktion f an der Stelle x meist auch durch eine Funktion beschreiben. Um deutlich zu machen, dass diese Ableitungsfunktion mit der Funktion in Beziehung steht, wird sie formal mit einem Strich hinter dem Funktionsbezeichner gekennzeichnet:

> f'(x) bezeichnet die Ableitungsfunktion zu f(x).

10.1.1 Ermitteln der Ableitungsfunktion

Die Ableitungsfunktionen kann man – zugegebenermaßen recht umständlich – über Grenzwertberechnungen herleiten.

Wir wollen dies an einem Beispiel durchexerzieren:
Wir suchen die allgemeine Ableitungsfunktion einer einfachen Parabel ($f(x) = x^2$).
Für den Differenzquotienten a gilt dann

$$a = \frac{f(x) - f(x_0)}{x - x_0} = \frac{x^2 - x_0^2}{x - x_0} = \frac{(x - x_0)(x + x_0)}{x - x_0} = x + x_0$$

Die Ableitung ist lt. Definition der Grenzwert des Differenzquotienten für x gegen x_0:

$$f'(x) = \lim_{x \to x_0} \frac{f(x) - f(x_0)}{x - x_0}$$

$$f'(x) = \lim_{x \to x_0} (x + x_0) = 2x$$

Andererseits kann man sich auch allgemeiner Ableitungsregeln bedienen, die aus solchen Grenzwertberechnungen der Differenzquotienten hervorgegangen und in nebenstehender Tabelle aufgelistet sind.

Funktion	Ableitung
$y = c$	$y' = 0$
$y = a \cdot x$	$y' = a$
$y = a \cdot x^n$	$y' = n \cdot a \cdot x^{n-1}$
$y = \sqrt{x}$	$y' = \frac{1}{2} x^{-\frac{1}{2}}$
$y = a^x$	$y' = a^x \cdot \ln a$
$y = e^x$	$y' = e^x$
$y = e^{a \cdot x}$	$y' = a \cdot e^{a \cdot x}$
$y = e^{-x}$	$y' = -e^{-x}$
$y = \ln x$	$y' = \frac{1}{x}$
$y = \sin x$	$y' = \cos x$
$y = \cos x$	$y' = -\sin x$
$y = \tan x$	$y' = \frac{1}{\cos^2 x}$

Übungsaufgabe 56:
Leiten Sie folgende Funktionen ab:
$f(x) = 3x^2$, $f(x) = e^x$, $f(x) = e^{5x}$, $f(t) = e^{-kt}$

10.1.2 Rechenregeln für Ableitungen

Die *Ableitung einer Konstanten* ist Null:

$$k' = 0$$

Die *Ableitung eines Produktes* aus *konstantem Faktor* k und Funktion f[37] ist das Produkt aus Faktor und Ableitung der Funktion:

$$(k \cdot f)' = k \cdot f'$$

Die *Ableitung einer Summe* von Funktionen (f und g) ist die Summe der Einzelableitungen

$$(f + g)' = f' + g'$$

Die *Ableitung eines Produktes* aus *zwei Funktionen* ($h = f \cdot g$) folgt der *Produktregel*:

$$h' = f' \cdot g + f \cdot g'$$

Die *Ableitung eines Quotienten* aus *zwei Funktionen* ($h = f / g$) folgt der *Quotientenregel*:

$$h' = \frac{f' \cdot g - f \cdot g'}{g^2}$$

Ein Spezialfall der Quotientenregel ist die Ableitung von $h = 1/g$. Hier erhält man

$$h' = -g'/g^2$$

Die *Ableitung zweier verschachtelter Funktionen* ($h = f(g)$) folgt der *Kettenregel*:

$$h' = f'(g) \cdot g'$$

37 Der Einfachheit halber sei hier f(x) zu f abgekürzt.

Kettenregel: »Ableitung der äußeren Funktion bei unveränderter innerer Funktion mal Ableitung der inneren Funktion«

Die *Ableitung einer Potenz* ergibt sich mit

$$(f^n)' = n \cdot f^{n-1} \cdot f'$$

Unter einer *logarithmischen Ableitung* versteht man

$$(f^g)' = f^g\,(g' \ln f + g \cdot f'/f)$$

10.2 Einfache Kurvendiskussionen

10.2.1 Die zweite Ableitung

Wir haben gesehen, dass die Ableitung einer Funktion an der Stelle x die Steigung der Tangenten an den Graphen genau an dieser Stelle x beschreibt. Auch die Krümmungsrichtung eines Graphen kann man mathematisch beschreiben, denn sie wird durch die zweite Ableitung der Funktion beschrieben. Die zweite Ableitung, die mit f''(x) bezeichnet wird, ergibt sich ganz einfach durch Ableitung der ersten Ableitungsfunktion.

10.2.2 Maxima und Minima (Extremwerte)

Betrachtet man den Graphen der Funktion $f(x) = x^2$, so stellt man fest, dass dieser ein Minimum aufweist. Der Graph von $f(x) = -x^2$ hingegen weist ein Maximum auf. Beiden Extremwerten ist eines gemeinsam: Die Tangente an den Graphen im Minimum bzw. Maximum verläuft parallel zur x-Achse, d. h. sie besitzt die Steigung Null. Da die Steigung der Tangente nichts anderes ist als die Ableitung der Funktion, gilt:

An einer Extremstelle ist $f'(x) = 0$

Damit haben wir jedoch noch keine Unterscheidung treffen können, ob es sich um ein Maximum oder ein Minimum handelt. Betrachten wir noch einmal die Funktionen $f(x) = x^2$ und $f(x) = -x^2$, verläuft die Funktion $f(x) = x^2$ an ihrem Extremwert nach links, $f(x) = -x^2$ jedoch nach rechts (wenn man den Graphen von links nach rechts »abfährt«).

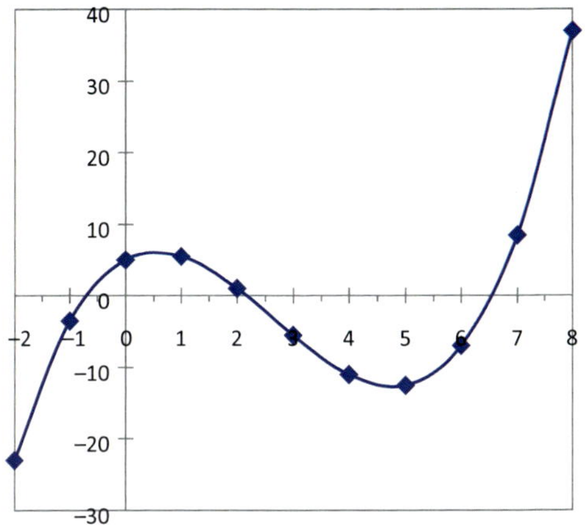

Abb. 41: $f(x) = x^2$ mit einem Minimum bei $x = 0$. Der Graph ist linksgekrümmt.

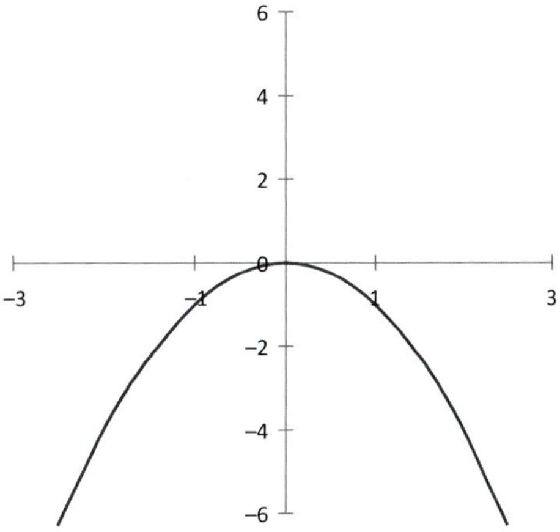

Abb. 42: $f(x) = -x^2$ mit Maximum bei $x = 0$. Der Graph ist rechtsgekrümmt.

Da sich Rechts- und Linkskrümmung über die zweite Ableitung ausdrücken lassen, gilt:

> An einer Extremstelle ($f'(x) = 0$) liegt ein
> - Maximum, wenn $f''(x) < 0$
> - Minimum, wenn $f''(x) > 0$

10.2.3 Sattelpunkte

Doch wie sieht es aus, wenn dort, wo die erste Ableitung gleich Null ist, auch die zweite Ableitung gleich Null ist? Dies ist z. B. bei der Funktion $f(x) = x^3$ der Fall:

$$f'(x) = 3x^2$$
$$f''(x) = 6x$$

Als Extremwertforderung gilt $f'(x) = 0$, also

$$3x^2 = 0$$
$$x^2 = 0$$
$$x = 0$$

Bei x = 0 könnte also ein Extremwert liegen. Schaut man sich die zweite Ableitung der Funktion an der Stelle x = 0 an, so erhält man für f''(x) = 6x mit x = 0:

$$f''(x) = 0$$

Hier liegt also weder ein Maximum noch ein Minimum vor, denn die Funktion ist an dieser Stelle weder rechts- noch linksgekrümmt. Vielmehr ändert sie genau an diesem Punkt ihre Krümmungsrichtung, wie nebenstehender Graph veranschaulicht. Man bezeichnet diesen Punkt als Sattelpunkt.

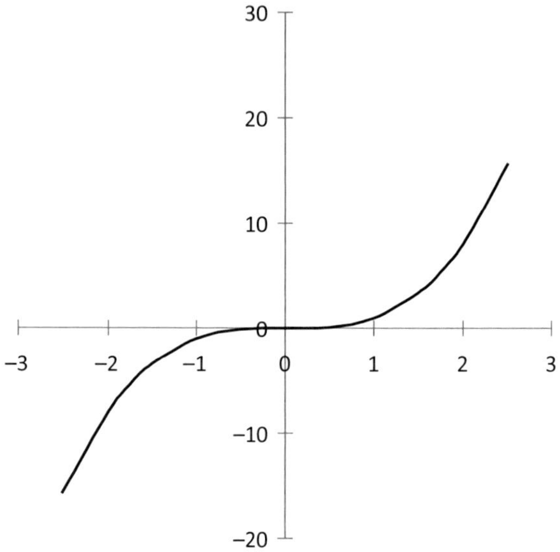

Abb. 43: Trotz f'(x) = 0 besitzt die Funktion $f(x) = x^3$ bei x = 0 keinen Extremwert.

> An einer Stelle x mit f'(x) = 0 liegt ein Sattelpunkt, wenn f''(x) = 0

Wie man sieht, reicht die Forderung nach f'(x) = 0 nicht aus, um mit Sicherheit ein Maximum oder ein Minimum an der Stelle x zu lokalisieren; andererseits liegt aber nur dann ein Extrem vor, wenn diese Forderung erfüllt ist.

Man bezeichnet daher diese Forderung auch als

> notwendiges Kriterium für Extremwerte:
> f'(x) = 0

Man kann erst dann mit Sicherheit zwischen einem Extremwert und einem Sattelpunkt unterscheiden, wenn auch das hinreichende Kriterium erfüllt ist.

> Hinreichendes Kriterium für Extremwerte:
> $f''(x) \neq 0$

Übungsaufgabe 57:
Bestimmen Sie Extremstellen bzw. Sattelpunkte von $f(x) = 0.5 \cdot x^3 - 2x + 2$.
Ist der Graph der Funktion an der Stelle x = 2 rechts- oder linksgekrümmt?
Beantworten Sie die letzte Aufgabe, indem Sie a) die Krümmung berechnen und b) das Diagramm zu der Funktion im Bereich –3 bis 3 zeichnen.

10.2.4 Wendepunkte

Neben Sattelpunkten gibt es auch noch weitere Punkte, an denen sich die Krümmungsrichtung eines Graphen ändern kann. Diese sind die so genannten Wendepunkte. Auch hier gilt, dass am Wendepunkt die zweite Ableitung gleich Null ist. (Eigentlich gilt hier Gleiches wie bei den Extremwerten; lediglich »eine Ableitung weiter« (dritte Ableitung), denn sie sind nichts anderes als die Extremwerte der ersten Ableitung). Sie unterscheiden sich von Sattelpunkten allerdings dadurch, dass die erste Ableitung der Funktion an dieser Stelle nicht gleich Null sein muss.

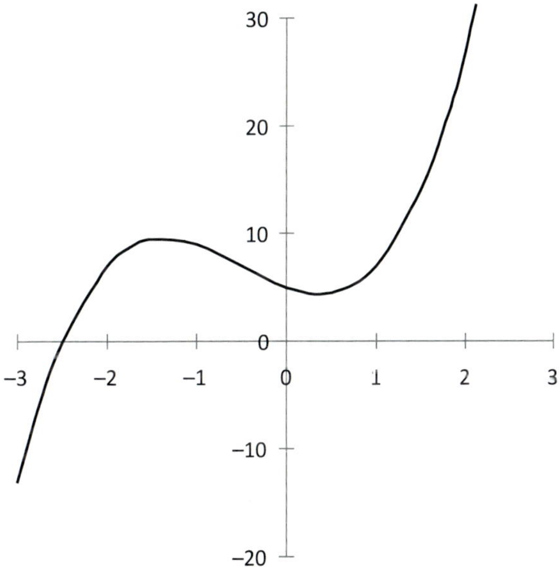

Abb. 44: Graph der Funktion $f(x) = 2x^3 + 3x^2 - 3x + 5$

Auch hier müssen die notwendigen und hinreichenden Kriterien für Wendepunkte erfüllt sein:

Sind
- notwendiges Kriterium $f''(x) = 0$

und
- hinreichendes Kriterium $f'''(x) \neq 0$

erfüllt, so liegt bei x ein *Wendepunkt* des Graphen der Funktion f(x) vor.

Sattelpunkte sind immer gleichzeitig Wendepunkte, nicht jeder Wendepunkt ist aber auch ein Sattelpunkt.

Übungsaufgabe 58:
Wo liegen Wendepunkte der Funktion $f(x) = 2x^3 + 3x^2 - 3x + 5$ (Bitte x- und y-Koordinaten angeben)? Welche Steigung besitzt die Tangente im Wendepunkt?

II Integralrechnung

Gelingt das Berechnen von geradlinig begrenzten Flächen noch problemlos, so stellt uns schon die Berechnung eines einseitig krummlinig begrenzten Flächenstückes vor ein Problem. Dieses kann man auf unterschiedliche Arten lösen:

Bei der *Wägemethode* wird die Fläche, die möglichst auf gleichmäßig dichtem Papier vorgegeben sein sollte, mit der Schere ausgeschnitten und gewogen. Mithilfe einer Vergleichsfläche bekannter Größe aus gleichem Papier und der entsprechenden Masse kann über einen Dreisatz die Fläche berechnet werden. Dieses Verfahren wurde in den Zeiten, als noch nicht jedes Analysengerät mit einem Rechner verbunden, sondern meist nur an einen y-t-Schreiber angeschlossen war, oftmals praktiziert, um Peakhöhen z. B. bei der HPLC quantitativ auszuwerten. Heutzutage sind die meisten Geräte in der Lage, die Integration selbstständig durchzuführen und die aufbereiteten Ergebnisse zu liefern.

Bei der *Dreieckmethode* fasst man den Peak als Dreieck auf, dessen Höhe sich leicht angeben lässt. Bei der Breite der Grundseite stößt man jedoch auf Schwierigkeiten. Vor dem Hintergrund, dass die Breite b auf halber Höhe des Dreieckes der halben Länge der Grundseite g entspricht (Strahlensatz: $b = g/2$), erhält man die Dreiecksfläche A[38] $= \frac{1}{2} \cdot g \cdot h$ bzw. $A = b \cdot h$.

Bei der *Rechteck- oder Trapezmethode* teilt man die Fläche in kleine Streifen auf und multipliziert die Breite der Streifen mit dem Mittelwert der Funktionswerte an rechtem und linkem Streifenende. Somit erhält man eine ziemlich gute Näherung für die Fläche eines jeden Streifens. Die Gesamtfläche stimmt näherungsweise mit der Summe aller Teilflächen überein. Dieses Ergebnis wird umso genauer werden, je kleiner man die Streifenbreite wählt.

---

38 vgl. nachfolgendes Kapitel »Geometrie«

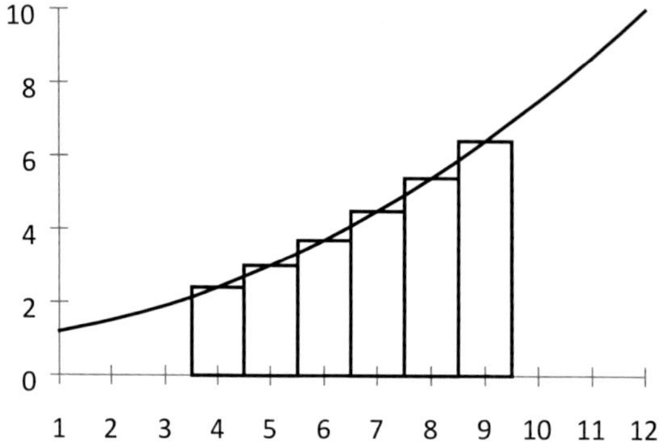

Abb. 45: Rechteckmethode zur Berechnung der Fläche unter der Kurve im Bereich [3.5 .. 9.5]

Als weiteres Hilfsmittel steht uns die Integralrechnung zur Verfügung, die nichts anderes ist als die mathematische Verfeinerung der Rechteckmethode, wie nachfolgend dargelegt werden soll.
Gehen wir von einer Funktion f(x) aus und versuchen wir, die Fläche zu berechnen, die durch die Kurve von f(x), die x-Achse und die beiden Senkrechten bei x = a (hier 3.5) und x = b (hier 9.5) begrenzt wird. Wie bei der Rechteck- oder Trapezmethode teilen wir nun das Intervall [a.b] in n kleine Teilbereiche der Breite dx[39]. Nun kann man den kleinsten und den größten Wert von f(x) im betreffenden Intervall finden und mit diesen beiden Werten jeweils ein kleines unteres und ein großes oberes Rechteck bilden. Die Fläche beträgt dabei

$$A_u = f_{Min} \cdot dx$$

$$A_o = f_{Max} \cdot dx$$

Die Summe aller unteren Rechtecke nennen wir Untersumme und schreiben dafür $\int_u$[40], die Summe aller oberen Rechtecke $\int^o$ nennen wir Obersumme.

Für die beiden Summen gilt dann

$$\int_u = \sum_{i=1}^{n} A_{u,i} = \sum_{i=1}^{n} f_{Min,i}\,dx$$

$$\int^o = \sum_{i=1}^{n} A_{o,i} = \sum_{i=1}^{n} f_{Max,i}\,dx$$

39 Die Breite der einzelnen Intervalle darf ruhig unterschiedlich sein.
40 Das Zeichen »∫« soll ein stilisiertes »S« als Abkürzung für »Summe« darstellen.

Ganz offensichtlich liefert die Untersumme immer eine zu kleine, die Obersumme immer eine zu große Fläche. Also wird die tatsächliche Fläche $\int_u^o$ zwischen Ober- und Untersumme liegen:

$$\int_u \leq \int_u^o \leq \int^o$$

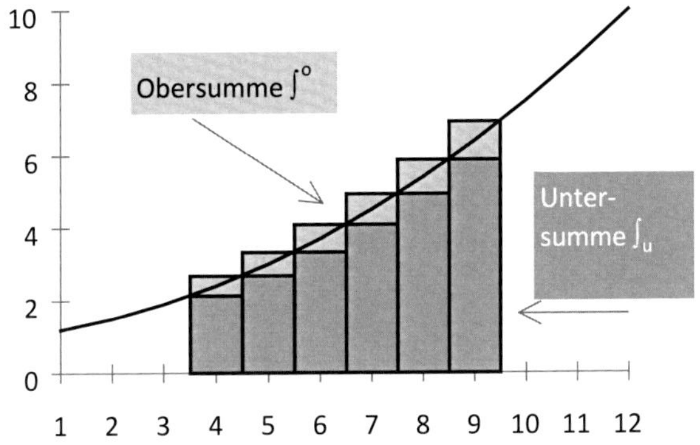

Abb. 46: Bildung von Obersumme und Untersumme zur Berechnung des Integrals im Bereich [3.5 .. 9.5]. Der wahre Wert liegt zwischen Ober- und Untersumme und wird umso genauer, je kleiner die Streifenbreite gewählt wird.

Die Differenz zwischen Unter- und Obersumme wird umso kleiner werden, je schmaler man die Breite der Teilintervalle wählt, d. h. je kleiner dx wird. Wenn wir nun den Grenzwert aus Obersumme für $dx \to 0$ und/oder den Grenzwert aus Untersumme für $dx \to 0$ berechnen, so würden beide Grenzwerte übereinstimmen und den wahren Wert für das gesuchte Integral liefern.
Mit einem unendlich kleinen dx brauchen wir daher auch nicht mehr zwischen Ober- und Untersumme zu unterscheiden und können die Fläche eines jeden Rechteckes aus dem Funktionswert f(x) und der Intervallbreite dx berechnen. Dies können wir an jeder Stelle x zwischen a und b tun und erhalten dann nach Aufsummierung aller unendlich vieler Teilflächen die Fläche unter der Kurve.

Mathematisch wird die Summierung der Teilflächen durch

$$\int_u^o = \lim_{dx \to 0} \sum_{x=a}^{b} f(x)\,dx = \int_a^b f(x)\,dx$$

ausgedrückt und man spricht vom *bestimmten Integral* in den Grenzen a und b. Berechnet man diese Fläche, so erhält man einen konkreten Zahlenwert.

Hingegen spricht man vom *unbestimmten Integral*, wenn die Angabe der Intervallgrenzen fehlt. In diesem Fall kann man natürlich auch keinen Zahlenwert für eine Fläche erhalten, sondern bekommt eine allgemeine Formel zur Flächenberechnung zurück. Setzt man in diese Formel jedoch wieder die Intervallgrenzen ein, so erhält man das zugehörige bestimmte Integral.

Das *bestimmte Integral* liefert einen *Zahlenwert*,
das *unbestimmte Integral* eine *Funktion.*

II.1 Numerische Integration

Bei dem soeben geschilderten Verfahren stößt man sehr leicht an seine eigenen Grenzen, denn auch bei kleiner Teilintervallanzahl und deutlich von Null verschiedenem dx ist der Rechenaufwand »von Hand« beträchtlich. Wesentlich einfacher gelingt es, diese Aufgabe einem Rechner zu übertragen, der die Flächensumme einer hinreichend großen Teilintervallanzahl in kurzer Zeit berechnen kann. Dieses Verfahren nennt man auch *numerische Integration*. Hierzu genügt es, den jeweiligen Funktionswert zu kennen und mit der Teilintervallbreite zu multiplizieren. Diese Produkte werden anschließend summiert.

II.1.2 Simpson-Regel

Kennt man hingegen nicht jeden einzelnen Funktionswert im Intervall [a..b], so kann man den wahren Wert der Fläche nach der Simpson-Regel approximieren, wenn man zu den Funktionswerten an den Intervallgrenzen noch den Funktionswert in der Intervallmitte (f((a+b)/2)) kennt. Dieses Verfahren findet in der Technik weite Verbreitung[41].

$$\int_a^b f(x)\,dx \approx \frac{b-a}{6}\left(f(a) + 4 \cdot f\left(\frac{a+b}{2}\right) + f(b)\right)$$

41 so z. B. auch im Bootsbau zur Berechnung von Spantflächen und Segmentvolumina

11.2 Berechnung mittels Stammfunktion

Die oben dargestellten Verfahren sind recht mühselig oder führen nur bedingt zu einem richtigen Ergebnis. Wie einfach wäre es hingegen, wenn man eine Formel hätte, mit deren Hilfe man das Integral einer Funktion einfach durch Einsetzen der Intervallgrenzen berechnen kann!
Behaupten wir einfach einmal, es gäbe zu jeder Funktion f(x) solch eine Formel F(x)...
Nehmen wir wieder zu einer beliebigen[42] Funktion f(x) das Intervall [a..b] mit der Gesamtfläche A[43] und betrachten die Fläche zwischen der Intervallgrenze a und x. Der Flächeninhalt dieses Teilstückes sei F(x). Dann sind natürlich F(a) = 0 und F(b) = A[44].
Zurück zu unserer Annahme: Wir behaupten, dass es zu jeder Funktion f(x) eine solche Formel gibt, die wir Stammfunktion F(x) nennen. Wir behaupten kühn darüber hinaus, dass die Ableitung dieser Stammfunktion die ursprüngliche Funktion f(x) ergibt. Es soll also gelten F'(x) = f(x). Für diese Stammfunktion gilt nach obiger Überlegung A = F(b) – F(a).
Nun ist zu beweisen, dass tatsächlich der Zusammenhang F'(x) = f(x) gilt.

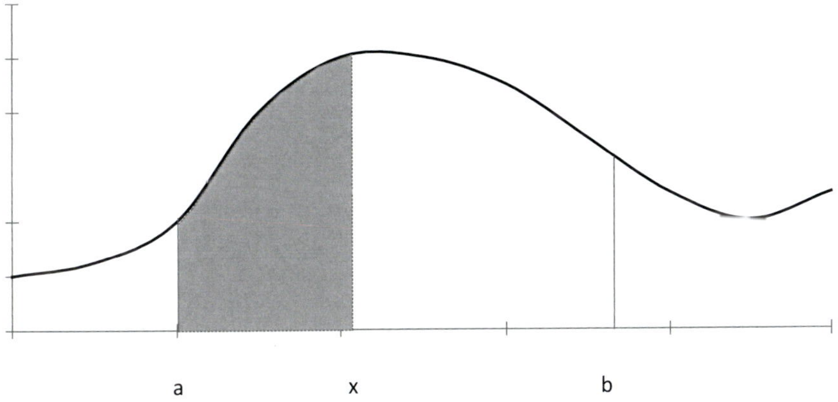

Abb. 47: Der Flächeninhalt des Teilstückes zwischen a und x sei F(x)

Bemühen wir also hierfür wieder unseren Differenzquotienten, auf dem die Ableitung beruht. Für ein gegebenes – aber durchaus beliebiges[45] – x_0 ist dann die Ableitung zu berechnen, die sich als Grenzwert des Differenzquotienten ergibt:

42 Genaugenommen sollte sie für unsere Betrachtungen stetig und positiv sein.
43 A für Areal bzw. Area = Fläche
44 Für x = a wird ja die Maßzahl der Fläche gleich Null, für x=b erhalten wir die gesamte Fläche A.
45 Dies ist kein Widerspruch, denn das x_0 ist zwar für unsere Betrachtung festzulegen, wo es festgelegt wird, ist aber unerheblich. Somit wird unsere Betrachtung später für alle x_0 gelten und wir können dann x_0 allgemeiner durch x ersetzen.

$$F'(x_0) = \lim_{x \to x_0} \frac{F(x) - F(x_0)}{x - x_0}$$

zu berechnen. In der folgenden Abbildung erkennt man, dass der Zähler genau dem Flächeninhalt der schraffierten Fläche entspricht (analog zur Überlegung A = F(b) – F(a), die einige Zeilen weiter oben aufgeführt wurde). Nun folgt der Schlüsselpunkt unserer Überlegungen:
Diese Fläche ist genauso so groß wie das Rechteck mit den Seitenlängen $x - x_0$ und $f(x_?)$, wobei $x_?$[46] ein passender Wert zwischen x und x_0 ist. Die genaue Lage von x? interessiert nicht, solange $x_?$ zwischen x und x_0 liegt (und zwischen x und x_0 wird sich ein passender Wert finden lassen; man denke hierzu an die Überlegungen von Ober- und Untersumme zurück).

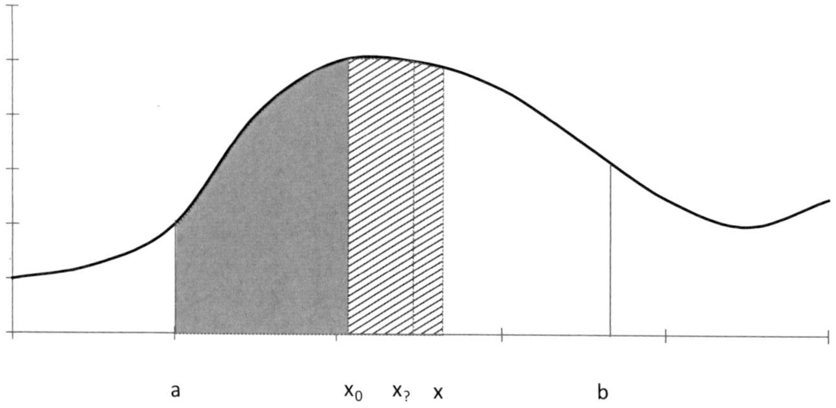

Abb. 48: Die schraffierte Fläche ist $F(x) - F(x_0)$. Gleichzeitig kann sie auch als flächengleiches Rechteck (hier nicht eingezeichnet) aufgefasst werden mit den Seitenlängen $x - x_0$ und $f(x_?)$, wobei $x_?$ ein passender Wert zwischen x_0 und x ist.

Also können wir beide Ausdrücke gegeneinander austauschen. Es ist also

$$\frac{F(x) - F(x_0)}{x - x_0} = \frac{f(x_?)(x - x_0)}{x - x_0} = f(x_?)$$

46 In den meisten Lehrbüchern wird x anstelle des »unprofessionellen« $x_?$ verwendet. Das Einführen einer neuen Variable mit einem vollständig anderen Formelzeichen verwirrt jedoch mehr, als es dem Verständnis hilft. Daher wurde hier einfach als Bezeichnung $x_?$ gewählt.

Für $x \rightarrow x_0$ wird aber auch $x_?$ gegen x_0 streben, denn $x_?$ muss ja zwischen x und x_0 liegen. Also ist

$$F'(x_0) = \lim_{x \to x_0} \frac{F(x) - F(x_0)}{x - x_0} = f(x_0)$$

Dies heißt nichts anderes, als dass die Ableitung von F(x) die Funktion f(x) ergibt. Man bezeichnet F(x) daher auch als Stammfunktion von f(x).
Zur Berechnung der Fläche unterhalb des Kurvenzuges einer beliebigen Funktion f(x) im Intervall [a..b] benötigen wir also nur die Stammfunktion F(x). Unsere Aufgabe beschränkt sich damit lediglich darauf, dass eine Funktion gefunden werden muss, deren Ableitung f(x) ergibt.

Die Stammfunktion ist also ein funktioneller Zusammenhang, der uns die Fläche unter der Kurve zurückgibt. Genaugenommen gibt sie die Maßzahl der Fläche zurück, die zwischen Kurvenzug von f(x), der x-Achse und den Senkrechten durch 0 und x liegt. Um eine Fläche in einem konkreten Intervall [a..b] zu berechnen, müssen lediglich die Werte für F(b) und F(a) ermittelt und voneinander subtrahiert werden. Daher kann folgendes Schema angegeben werden:

Für die Berechnung eines bestimmten Integrals in den Grenzen [a..b] von f(x) verfahre man wie folgt:

1. Suchen einer Stammfunktion F(x) zu f(x)
   (»Welche Funktion ergibt abgeleitet die Funktion f(x)?«)
2. Hat man eine Stammfunktion gefunden, so schreibt man formal die Integrationsgrenzen an einen senkrechten Strich hinter die Stammfunktion, um kenntlich zu machen, dass dies erst nach Einsetzen der Grenzen die gesuchte Fläche ergibt:

   $$\int_a^b f(x)\,dx = F(x)\Big|_a^b$$

3. Einsetzen von oberer Grenze b und unterer Intervallgrenze a in F(x)

   $$\int_a^b f(x)\,dx = F(b) - F(a)$$

4. Die Fläche ergibt sich aus der Subtraktion: F(b) – F(a)

II.2.1 Spitzfindigkeiten bei der Integralberechnung

- *Es gibt nicht nur eine, sondern unendlich viele Stammfunktionen zur Funktion f(x).* Dies ist vor dem Hintergrund einleuchtend, dass die Ableitung von Konstanten immer Null ergibt. Hat man also zwei oder mehrere (Stamm)funktionen, die sich lediglich in ihren Konstanten unterscheiden, so erhält man dennoch die gleichen Ableitungen.

  Beispiel:
  Die Ableitungen von $G(x) = x^2 + 5$ und $H(x) = x^2 - 3$ liefern beide $G'(x) = H'(x) = 2x$. Beide Funktionen sind daher Stammfunktionen zu $f(x) = 2x$.

Eigentlich tritt nun die Frage auf, welche dieser beiden Funktionen denn »die richtige« Stammfunktion ist. Doch nach kurzer Überlegung stellt sich heraus, dass *egal* ist, welche der Stammfunktionen gewählt wird, solange dieselbe Funktion *zur Berechnung des bestimmten Integrals* verwendet wird, denn bei der hierzu notwendigen Subtraktion heben sich die Integrationskonstanten auf. Interessant wird die Integrationskonstante C erst dann, wenn es um die Angabe des *unbestimmten Integrals* geht. Man beschreibt das unbestimmte Integral[47] daher durch

$$\int f(x)\,dx = F(x) + C$$

Der Wert der Integrationskonstanten ergibt sich dabei in der Regel aus Anfangs- oder Endbedingungen, manchmal auch aus anderen Rahmenbedingungen.

- *Rechnerisch können sich auch negative Werte für Flächen ergeben!*
  Dies ist besonders dann tückisch, wenn eine Funktion eine Nullstelle im zu untersuchenden Bereich aufweist.

  Beispiel:
  Bei der Integration der Funktion $f(x) = 0.5 \cdot x - 1$ in den Grenzen [0.5..3] erhalten wir eine Teilfläche, die unterhalb der x-Achse liegt und eine oberhalb.
  Integriert man die Funktion über das gesamte Intervall, so ergibt sich

47 Beim unbestimmten Integral werden keine Integrationsgrenzen angegeben.

$$A = \int_{0.5}^{3} 0.5x - 1dx$$

$$A = \frac{1}{4}x^2 - x \Big|_{0.5}^{3}$$

$$A = \left(\frac{1}{4}3^2 - 3\right) - \left(\frac{1}{4}\left(\frac{1}{2}\right)^2 - \frac{1}{2}\right)$$

$$A = \left(\frac{9}{4} - \frac{12}{4}\right) - \left(\frac{1}{16} - \frac{1}{2}\right)$$

$$A = -\frac{3}{4} + \frac{7}{16} = -\frac{12}{16} + \frac{7}{16} = -\frac{5}{16}$$

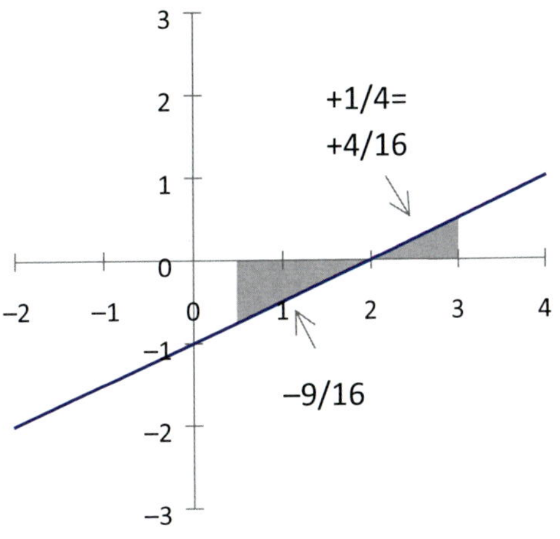

Abb. 49: Graph der Funktion f(x)=0..5x-1 und die Flächen im Bereich [0.5..3]a

Berechnet man allerdings die Teilflächen rechts und links der Nullstelle (x = 2) getrennt und addiert deren Absolutbeträge, so erhält man mit $A_{links} = -9/16$ und $A_{rechts} = 4/16$ ein $A_{ges} = |A_{links}| + |A_{rechts}| = 9/16 + 4/16 = 13/16$.

Glücklicherweise berechnen wir in der Pharmazie meist nur Integrale von positiven Funktionen.

12 Geometrie

12.1 Geometrie in der Ebene

12.1.1 Punkte

Punkte liegen in der Fläche (oder im Raum) und werden üblicherweise mit Großbuchstaben gekennzeichnet, wobei mit P begonnen wird.

12.1.2 Gerade, Strecke

Durch zwei festgelegte Punkte verläuft genau eine Gerade. Geraden sind unendlich lang und werden mit kleinen Buchstaben benannt. Begrenzte Teilstücke von Geraden werden Strecken genannt und durch ihre Endpunkte benannt. Die Länge einer Strecke zwischen zwei Punkten bezeichnet man als Abstand der Punkte.
Zwei Geraden g und h können entweder parallel verlaufen und sich nicht kreuzen oder sie kreuzen sich in genau einem Punkt.
Liegt ein Punkt P außerhalb einer Geraden g, so gibt es durch diesen Punkt P nur genau eine Gerade h, die genau senkrecht zu g verläuft. Die Strecke zwischen Punkt P und Gerade g bezeichnet man als *das Lot* von P auf g. Seine Länge ist der Abstand des Punktes von der Geraden. Dies ist die kürzeste Strecke zwischen P und einem beliebigen anderen Punkt auf der Geraden g.

12.1.3 Winkel

Zwei Halbgeraden, die von einem Punkt ausgehen, schließen einen Winkel ein. Zu diesem eingeschlossenen Winkel, dem Innenwinkel, existiert der korrespondierende Außenwinkel. Spitze Winkel sind kleiner als 90°, stumpfe Winkel größer. Ein Winkel von 90° wird auch *rechter Winkel* genannt.

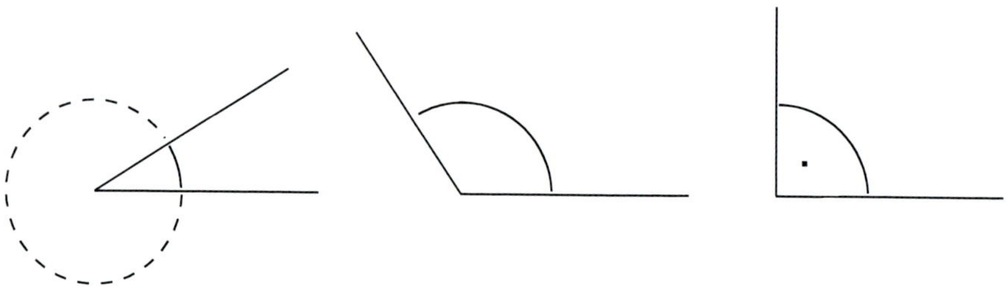

Abb. 50: Spitzer Winkel und korrespondierender Außenwinkel (gestrichelt), stumpfer Winkel (Mitte) und rechter Winkel (rechts)

Weiterhin unterscheidet man zwischen Scheitel-, Neben- und Stufenwinkeln. Scheitelwinkel an zwei sich schneidenden Geraden sind gleich groß, Nebenwinkel an zwei sich schneidenden Geraden ergänzen sich zu 180°.

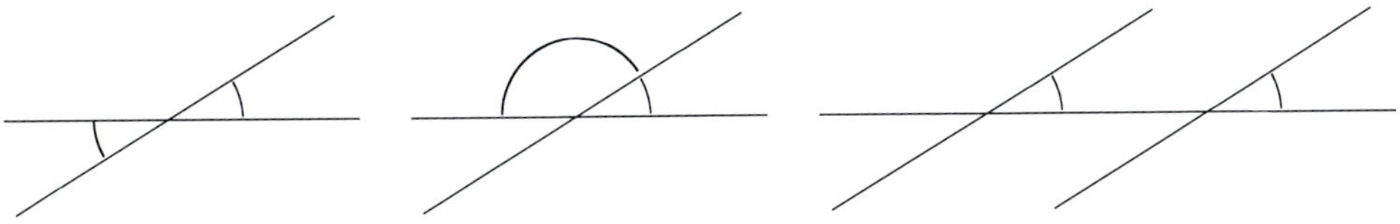

Abb. 51: Scheitel-, Neben- und Stufenwinkel

Stufenwinkel treten dann auf, wenn zwei Parallelen von einer dritten Geraden geschnitten werden. Stufenwinkel (und die entsprechenden Scheitelwinkel) sind gleich.

12.1.4 Zentrische Streckung (Strahlensatz)

Nehmen wir zwei Halbgeraden (»Strahlen«), die *von einem Punkt A* ausgehen und einen bestimmten Winkel einschließen. Lassen wir diese nun von *zwei Parallelen* schneiden, so entstehen zwei Dreiecke. Da hierbei Stufenwinkel auftreten, die bekanntlich gleich groß sind, haben wir es hier mit ähnlichen Dreiecken zu tun. Die Verhältnisse der Seitenlängen ergeben sich aus der Eigenschaft der Ähnlichkeit zu

$$\frac{a}{a'} = \frac{b}{b'} = \frac{c}{c'}$$

»Bei zentrischen Streckungen stehen die Längen korrespondierender Strecken immer in dem gleichen Verhältnis«

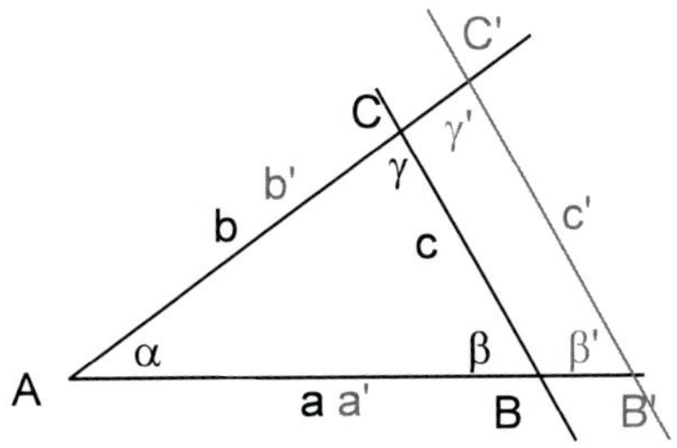

Abb. 52: Zentrische Streckung führt zu vergrößerten oder verkleinerten ähnlichen Figuren. Die Verhältnisse der jeweiligen Seiten sind gleich.

12.1.5 Proportionalität

Unter einer *Proportion* versteht man Gleichungen der Art a : b = c : d. Anschaulicher wird dies, wenn man hinter dieser Gleichung Strecken anstelle von Zahlen sieht, wie wir dies beim Strahlensatz kennen gelernt haben.

Zwei Sonderfälle der Proportionen sind der in Kunst und Natur häufig anzutreffende goldene Schnitt und das in DIN 476 beschriebene »Normalformat«. Neben der Vorzugsreihe des A-Formates existieren auch noch die Formate B, C und D, für deren Seitenverhältnis ebenfalls gilt $a \approx 1.41 \cdot b$

Seitenlängen der Normalformate (z. B. DIN A4, DIN A5 etc.):

$$\frac{a}{b} = \frac{2b}{a}$$

$$a = b\sqrt{2}$$

$$a \approx 1.41 \cdot b$$

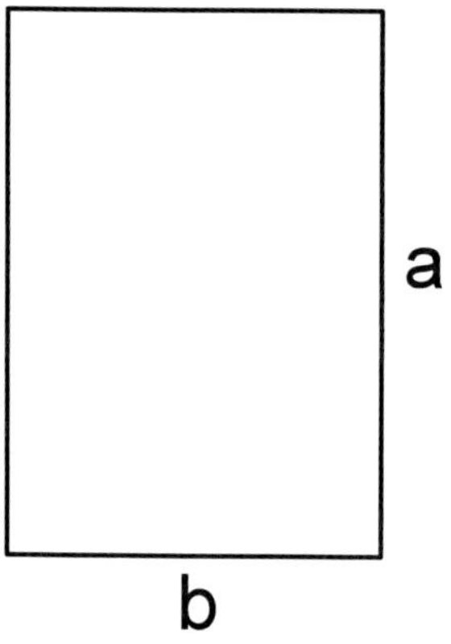

Abb. 53: Normalformatiges Papier

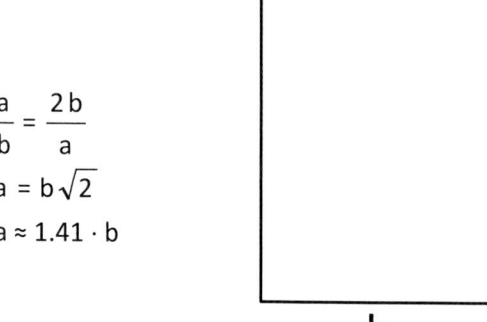

Tab. 3: DIN-Formate (in mm)

A0	841 · 1189 = 1m²
A1	594 · 841
A2	420 · 594
A3	297 · 420
A4	**210 · 297**
A5	148 · 210
A6	105 · 148
A7	74 · 105
A8	52 · 74

Goldener Schnitt:

$$\frac{a}{b} = \frac{b}{c}$$

$$\frac{a}{b} = \frac{b}{a + b}$$

$$b = 1.62 \cdot a$$

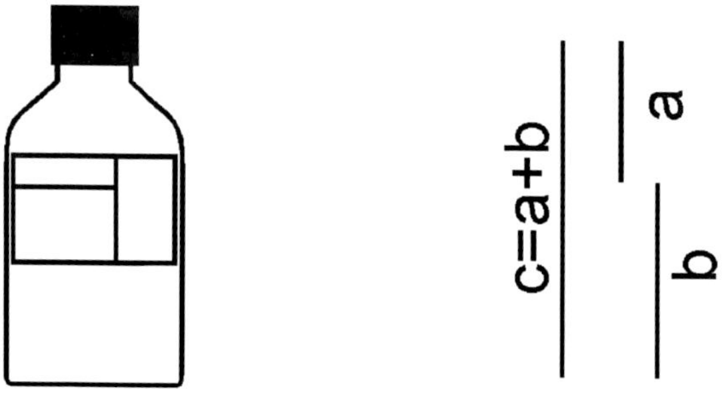

Abb. 54: Anbringen des Etikettes nach dem goldenen Schnitt

In der Pharmazie werden die Etiketten auf den Abgabegefäßen nach dem goldenen Schnitt angebracht. Dies ergibt ein gefälliges Aussehen des fertigen Arzneimittels.

12.1.6 Kongruenz, Ähnlichkeit

Geometrische Figuren heißen *kongruent*, wenn sie in *allen Bestimmungsmerkmalen* (Seitenlänge, Winkel und so fort) übereinstimmen, lediglich eine andere Lage in der Ebene einnehmen. Durch Drehung oder Spiegelung erhält man kongruente Figuren.

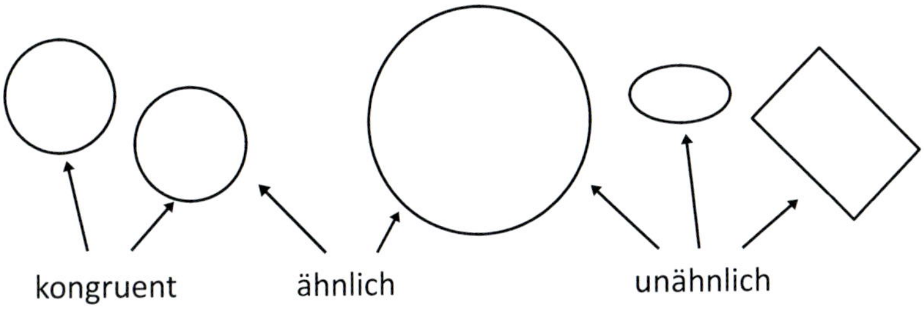

Abb. 55: Kongruenz und Ähnlichkeit

Zwei Figuren sind *ähnlich*, wenn sie *proportionale Vergrößerungen* oder Verkleinerungen voneinander darstellen.

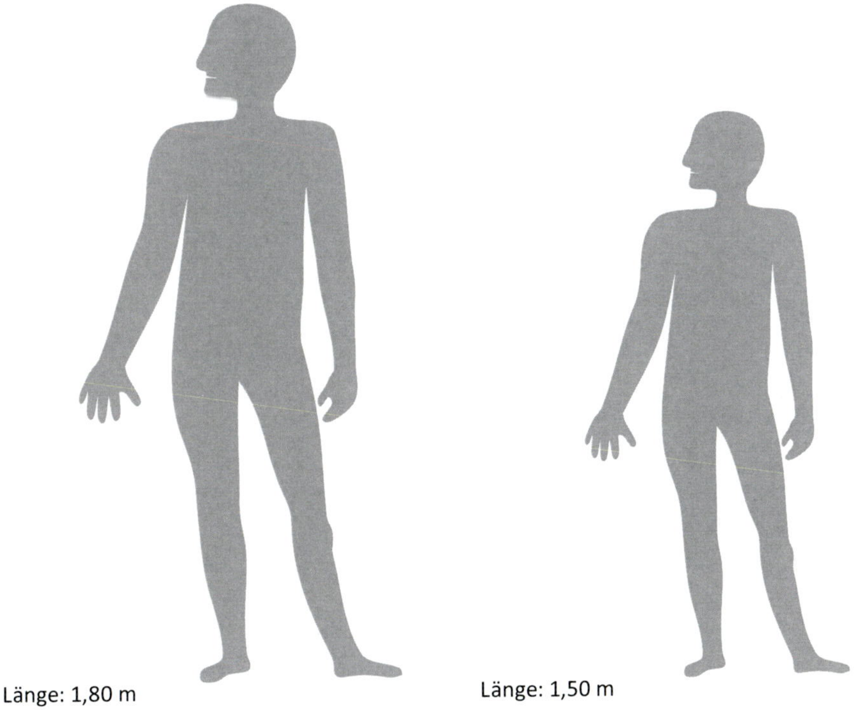

Abb. 56: *Ähnliche* Körper verhalten sich proportional.

Bezüglich der Länge verhalten sie sich linear, bzgl. der Oberfläche wie Quadrate und bzgl. des Volumens wie Würfel. Die linke Figur in Abbildung 56 ist 1.2 mal länger, besitzt eine $1.2^2 = 1.44$ mal größere Oberfläche und ein $1.2^3 = 1.728$ mal größeres Volumen. Da Masse und Volumen über die Dichte miteinander im Verhältnis stehen, besitzt die linke Figur auch eine um den Faktor 1.728 mal größere Masse. *Kleinkinder und Erwachsene sind nicht als ähnlich anzusehen*; ebenso stellen auch Männer und Frauen keine geometrisch ähnlichen Figuren dar, wobei bei letzteren beiden die Abweichungen geringer ausfallen als zwischen Erwachsenen und Kindern.

Kreise, Quadrate und gleichseitige Dreiecke sind immer ähnlich. Bei ähnlichen Figuren stimmen die Winkel überein, die Strecken aber nicht. Jedoch stehen korrespondierende Strecken immer in demselben Verhältnis zueinander wie die entsprechenden anderen Strecken. Es gilt also:

$$\frac{a}{a'} = \frac{b}{b'} = \frac{c}{c'} \ldots\ldots$$

12.1.7 Symmetrie und Regelmäßigkeit

Eine geometrische Figur (egal ob zwei- oder dreidimensional) ist *spiegelsymmetrisch*, wenn sie bei Spiegelungen einer Geraden oder Fläche, der sog. Symmetrie-Achse bzw. -Ebene, in sich selbst übergeht. Sie ist *rotationssymmetrisch*, wenn sie durch Rotation um einen bestimmten Winkel entlang einer Symmetrieachse (im Dreidimensionalen) oder um einen Punkt (im Zweidimensionalen) sich selbst ergibt.

> Je mehr Symmetrien ein Körper aufweist, umso regelmäßiger ist er.

Ein *Kreis* ist spiegelsymmetrisch in Bezug auf jede Achse, die durch seinen Mittelpunkt verläuft, und rotationssymmetrisch bezüglich eines jeden Winkels bei Rotation um seinen Mittelpunkt. Er ist daher »*besonders regelmäßig*«.

12.1.8 Kreis

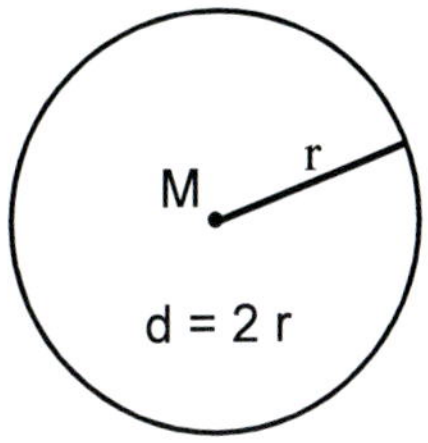

Zu den einfachsten geometrischen Figuren der Ebene gehört der Kreis, der durch seinen Mittelpunkt M und den Radius r eindeutig beschrieben ist. Der Radius ist gerade halb so groß wie der Durchmesser d (r = d/2 bzw. d = 2 r). Für Umfang U und Fläche A gelten:

$$U = 2\pi r = \pi d$$
$$A = \pi r^2$$

12.1.8.1 Kreisausschnitt (Sektor)

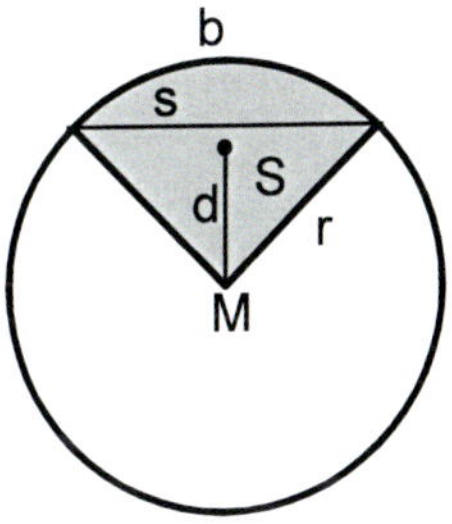

Die Fläche A des Sektors beträgt

$$A = \frac{r}{2} \cdot b = \frac{r^2}{2} \alpha = \pi r^2 \cdot \frac{\alpha}{360}$$

Der Flächenschwerpunkt liegt bei

$$d = \frac{2}{3} \cdot \frac{rs}{b}$$

(vom Mittelpunkt M aus gemessen).

12.1.8.2 Kreisabschnitt (Segment)

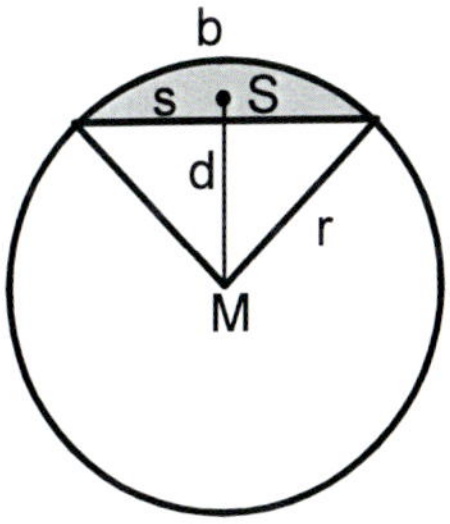

Die Bogenhöhe h beträgt

$$h = r - \frac{1}{2}\sqrt{4r^2 - s^2},$$

die Sehnenlänge

$$s = 2\sqrt{2hr - h^2} = 2r\sin\left(\frac{\alpha}{2}\right).$$

Die Fläche beträgt

$$A = \frac{1}{2}\left(br - s\left(r - h\right)\right) = \frac{r^2}{2}(\alpha - \sin\alpha) = \frac{r^2}{2}\left(\frac{\pi\alpha}{180} - \sin\alpha\right)$$

$$A \approx \frac{2}{3} hs$$

Der Flächenschwerpunkt liegt bei

$$d = \frac{s^3}{12\,a}$$

(vom Mittelpunkt M aus gemessen).

12.1.9 Dreieck

Auch wenn Dreiecke eher einfache Figuren zu sein scheinen, so zählen sie – insbesondere die rechtwinkligen Dreiecke – doch zu den geometrisch interessantesten Objekten, doch dazu später mehr.
Die Seiten eines Dreieckes werden mit a, b und c benannt. Jeder Seite liegt ein Eckpunkt gegenüber, der mit dem korrespondierenden Großbuchstaben (A, B, C) gekennzeichnet wird. Die Winkel zwischen den Seiten werden mit zum Eckpunkt korrespondierenden kleinen griechischen Buchstaben benannt (α, β, γ).

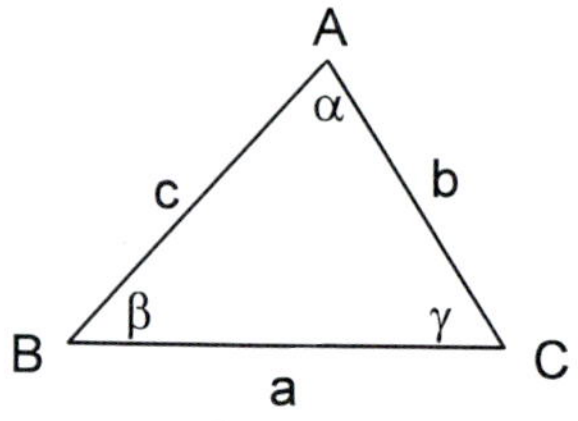

$$\alpha + \beta + \gamma = 180°$$

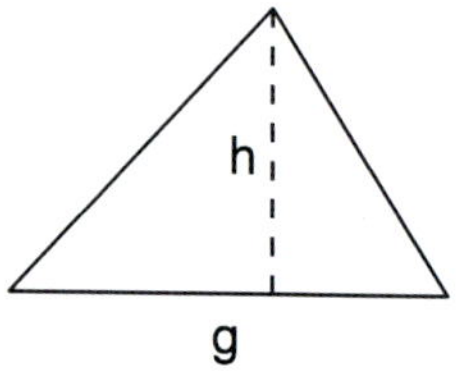

$$A = g\,h\,/\,2$$

Die Innenwinkel eines Dreiecks betragen insgesamt 180°. Die Fläche eines Dreieckes ergibt also die Hälfte des Produktes aus der Länge einer beliebigen Seite, der Grundseite g und der darauf senkrecht stehenden Höhe h (h ist das Lot von dem der Grundseite gegenüberliegenden Eckpunkt auf die Seite).

$$A = g \cdot h\,/\,2$$

Zu jedem Dreieck existieren ein Umkreis und ein Inkreis. Auf dem Umkreis liegen alle Eckpunkte, der Inkreis berührt jede Seite an genau einem Punkt.

> Alle *Mittelsenkrechten* der drei Seiten schneiden sich in genau einem Punkt, dem Mittelpunkt des *Umkreises*.

Alle *Winkelhalbierenden* eines Dreieckes schneiden sich genau in einem Punkt, dem Mittelpunkt des *Inkreises*.

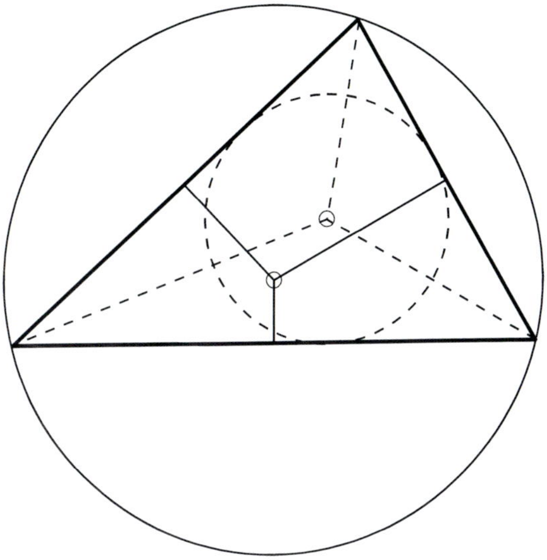

Abb. 57: Inkreis- und Umkreis eines Dreiecks ergeben sich aus den Mittelsenkrechten bzw. Winkelhalbierenden. Der Schwerpunkt ergibt sich aus den Seitenhalbierenden (hier nicht dargestellt).

Die drei *Seitenhalbierenden*[48] schneiden sich in einem Punkt, dem *Schwerpunkt* des Dreieckes. Dieser teilt die Seitenhalbierenden jeweils im Verhältnis 2:1.

12.1.10 Rechtwinkliges Dreieck

Rechtwinklige Dreiecke weisen einen[49] Winkel von 90° auf. Die diesem Winkel gegenüberliegende Seite wird Hypotenuse genannt, die beiden anderen Seiten sind Katheten.

48 Verbindungsstrecke zwischen einer Ecke und der Mitte der gegenüberliegenden Seite
49 und nur genau einen

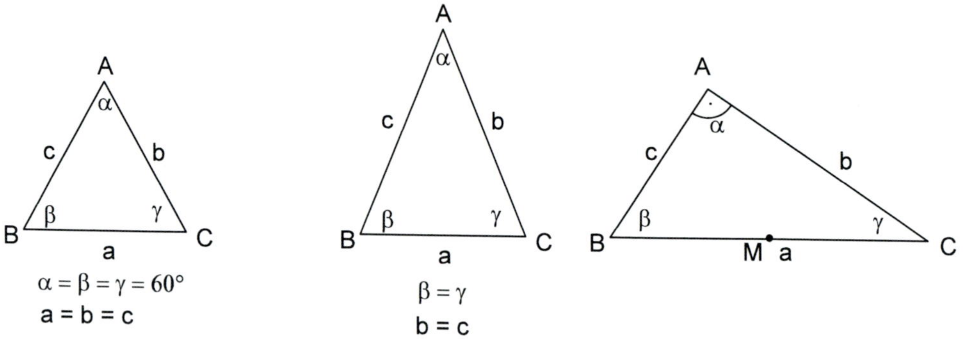

Abb. 58: Gleichseitiges, gleichschenkliges und rechtwinkliges Dreieck

12.1.11 Gleichseitige Dreiecke

In gleichseitigen Dreiecken sind alle Seiten gleich lang und alle Winkel gleich groß (je 60°).
Die Höhe im gleichseitigen Dreieck der Seitenlänge a beträgt

$$h = \frac{1}{2} a \sqrt{3}.$$

Herleitung:
Nach Pythagoras gilt:

$$h^2 + (a/2)^2 = a^2$$
$$h^2 = a^2 - a^2/4$$
$$h^2 = 3/4\ a^2$$
$$h^2 = 3 \cdot a^2/4$$
$$h = \frac{1}{2} a \sqrt{3}.$$

12.1.12 Gleichschenkliges Dreieck

Bei gleichschenkligen Dreiecken besitzen zwei Seiten gleiche Länge. Die Winkel an beiden Seiten der dritten Seite, der Basis, sind gleich groß.

12.1.13 Rechteck

Rechtecke besitzen vier Seiten, wobei gegenüberliegende Seiten gleiche Länge besitzen (a=c, b=d). Der Innenwinkel eines Rechteckes beträgt 360°, jeder Winkel in einem Rechteck ist ein rechter (90°). Die Fläche eines Rechteckes berechnet sich nach $A = a \cdot b$.

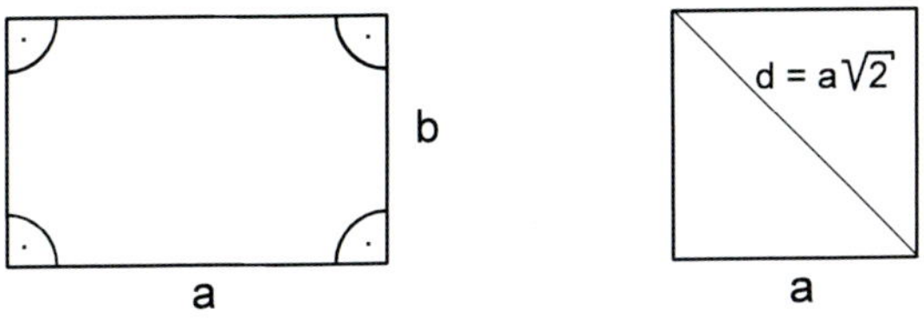

Abb. 59: Rechteck und Quadrat

12.1.14 Quadrat

Eine Sonderform des Rechteckes ist das Quadrat. Seine Seiten sind alle gleich lang. Die Länge der Diagonalen d beträgt

$$d = a \cdot \sqrt{2} \approx a \cdot 1.41.$$

12.1.15 Parallelogramm

Parallelogramme sind durch zwei Paare von parallel verlaufenden Seiten gegeben. In jedem Seitenpaar sind die Längen der Seiten gleich. Parallelogramme unterscheiden sich von Rechtecken lediglich dadurch, dass die Winkel von 90° verschieden sein dürfen.
Die Fläche ergibt sich aus Seitenlänge und zugehöriger Höhe (Abstand zur Parallelen) nach $A = g \cdot h$[50].
Der Schwerpunkt eines Parallelogramms liegt im Schnittpunkt der Diagonalen.

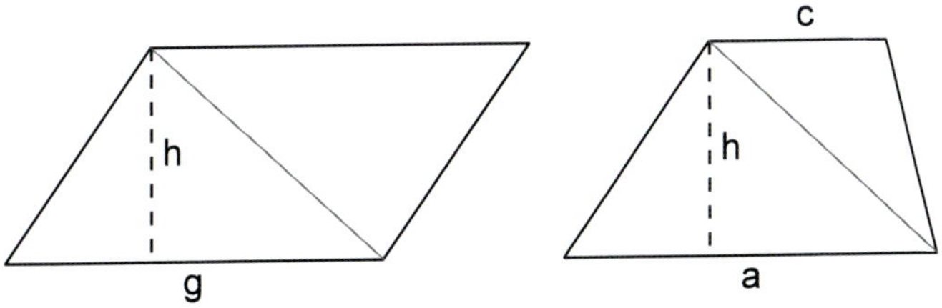

Abb. 60: Parallelogramm und Trapez. Die Flächenberechnung stellt sich als trivial heraus, wenn man die Figuren als jeweils zwei Dreiecke ansieht.

50 Man beachte die Ähnlichkeit zur Berechnung der Dreiecksfläche. Hierzu betrachte man das Parallelogramm als Summe zweier kongruenter Dreiecke.

12.1.16 Trapez

Trapeze besitzen zwei zueinander parallele Seiten, die beiden anderen Seiten können beliebig verlaufen. Sonderform des Trapezes sind Parallelogramm und Rechteck. Die Fläche eines Trapezes berechnet sich am einfachsten aus den Längen seiner parallelen Seiten (a, c) und der Höhe (h, Abstand der Parallelen) nach

$$A = h \cdot (a+c)/2$$

Auch hier ist, ähnlich wie beim Parallelogramm, die Fläche nichts anderes als die Summe zweier Dreiecksflächen.

Der Schwerpunkt eines Trapezes findet man, indem man die beiden Mitten der parallelen Seiten miteinander verbindet. Auf dieser Verbindungslinie liegt der Schwerpunkt und zwar im Abstand s von

$$s = \frac{h}{3} \cdot \frac{2c + a}{c + a}$$

von der Seite a.

12.2 Sätze

12.2.1 Satz des Pythagoras

Wie eingangs schon beschrieben, zählen die rechtwinkligen Dreiecke zu den interessantesten Figuren und sind daher schon in der Antike besonders gründlich untersucht worden. Eine der Kernerkenntnisse ist im Satz des Pythagoras enthalten:

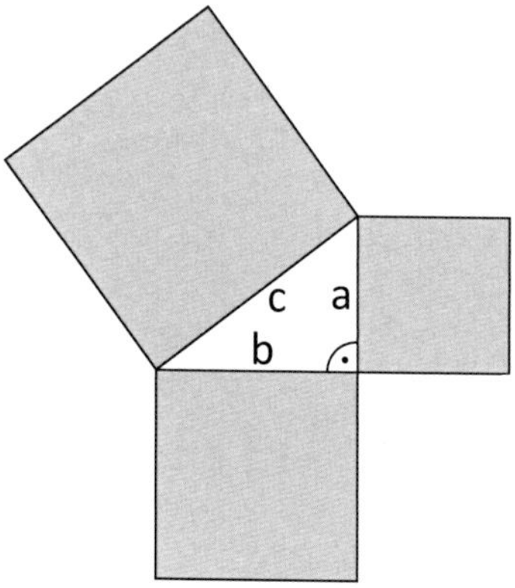

> Die Summe der Maßzahlen der Quadrate über den beiden Katheten in einem rechtwinkligen Dreieck ist gleich der Maßzahl des Quadrates über der Hypotenuse.

Oder nicht ganz korrekt formuliert, aber einfacher zu merken:

»Die Summe der beiden Kathetenquadrate ist gleich dem Hypotenusenquadrat«

In einem rechtwinkligen Dreieck mit der Hypotenuse c gilt also:

$$a^2 + b^2 = c^2$$

Beispiel:
Auch die Zahlen 3, 4 und 5 ergeben Seiten eines rechtwinkligen Dreiecks, da gilt: $3^2 + 4^2 = 5^2$ (9 + 16 = 25)
Auf diese Weise kann man ohne Winkelmesser – ja selbst ohne Maßband – einen Winkel konstruieren (sog. »Maurerwinkel«, da Maurer nach dieser Methode rechtwinklige Wände setzen). Man benötigt lediglich Schnur und ein beliebiges Längenmaß (Besenstiel oder Ähnliches). Auf der Schnur trägt man drei Längeneinheiten ab. Ein Ende der Schnur befestigt man an der beabsichtigten Ecke (A), das andere zieht man entlang der bereits gezogenen oder vorgesehenen Mauer entlang und markiert dort den Endpunkt der Schnur (B). Um die beabsichtigte Ecke A schlägt man mithilfe der Schnur einen Kreis mit r = 4 Längeneinheiten, um den Punkt B einen Kreis mit r =5 Längeneinheiten. Der Schnittpunkt C bildet zusammen mit den Punkten A und B nun ein rechtwinkliges Dreieck.

12.2.2 Thaleskreis

In einem Dreieck, dessen (längste) Seite a gleichzeitig Durchmesser eines Kreises ist und dessen Punkt A ebenfalls auf der Kreisbahn liegt, beträgt der Winkel α immer 90°. Es resultiert somit ein rechtwinkliges Dreieck.

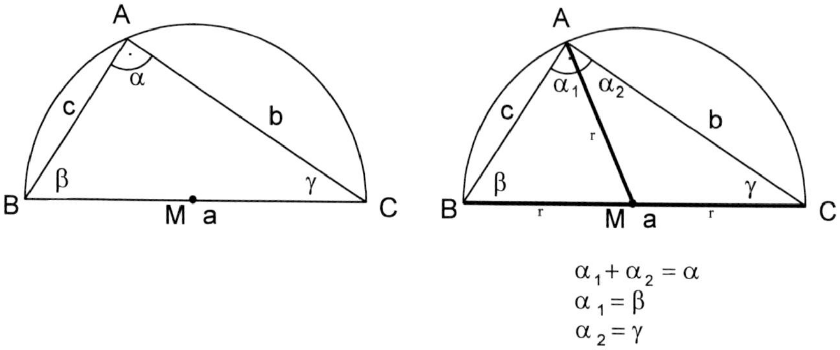

Abb. 61: Thaleskreis. Es entsteht immer ein rechtwinkliges Dreieck.

Der Beweis ist recht einfach, wenn man ausgehend vom Mittelpunkt noch die Stecke MA einzeichnet und den Winkel α unterteilt in α_1 und α_2. Hierbei gilt

$\alpha_1 + \alpha_2 = \alpha$

Man erhält somit zwei gleichschenklige Dreiecke, da die Längen von MA, MB und MC gleich sind, da es sich ja jedes Mal um den Radius r handelt. Da die Eckwinkel in gleichschenkligen Dreiecken gleichgroß sind, gilt

$$\alpha_1 = \beta \text{ und } \alpha_2 = \gamma$$

Da die Innenwinkel eines beliebigen Dreieckes 180° ergeben, gilt also

$$\alpha + \beta + \gamma = 180° = \alpha + \alpha_1 + \alpha_2 = 180°.$$

Mit $\alpha_1 + \alpha_2 = \alpha$ ergibt sich

$$\alpha + \alpha = 2\,\alpha = 180°$$

12.2.3 Sehnensatz

Werden durch einen Punkt innerhalb eines Kreises Sehnen gezogen, so ist das Produkt (der Maßzahlen der Längen) der jeweiligen Abschnitte konstant

$$a_1 \cdot a_2 = b_1 \cdot b_2$$

12.2.4 Sekantensatz

Wenn von einem Punkt außerhalb eines Kreises Sekanten gezogen werden, so ist das Produkt aus (den Maßzahlen der Längen) jeder Sekante und ihrem zugehörigen äußeren Abschnitt konstant:

$$a_1 \cdot a = b_1 \cdot b$$

12.2.5 Sekantentangentensatz

Zieht man von einem Punkt außerhalb eines Kreises eine Tangente an den Kreis und eine Sekante, so entspricht das Quadrat der (Maßzahl der) Tangentenlänge dem Produkt aus Sekantenlänge und Länge ihres äußeren Abschnittes.

$$t^2 = a_1 \cdot a$$

12.3 Geometrische Körper (Stereometrie)

12.3.1 Prisma

Bei einem Prisma verlaufen Deckfläche und Grundfläche parallel. Beide sind kongruent und müssen nicht zwingenderweise Dreiecke darstellen. Als Seitenflächen ergeben sich Parallelogramme.
Stehen die Seitenflächen senkrecht auf der Grundfläche, so spricht man von einem geraden, andernfalls von einem schiefen Prisma. An der Berechnung ändert sich dadurch nichts.

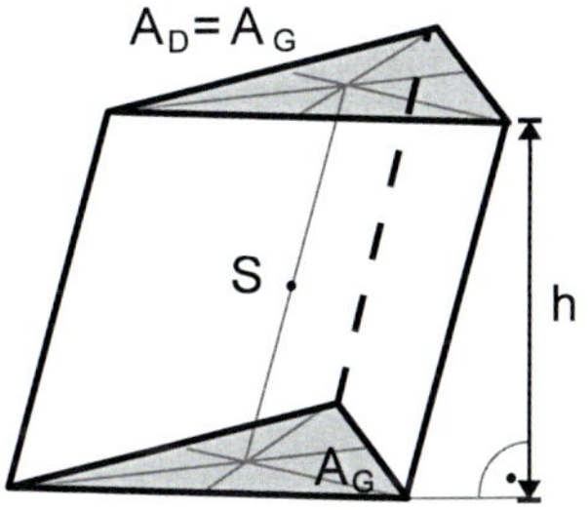

Das Volumen berechnet sich aus Grundfläche A_G und Höhe h nach

$$V = A_G \cdot h$$

Die Oberfläche A ergibt sich aus der Mantelfläche A_M und zwei Grundflächen (Grund- und Deckfläche):

$$A = A_M + 2A_G$$

Der Schwerpunkt S liegt mittig zwischen den Schwerpunkten von Grund- und Deckfläche.

12.3.1.1 Schief abgeschnittenes Prisma

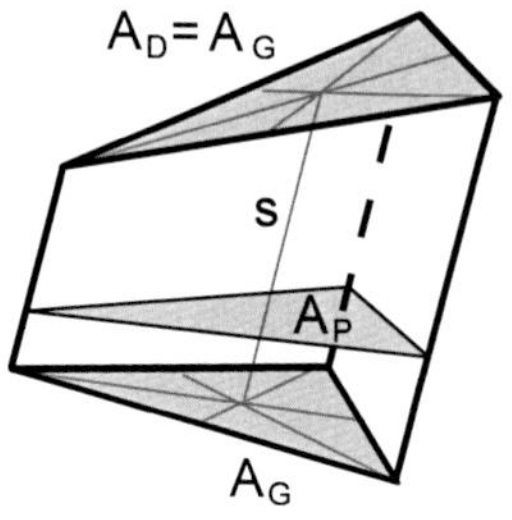

Bei einem schief abgeschnittenen Prisma wird als Berechnungsgrundlage der Projektionsquerschnitt A_P senkrecht zur Verbindungslinie s zwischen den Schwerpunkten von Grund- und Deckfläche herangezogen.
Das Volumen ergibt sich als Produkt aus A_P und s:

$$V = A_P \cdot s$$

12.3.2 Pyramide und Pyramidenstumpf

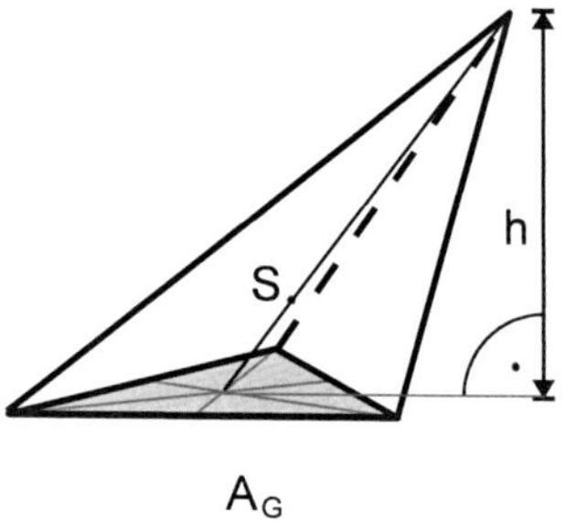

Eine Pyramide besitzt eine n-eckige Grundfläche und weist als Seitenflächen Dreiecke auf. Eine *gerade* Pyramide besitzt eine Spitze, die genau senkrecht über dem Mittelpunkt M der Grundfläche liegt. Eine *reguläre* Pyramide weist ein regelmäßiges Vieleck als Grundfläche auf.

Das Volumen einer beliebigen Pyramide berechnet sich nach

$$V = \frac{1}{3} A_G \cdot h$$

Ihre Oberfläche ergibt sich aus

$$A = A_G + A_M$$

Der Schwerpunkt liegt im Abstand h/4 von der Grundfläche auf der Verbindungslinie zwischen Schwerpunkt der Grundfläche und Spitze.

Beim Pyramidenstumpf handelt es sich um eine abgeschnittene Pyramide, wobei Grund- und Deckfläche parallel und ähnlich sind. Als Seiten ergeben sich Trapeze.

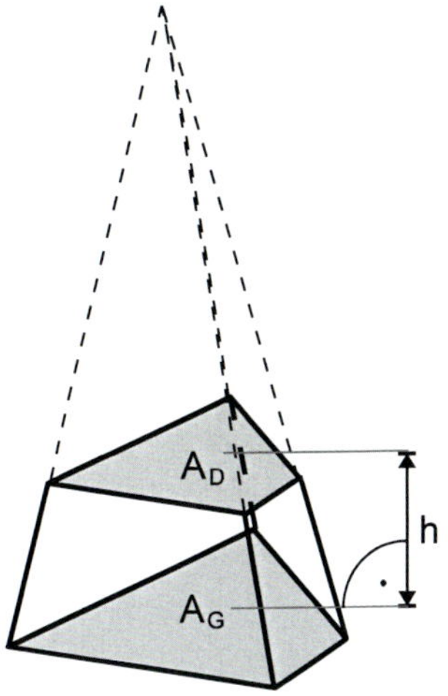

Für das Volumen gilt:

$$V = \frac{1}{3} h \left(A_G + \sqrt{A_G \cdot A_D} + A_D\right)$$

Die Oberfläche ergibt sich aus Grund-, Deck- und Mantelfläche

$$A = A_G + A_D + A_M$$

12.3.3 Obelisk

Ein Obelisk (Ponton) besteht aus zwei nicht ähnlichen, aber parallelen Rechtecken als Grund- und Deckfläche. Die Seitenflächen bilden Trapeze. Sein Volumen berechnet sich nach:

$$V = \frac{1}{6} h\left((2a + c)b + (2c + a)d\right)$$

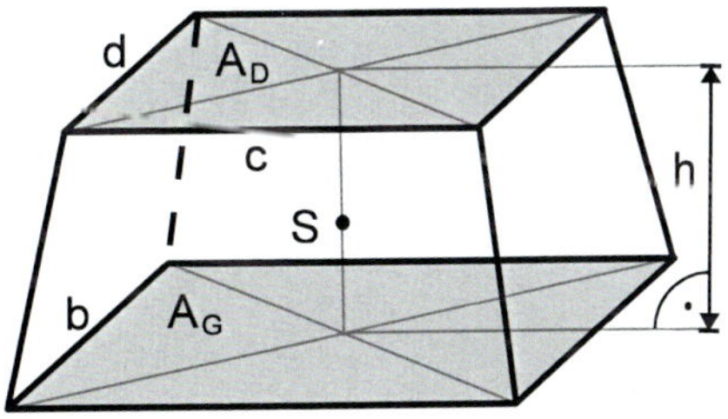

Der Abstand d des Schwerpunktes von der Grundfläche beträgt

$$d = \frac{1}{2} h \frac{ab + ad + bc + 3cd}{2ab + ad + bc + 2cd}$$

12.3.4 Keil

Der Keil ist nichts anderes als ein Obelisk mit d = 0. Dementsprechend ergeben sich für Volumen und Abstand des Schwerpunktes von der Grundfläche:

$$V = \frac{1}{6} bh\left(2c + a\right)$$

$$d = \frac{1}{2} h \frac{ab + bc}{2ab + bc}$$

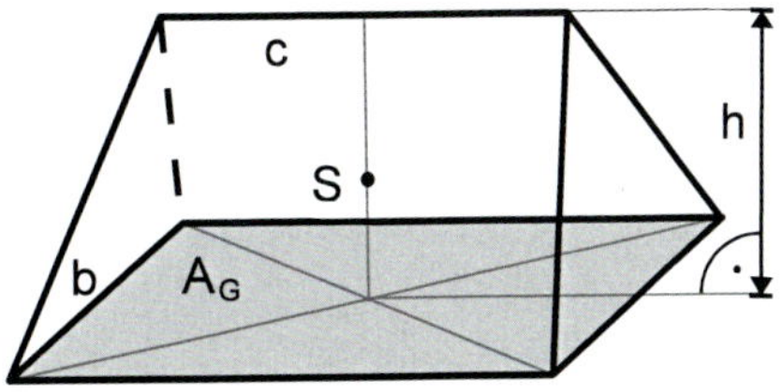

12.3.5 Tetraeder

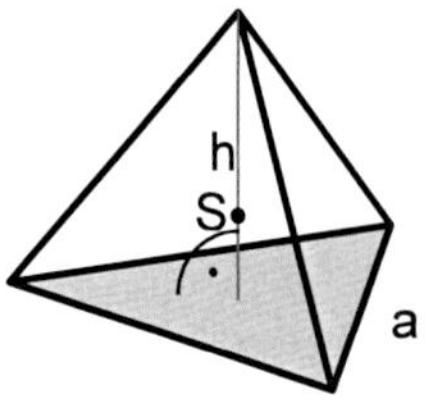

Der Tetraeder ist von vier gleichseitigen Dreiecken (Seitenlänge a) begrenzt und gehört zu den Platonischen Körpern. Er stellt einen regelmäßigen Sonderfall der Pyramide dar. Sein Volumen V und seine Oberfläche A berechnen sich nach

$$V = \sqrt{2}\,\frac{a^3}{12}$$

$$A = a^2\,\sqrt{3}$$

Die Radien seines In- und Umkreises (r_I und r_U) lassen sich ebenfalls aus der Seitenlänge errechnen:

$$r_I = \frac{a}{12}\sqrt{6}$$

$$r_U = \frac{a}{4}\sqrt{6}$$

12.3.6 Kegel

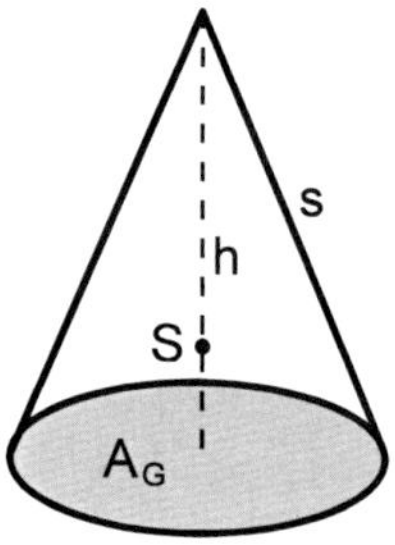

Für einen beliebigen Kegel gelten die gleichen allgemeinen Formeln wie für eine Pyramide:

$$V = \frac{1}{3} A_G \cdot h$$

$$A = A_G + A_M$$

Grund- und Mantelfläche berechnen sich bei einem geraden Kreiskegel nach

$$A_G = \pi\, r^2$$

$$A_M = \pi\, r \cdot s$$

Der Schwerpunkt liegt in diesem Falle (gerader Kreiskegel) ebenfalls im Abstand h/4 von der Grundfläche.

12.3.6.1 Zylinder

Das Volumen eines geraden Zylinders ergibt sich aus Grundfläche und Höhe

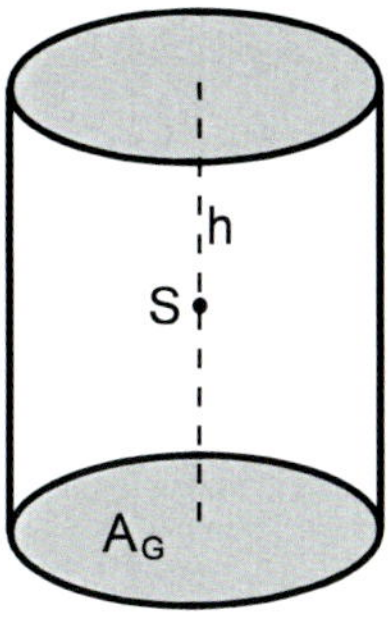

$$V = A_G \cdot h$$

Die Gesamtoberfläche setzt sich zusammen aus den beiden Grund- bzw. Deckflächen und der Mantelfläche. Letztere ergibt sich aus Umfang U und Höhe h:

$$A_M = U \cdot h$$
$$U = 2\pi r \text{ (Kreiszylinder)}$$

$$A = 2 \cdot A_G + A_M$$
$$A = 2 \cdot \pi r^2 + 2\pi rh = 2\pi r\,(rh)$$

Übungsaufgabe 59

Berechnen Sie die gesamte Tablettenoberfläche einer Tablette mit 8mm Durchmesser und einer Höhe von 2.5 mm.
Berechnen Sie ebenfalls das Tablettenvolumen.

12.3.7 Kugelabschnitt (Kugelsegment)

Schneidet man von einer Kugel mit dem Radius r eine Kappe ab, so besitzt diese als Grundfläche einen Kreis mit dem Radius r'.
Für Volumen, Kappen-, Grund- und Gesamtfläche (A_K, A_G und A) gelten:

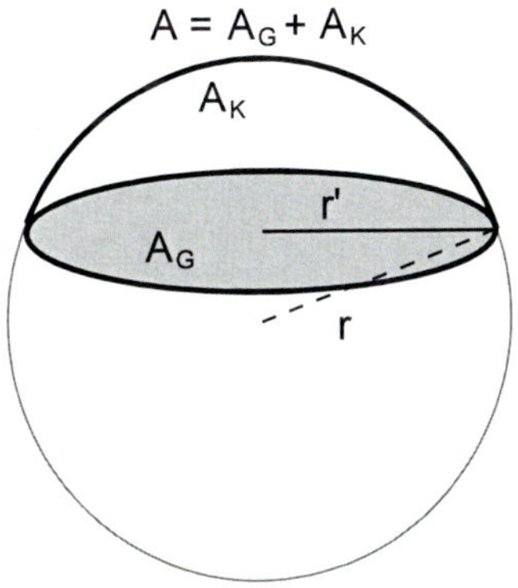

$$r' = \sqrt{h(2r-h)}$$

$$V = \frac{1}{6}\pi h(h^2 + 3r'^2) = \frac{1}{3}\pi h^2\,(3r - h)$$

$$A_K = \pi(r'^2 + h^2) = 2\pi rh$$

$$A_G = \pi r'^2 = \pi(h(2r-h)) = \pi(2rh - h^2)$$

$$A = A_K + A_G = 2\pi rh + \pi(2rh - h^2) = \pi h(4r - h)$$

12.3.8 Kugelschicht

Eine Kugelschicht kann als die Differenz zweier ungleich großer Kugelabschnitte verstanden werden.

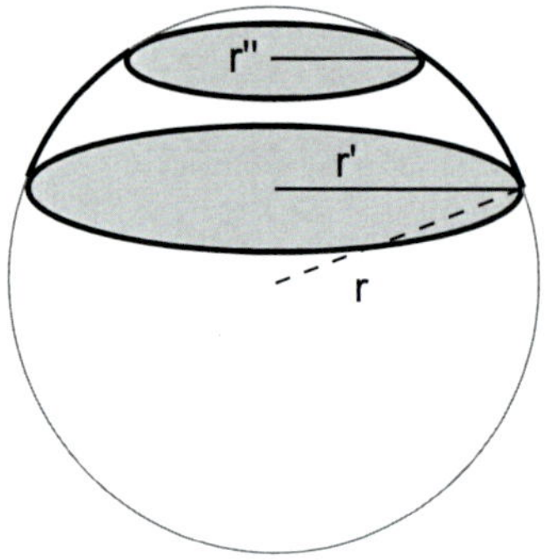

12.3.9 Kugelausschnitt (Kugelsektor)

Ein Kugelausschnitt ist die Summe aus einem Kugelabschnitt und einem Kreiskegel.

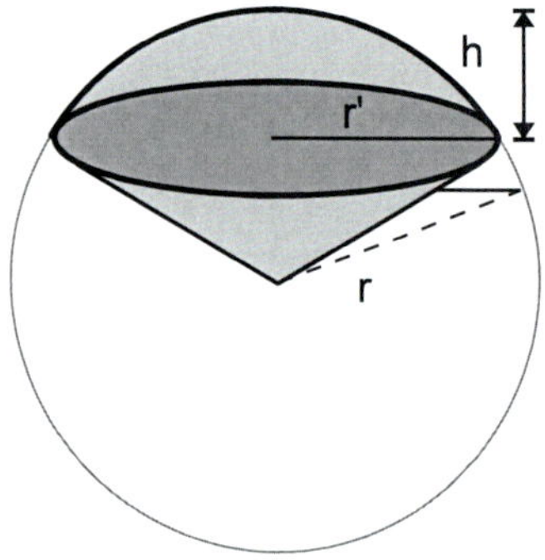

Die Oberfläche beträgt

$$A = \pi\ r\ (2h + r')$$

Das Volumen ist

$$V = 2/3 \cdot \pi\ r^2\ h$$

Übungsaufgabe 60

Berechnen Sie den Wölbungsradius r_w einer konvexen Tablette (= Drageekern D = 12 mm, Steghöhe h = 1.5 mm, Kalottenhöhe h' = 2 mm).

Berechnen Sie ebenfalls Gesamtoberfläche und Volumen der Tablette.

Welche Tablettenmasse erwarten Sie, wenn die wahre Dichte der verpressten Substanz 1.5 g/cm³ beträgt und die Tablette auf eine Porosität von ε = 0.07 (entsprechend 93 % Feststoffanteil) verpresst wurde?

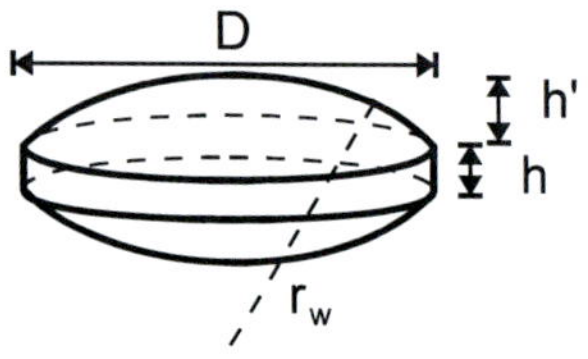

13 Statistik

Die Statistik versucht, empirisch[51] gewonnene Daten durch *Kennzahlen* (Mittelwert, Standardabweichung, Modus, Median etc.) zusammenfassend zu beschreiben und ein in Zahlen leicht fassbares Modell der Wirklichkeit zu liefern. Darüber hinaus können Tabellen und Diagramme helfen, die Sachverhalte zu verdeutlichen.

Statistische Untersuchungen gehen von einer *Grundgesamtheit* mit N Elementen aus und untersuchen entweder jedes Element der Grundgesamtheit oder nur eine begrenzte Anzahl n. In der *deskriptiven Statistik* werden alle Elemente der Grundgesamtheit untersucht (n = N), bei der *induktiven Statistik* wird lediglich aus einem *repräsentativen* Kollektiv eine Teilmenge (*Stichprobe*[52]) untersucht (n < N) und man zieht Rückschlüsse auf die Grundgesamtheit.

Diese Stichprobe wird analysiert und ausgewertet. Mithilfe der so gewonnenen Erkenntnisse möchte man, *möglichst ohne einen großen Fehler* zu begehen, *Rückschlüsse* auf die *Grundgesamtheit* ziehen und/oder *Voraussagen* über zukünftige Ereignisse treffen.

Wenn man diesen Gedanken weiter aufgreift, so kann und muss man zwischen den

- tatsächlich ermittelten und bekannten *Kennzahlen der Stichprobe*,
- den *wahren* – aber üblicherweise unbekannten – *Kennzahlen der Grundgesamtheit* und
- den mithilfe der Statistik angebbaren *Schätzwerten für die Kennzahlen der Grundgesamtheit*

unterscheiden.

13.1 Genauigkeit

Bei jeder Messung muss man sich bewusst sein, dass die Messmethode fehlerbehaftet ist. Dennoch möchte man das Ergebnis so genau wie möglich angeben, d. h. die Abweichung zwischen Messwert x_m und wahrem Wert μ soll minimal sein. Die Genauigkeit[53] eines Verfahrens wird von der *Präzision und* der *Richtigkeit* des Mess-

---

51 empirisch = durch Versuche

52 Dies ist nicht eine einzelne Probe, sondern man fasst unter diesem Begriff alle Einzelproben zusammen, die zu dieser statistischen Untersuchung gezogen werden.

53 Die Genauigkeit ist in DIN 55350 Teil 13 (Begriffe der Qualitätssicherung und Statistik; Begriffe zur Genauigkeit von Ermittlungsverfahren und Ermittlungsergebnissen) definiert.

ergebnisses bestimmt, die im Folgenden kurz erläutert werden. Die Genauigkeit entscheidet auch darüber, auf wie viele Stellen ein Messwert sinnvoll angegeben werden kann. Üblicherweise[54] wird man sich mit drei signifikanten Ziffern begnügen.

13.1.1 Präzision

Auch bei optimalen Bedingungen wird man bei Messwiederholungen streuende Werte erhalten, die auf zufällige Fehler zurückzuführen sind. Je größer diese Fehler sind, umso größer fällt die Streuung aus und umso unpräziser ist das Verfahren. Die Präzision ist die *Übereinstimmung der Messwerte wiederholter Bestimmungen*. Ein Maß für die Präzision eines Verfahrens liefert die Standardabweichung.

> Eine Methode kann sehr präzise sein, aber dennoch falsche Werte liefern!

13.1.2 Richtigkeit

Unter der Richtigkeit eines Verfahrens versteht man die *Abweichung des gemessenen Wertes vom wahren Wert*. Der Durchschnittswert von im Idealfalle unendlich vielen Messungen wird mit dem wahren Wert verglichen. Die Größe dieses systematischen Fehlers dient als Maß für die Richtigkeit des Verfahrens.

> Eine Methode kann richtig, aber dennoch unpräzise sein!

Da hier die Begriffe »wahrer Wert«, »Standardabweichung«, »systematischer Fehler«, »zufälliger Fehler« und so weiter gebraucht worden sind, wollen wir uns nun näher mit diesen statistischen Dingen beschäftigen.

13.2 Datentypen

Beim praktischen Umgang mit der Statistik hat man es mit Objekten oder Personen zu tun, die jeweils eine Reihe von *Merkmalen* aufweisen (z. B. Tabletten: Höhe,

54 Ein sehr genaues Verfahren ist das Wiegen, hier ist je nach verwendeter Waage eine Angabe mit bis zu sechs Stellen durchaus üblich und berechtigt.

Durchmesser, Farbe, Masse, Zerfallszeit etc.). Die Objekte, die diese Merkmale tragen, werden als *Merkmalsträger* oder *Beobachtungseinheit* bezeichnet. Da meist gar nicht alle Merkmale interessieren, die ein Objekt auszeichnen, beschränkt man sich auf die Untersuchung weniger ausgewählter Merkmale. Den Wert, den diese Merkmale annehmen, bezeichnet man als *Merkmalsausprägung*. Diese Merkmale lassen sich unterschiedlichen *Datentypen* zuordnen. So können z. B. quantitativ erfassbare Messwerte oder auch attributive, also beschreibende Daten vorliegen.

Beispiel:
Bruchfestigkeit einer Tablette: $2 N/mm^2$. Hier sind

Merkmalsträger:	Tablette
Merkmal:	Bruchfestigkeit
Merkmalsausprägung:	$2 N/mm^2$

13.2.1 Attribute (qualitative Merkmale)

Attribute sind zwei- oder mehrwertige *qualitative Merkmale*, die sich nicht zahlenmäßig erfassen, sondern nur benennen lassen: »Geschlecht«, »Blutgruppe«, »physiologische Verträglichkeit«, »Proband gehört zur Kontrollgruppe« und so weiter.

Attribute/Merkmale	Eigenschaftswerte/Merkmalsausprägung
Geschlecht	männlich, weiblich
Blutgruppe	A, B, 0, AB
Haarfarbe	schwarz, blond, braun, rot
Sterilität	steril, unsteril
Konservierung	ja, nein
physiologische Verträglichkeit	sehr gut, gut, eingeschränkt, unverträglich

Auch hier können wir weitere Unterscheidungen treffen in *nominale Angaben* ohne wertenden Charakter (Blutgruppe, Haarfarbe) und *ordinale Angaben (Rangangaben)*, die eine Wertung im Sinne einer Rangfolge enthalten (physiologische Verträglichkeit).

13.2.2 Quantitative Merkmale

Bei den quantitativen Merkmalen kann man weiterhin zwischen den stetigen und unstetigen unterscheiden. Beide können sowohl in Form einer Intervall- als auch in Form einer Verhältnisskalierung vorliegen.

Bei einer *Intervallskalierung* entsprechen gleiche Differenzen einem gleichen Unterschied in der Merkmalsausprägung, ein absoluter Nullpunkt ist jedoch nicht gegeben.

Beispiel:
Die Temperaturskala in Grad Celsius: Die Differenz zwischen 0°C und 20°C ist genauso groß wie die Differenz zwischen 20°C und 40°C. 40°C ist allerdings nicht doppelt so warm wie 20°C.

Eine *Verhältnisskalierung* liegt dann vor, wenn neben gleichen Differenzen im obigen Sinne auch ein absoluter Nullpunkt vorliegt. Beispiele für Verhältnisskalierungen sind Längen-, Konzentrations- und Massenangaben sowie die Temperaturangabe in Kelvin.

13.2.2.1 Unstetige Merkmale

Unstetige oder *diskrete Merkmale* sind meist das *Ergebnis von Zählungen* in Folge einer vorher durchgeführten *Klassierung* und werden in Form natürlicher Zahlen angegeben: Die Zahl der Partikel in einer Injektionslösung, die Anzahl von suspendierten Teilchen zwischen 20 und 100 µm in einem Bildausschnitt unter dem Mikroskop oder die Anzahl der Probanden zwischen 18 und 25 Jahren.
Die Wahl der Klassenbreite ist prinzipiell erst einmal rein willkürlich und richtet sich nach dem Zweck der Datenerhebung.

13.2.2.2 Stetige Merkmale

Hierunter fallen insbesondere Werte aus Messungen und Wägungen. Die Messwerte sind üblicherweise vielstellig, stammen also aus dem Bereich der reellen Zahlen. Zwischen zwei Messwerten können also theoretisch beliebig viele andere Werte liegen, praktische Grenzen sind lediglich durch die Präzision des Messinstrumentes gegeben.

Tab. 4: Übersicht über mögliche Datentypen von Merkmalen

Attribute: qualitative Merkmale		**quantitative Merkmale**	
Nominal	**Ordinal**	**unstetig (diskret)**	**stetig**
keine Wertung	Rangangabe möglich	Zählung	theoretisch beliebig viele Werte möglich
immer Klassierung aufgrund der Skala			Begrenzung (= Klassierung) lediglich durch Messverfahren

13.3 Datencodierung

Oftmals werden insbesondere bei Nominal- oder Ordinalskalen die Merkmalsausprägungen der Einfachheit halber mit Zahlen oder mit Buchstaben bezeichnet, anstatt sie mit den leichter verständlichen, aber längeren Merkmalsbezeichnungen zu versehen. Diese Prozedur nennt man auch Datencodierung oder Verschlüsselung.

Beispiele:

Geschlecht	männlich = 0, weiblich = 1
Haarfarbe	schwarz = 1, blond = 2, braun = 3, rot = 4, »Glatze« = 5
Sterilität	steril = A, unsteril = B
Konservierung	ja = 1 , nein = 0
physiologische Verträglichkeit	sehr gut = 1, gut = 2, eingeschränkt = 3, unverträglich = 4

13.4 Datentypen und statistische Kenngrößen

An obiger Auflistung wird leicht einsichtig, dass es nicht immer einen Sinn ergibt, mit diesen codierten Werten Rechenoperationen durchzuführen. Auch wenn es mathematisch durchaus erlaubt ist, den Durchschnitt aus den Zahlen 1, 1 und 4 mit 2 anzugeben, entbehrt dies jeder Rechtfertigung, wenn man damit die Haarfarbe nach obigem Schema codiert hat, hieße es doch, dass das Kollektiv aus zwei schwarzhaarigen und einem rothaarigen Probanden im Mittel blond wäre.

Bei der Angabe von Temperaturen in °C, also einer Intervallskalierung, ist es hingegen legitim, einen Durchschnittswert anzugeben. Die Bildung eines Quotienten zweier solcher Temperaturen ist hingegen unsinnig, denn 30°C ist nicht –3 mal wärmer als –10°C.

Vor dem Hintergrund solcher Überlegungen ergibt sich folgendes Schema der sinnvollen Rechenoperationen bzw. der damit berechneten statistischen Kenngrößen:

Tab. 5: Sinnvolle Rechenoperationen bzw. statistische Kenngrößen in Abhängigkeit vom Skalentypus

	Skalentypus			
statistische Kenngröße	**Nominal**	**Ordinal**	**Intervall**	**Verhältnis**
Rechenoperation				
Zählen	👍	👍	👍	👍
Differenz		👍	👍	👍
Quotient (Nenner: Anzahl)			👍	👍
Quotient (ohne Einschränkung)				👍
statistische Kennzahl				
Häufigkeit	👍	👍	👍	👍
Modus	👍	👍	👍	👍
Summenhäufigkeit		👍	👍	👍
Median		👍	👍	👍
Mittelwert			👍	👍
Standardabweichung			👍	👍
rel. Standardabweichung (Variationskoeffizient)				👍

13.5 Statistische Kenngrößen

13.5.1 Lagemaße

An folgendem Beispiel sollen einige statistische Kennzahlen verdeutlicht werden: Auf einer Tablettenpresse werden genau 21 Tabletten gepresst, die anschließend hinsichtlich ihrer Masse untersucht werden.

Tablette Lfd. Nr. Index i	**Masse [g] Urwertliste m_i**	**Masse [g] geordnete Liste $m_{(i)}$**
1	0.245	0.215
2	0.255	0.226
3	0.234	0.228
4	0.215	0.228
5	0.273	0.233
6	0.242	0.234
7	0.238	0.235

Tablette Lfd. Nr. Index i	Masse [g] Urwertliste m_i	Masse [g] geordnete Liste $m_{(i)}$	
8	0.247	0.235	← Modus
9	0.261	0.235	
10	0.235	0.238	
11	0.233	0.239	← Median
12	0.246	0.239	
13	0.228	0.241	
14	0.235	0.242	
15	0.226	0.245	
16	0.251	0.246	
17	0.239	0.247	
18	0.228	0.251	
19	0.241	0.255	
20	0.235	0.261	
21	0.239	0.273	

13.5.2 Arithmetischer Mittelwert

Der arithmetische Mittelwert x_m (auch $\bar{x}$) berechnet sich aus der Summe der Einzelwerte, die durch die Anzahl der Messwerte geteilt wird:

$$x_m = \frac{\sum_{i=1}^{n} x_i}{n}$$

oder in der mathematisch formal nicht ganz korrekten, aber für die pharmazeutische Praxis meist ausreichenden Form

$$x_m = \frac{\Sigma x}{n}$$

Excel berechnet den Mittelwert nach

=Mittelwert(Wertebereich)

Der Mittelwert der aufgelisteten Tablettenmassen beträgt 0.240 g.

Wie kommt es nun zu dieser allgemein bekannten Formel zur Berechnung des Mittelwertes? Hierzu führen wir folgende Überlegungen an: Alle Messwerte streuen um einen Wert, den wir mit Mittelwert bezeichnen wollen. Alle Einzelwerte sollen »gleichmäßig« um diesen Wert herum verteilt sein, die »Abweichungen« sich also unter dem Strich die Waage halten.

13.5.2.1 Ansatz über die mittleren Abweichungen

Schätzen wir also einen beliebigen Wert x_m als Mittelwert und schauen uns die Abweichungen anhand eines Beispieles an:

Beispiel:
Bei der Bruchfestigkeitsprüfung von Suppositorien erhält man folgende Bruchkräfte in N: 24, 14, 18, 20, 28, 16, 30, 25, 26, 19.

Schätzt man den Mittelwert als den kleinsten Wert der Abweichungsquadrate, ergibt sich 22 N, würde man jedoch versuchen, den Mittelwert über die kleinsten Abweichungen zu schätzen, dann erhält man immer den gleichen kleinen Wert von 46, solange gleichviele Werte oberhalb wie unterhalb des Schätzwertes liegen.

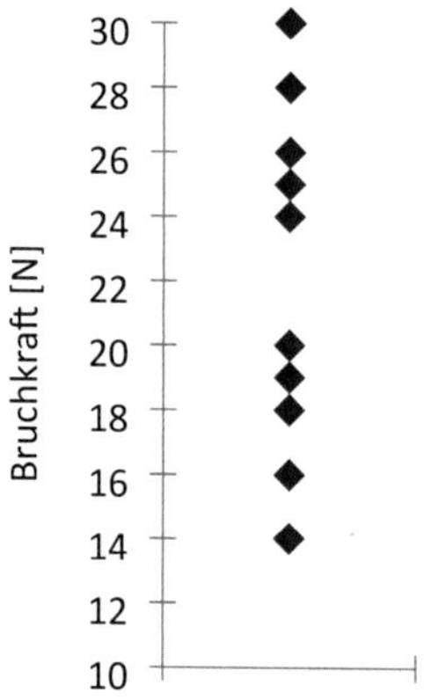

Abb. 62: Bruchkräfte von Suppositorien

Geschätzter Mittelwert	18	19	**20**	**21**	**22**	**23**	**24**	25	26
Summe der Abweichungen	52	48	**46** ↑	**46** ↑	**46** ↑	**46** ↑	**46** ↑	48	52

Dies heißt, dass für jeden beliebigen Wert zwischen 20 und 24 die Abweichungen gleich klein sind. Jeder so geschätzte Wert wäre demnach richtig; das kann ja wohl nicht in unserem Sinne sein.

Wir stellen fest, dass bei Verwendung der Abweichungen kein eindeutiger Wert gefunden werden kann. Hinterfragen wir dieses Phänomen einmal mathematisch und beginnen wir nochmal bei den Abweichungen.

Sie werden je nach beliebig geschätztem Wert x_m mal größer und mal kleiner ausfallen. Die Summe der Abweichungen sind also eine Funktion des geschätzten Mittelwertes. Für sie gilt:

$$f(x_m) = |x_1 - x_m| + |x_2 - x_m| + ... + |x_n - x_m|$$

$$f(x_m) = \sum_{i=1}^{n} |x_i - x_m|$$

Wir wollen denjenigen Wert als Mittelwert wählen, für den die Summe der Abweichungen minimal ist. Mathematisch gesehen findet man das Minimum (oder Maximum) einer Funktion dann, wenn man nach der Stelle sucht, an der ihre Ableitung gleich Null wird.
Probieren wir also die Funktion (mit x_m als Variable) abzuleiten:

$$f(x_m) = \sum_{i=1}^{n} |x_i - x_m|$$

Wenn wir der Einfachheit halber – und mathematisch nicht ganz korrekt – die Betragsstriche ignorieren, erhalten wir:

$$f(x_m) = \sum_{i=1}^{n} (x_i - x_m)$$

$$f(x_m) = \sum_{i=1}^{n} x_i - nx_m$$

Dies ist die Differenz aus einer Konstanten (die Werte x_i sind ja bekannt und nicht selbst vom Mittelwert abhängig) und der mit der konstanten Anzahl an Messwerten zu multiplizierenden Variablen x_m.
Da die Ableitung der Konstanten Null ergibt und die Ableitung von $-n \cdot x_m$ gleich $-n$ lautet, erhält man

$$f'(x_m) = 0 - n$$

Mit der Extremwertforderung $f'(x) = 0$ ergibt sich:

$$0 = 0 - n$$

$$n = 0$$

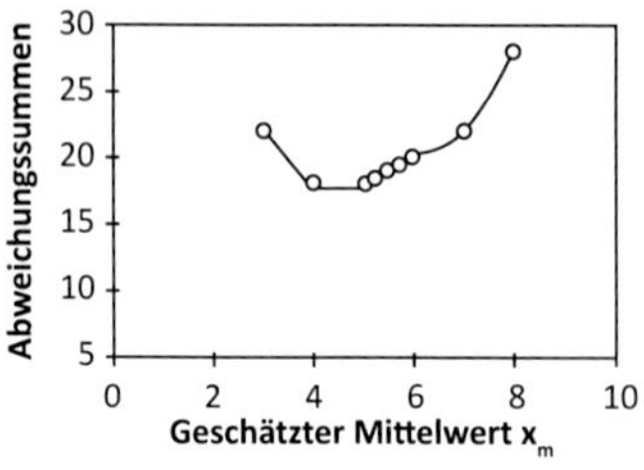

Abb. 63: Die Abweichungen bilden kein eindeutiges Minimum aus.

Diese Formel ist also nicht differenzierbar, d. h. wir können demnach kein eindeutiges x_m berechnen, für das die Abweichungssummen ein Minimum annehmen. Die Tatsache, dass wir kein eindeutiges Minimum finden, wird auch anhand folgender Tabelle und Abbildung deutlich, in denen aus den Zahlen 2, 4, 3, 4, 7, 12, 5 und 7 der Mittelwert gebildet werden soll: Wir finden bei den Werten 4 und 5 sowie bei allen Werten dazwischen als Abweichungssumme 18.
Dieser Ansatz ist daher für uns ungeeignet. Weiterhin ist zu bemerken, dass der tatsächliche Mittelwert, wie wir ihn später berechnen, bei 5.5 liegt; also außerhalb des hier gefundenen »Minimums«.

x_i	**Geschätzter Mittelwert x_m**								
	3	**4**	**5**	**5.25**	**5.5**	**5.75**	**6**	**7**	**8**
2	1	2	3	3.25	3.5	3.75	4	5	6
4	1	0	1	1.25	1.5	1.75	2	3	4
3	0	1	2	2.25	2.5	2.75	3	4	5
4	1	0	1	1.25	1.5	1.75	2	3	4
7	4	3	2	1.75	1.5	1.25	1	0	1
12	9	8	7	6.75	6.5	6.25	6	5	4
5	2	1	0	0.25	0.5	0.75	1	2	3
7	4	3	2	1.75	1.5	1.25	1	0	1
Mittelwert		↓	↓	**Summe der Abweichungen**					
?	**22**	**18**	**18**	**18.5**	**19**	**19.5**	**20**	**22**	**28**

13.5.2.2 Ansatz über die Abweichungsquadrate

Wie sieht es nun aus, wenn wir statt der Abweichungen die Quadrate der Abweichungen heranziehen?

Dann ergibt sich als Funktion der Abweichungssummen:

$$f(x_m) = (x_1\text{-}x_m)^2 + (x_2\text{-}x_m)^2 + \ldots + (x_n\text{-}x_m)^2$$

$$f(x_m) = \sum_{i=1}^{n} (x_i - x_m)^2$$

Mit der Forderung, dass die Ableitung hiervon Null ergeben soll (Minimumbedingung), erhalten wir folgende Gleichung:

$$f'(x_m) = -2(x_1\text{-}x_m) - 2(x_2\text{-}x_m) - \ldots -2(x_n\text{-}x_m) = 0$$

$$f'(x_m) = -2\sum_{i=0}^{n}(x_i - x_m) = 0$$

$$\sum_{i=0}^{n}(x_i - x_m) = 0$$

$$\sum_{i=0}^{n} x_i - \sum_{i=0}^{n} x_m = 0$$

$$\sum_{i=0}^{n} x_i - n \cdot x_m = 0$$

$$x_m = \frac{\sum_{0}^{n} x_i}{n}$$

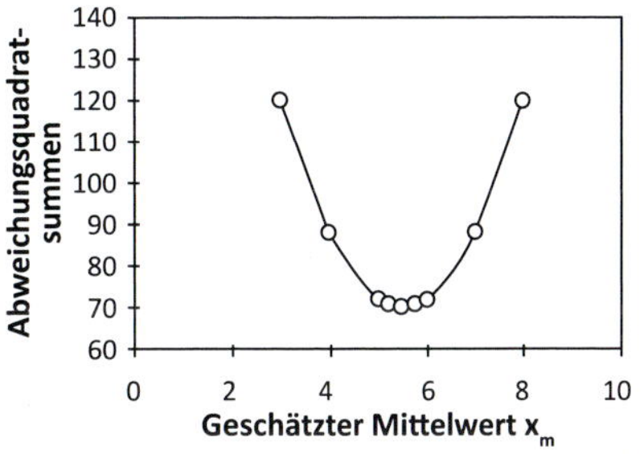

Abb. 64: Verwendet man die Abweichungsquadrate, so erhält man eine Funktion, die ein Minimum aufweist.

Diese Gleichung lässt also die Berechnung des Wertes zu, den wir als Mittelwert bezeichnen wollen. Zu ihm haben die Einzelwerte die geringsten Abweichungsquadrate, wie auch aus folgender Tabelle und Abbildung ersichtlich wird.

x_i	Geschätzter Mittelwert x_m								
	3	**4**	**5**	**5.25**	**5.5**	**5.75**	**6**	**7**	**8**
2	1	4	9	10.56	12.25	14.06	16	25	36
4	1	0	1	1.56	2.25	3.06	4	9	16
3	0	1	4	5.06	6.25	7.56	9	16	25
4	1	0	1	1.56	2.25	3.06	4	9	16
7	16	9	4	3.06	2.25	1.56	1	0	1
12	81	64	49	45.56	42.25	39.06	36	25	16
5	4	1	0	0.06	0.25	0.56	1	4	9
7	16	9	4	3.06	2.25	1.56	1	0	1
Mittelwert	**Summe der Abweichungsquadrate**								
5.5	**120**	**88**	**72**	**70.5**	**70**	**70.5**	**72**	**88**	**120**

13.5.3 Median

Der Median z ist im Gegensatz zum Mittelwert *der mittlere Wert einer geordneten Liste*[55] der Messwerte. In unserem Falle der 21 Tablettenmassen also der elfte von 21 Messwerten. Es liegen also genauso viele Messwerte vor wie hinter dem Median. Besteht die Messreihe aus einer geraden Anzahl von Messungen, so ist der Median der arithmetische Mittelwert der beiden um die Mitte herum liegenden Messwerte; also bei 20 Werten der Mittelwert aus dem neunten und dem zehnten Wert der geordneten Liste.
In unserem Falle beträgt der Median 0.239 g.
Im Vergleich zum Mittelwert ist der Median unempfindlich gegenüber Ausreißern. Weiterhin hat er den Vorteil, dass er früher bestimmt werden kann als der Mittelwert.

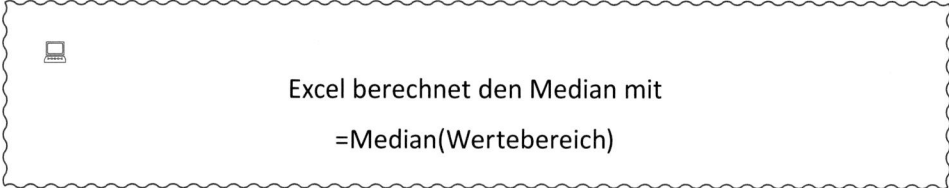

Excel berechnet den Median mit

=Median(Wertebereich)

55 In dieser Liste hängen Index und Messwert nicht mehr zusammen. Man setzt daher den Index des Messwertes in Klammer, z. B. $m_{(i)}$.

Beispiel:
Möchte man im Rattenversuch die Überlebensdauer nach Zytostatikatherapie untersuchen, so kann der Mittelwert erst angegeben werden, wenn die letzte Ratte gestorben ist; und das kann eine lange Zeit dauern. Der Median kann hingegen schon dann beziffert werden, wenn nur noch die Hälfte der Ratten lebt.

13.5.4 Modus

Der Modus D ist *der am häufigsten vorkommende Wert*. Bei obiger Untersuchung der Tablettenmasse kam der Wert 0.235 dreimal vor, alle anderen Werte waren weniger oft vertreten.

Excel berechnet den Modus mit

=Modalwert(Wertebereich)

Die Angabe des Modus ist nur dann sinnvoll, wenn die einzelnen Klassen stark besetzt sind, was mit einer nicht zu schmalen *Klassenbreite* (s. Kap. Klassenanzahl) gewährleistet werden kann. Ansonsten hängt es zu stark vom Zufall ab, in welche Klasse die meisten Beobachtungen fallen.

13.5.5 Geometrischer Mittelwert

Der geometrische Mittelwert wird dann herangezogen, wenn exponentiell verlaufende Erscheinungen wie zum Beispiel das Wachstum von Zellen mit konstanter Zuwachsrate untersucht werden sollen.

Platte lfd. Nr. Index i	CFU[56] nach 3 Tagen
1	16
2	32
3	64
4	32
5	16
6	32

$$\bar{x}_G = \sqrt[n]{x_1 \cdot x_2 \cdot \ldots \cdot x_n}$$

Eine andere Schreibweise hierfür ist auch

$$\bar{x}_G = \sqrt[n]{\prod_{i=1}^{n} x_i}$$

In nebenstehendem Beispiel ergibt sich ein geometrischer Mittelwert von 28.51.

56 Koloniebildende Einheiten (colony forming units)

Excel berechnet den geometrischen Mittelwert mit

=Geomittel(Wertebereich)

Das bei der Berechnung zu bildende Produkt aus allen Messwerten wird zahlenmäßig schnell recht groß. Alternativ und mathematisch korrekt könnte man auch eine logarithmische Darstellung verwenden:

$$\log x_G = 1/n(\log x_1 + \log x_2 + \ldots + \log x_n)$$

In diesem Falle werden die Logarithmen der Messwerte (zu einer beliebigen Basis) summiert und durch die Anzahl der Beobachtungen geteilt. Das Ergebnis entspricht dann dem Logarithmus des geometrischen Mittels (zu der gleichen Basis) oder anders ausgedrückt: Der Logarithmus des geometrischen Mittels ist gleich dem arithmetischen Mittel der logarithmierten Einzelmessdaten.

13.5.6 Harmonischer Mittelwert

Sind Größen zu mitteln, die auf reziproken Zusammenhängen beruhen, so wird der harmonische Mittelwert gebildet, wie dies im Fall der nebenstehenden Frequenzmessung (Frequenz als Kehrwert der Zeit) sinnvoll sein kann. Dieser harmonische Mittelwert berechnet sich nach

$$x_H = \frac{n}{\sum_{i=1}^{n} \frac{1}{x_i}}$$

Damit gilt auch

$$\frac{1}{x_H} = \frac{\sum_{i=1}^{n} \frac{1}{x_i}}{n}$$

Messung (Index i)	**Frequenz [Hz=1/s]**
1	33
2	28
3	26
4	33
5	29
6	31

Vergleicht man obige Formel mit der Gleichung für das arithmetische Mittel, so erkennt man leicht, dass der reziproke Wert des harmonischen Mittels gleich dem arithmetischen Mittelwert aus den Kehrwerten der Einzelmessdaten ist.

Excel berechnet den harmonischen Mittelwert mit

=Harmittel(Wertebereich)

Geometrischer, harmonischer und arithmetischer Mittelwert weichen im Allgemeinen immer *voneinander ab*. Im tabellierten Fall ergibt sich ein harmonischer Mittelwert von 29.78 Hz, wohingegen das arithmetische Mittel genau 30.00 Hz beträgt.
Die Auswahl des »richtigen« Mittelwertes hängt von der Fragestellung und den zugrundeliegenden Gesetzmäßigkeiten ab.

13.5.7 Streumaße

Wenn nun der Mittelwert bekannt ist, stellt sich sogleich die Frage, wie weit die einzelnen Messwerte um diesen Mittelwert herum streuen.

13.5.8 Spannweite

Die Spannweite w (Variationsbreite, range) ist das einfachste Streuungsmaß und ergibt sich aus der Differenz zwischen höchstem und niedrigstem Einzelwert. Damit ist es allerdings auch sehr anfällig gegenüber Ausreißern.

$$w = x_{max} - x_{min}$$

In Excel lässt sich die Spannweite indirekt über

=max(Wertebereich)-Min(Wertebereich)

berechnen

13.5.9 Mittlere Abweichung

Die mittlere Abweichung A_m ist die Summe aller Differenzen aus beobachtetem Wert und Mittelwert.

$$A_m = \frac{1}{n}\sum_{i=1}^{n}|x_i - x_m|$$

Excel berechnet die mittlere Abweichung mit

=Mittelabw(Wertebereich)

Da die mittlere Abweichung bezogen auf den Mittelwert kein Minimum darstellt, ist sie zwar ein sehr bildliches Streumaß, aber ohne praktische Bedeutung.

13.5.10 Standardabweichung einer Stichprobe

Ein besseres Maß zur Beschreibung der Streuung ist die Standardabweichung s. Sie ist definiert als

$$s = \sqrt{\frac{\sum (x - x_m)^2}{n - 1}}$$

Ihr Quadrat wird auch als *Varianz* (s^2) bezeichnet. Diese hat jedoch keine praktische Entsprechung und wird daher nur selten angegeben.

$$s^2 = \frac{\sum (x - x_m)^2}{n - 1}$$

Excel berechnet die Stichprobenstandardabweichung bzw. die Varianz

=Stabw(Wertebereich)

=Varianz(Wertebereich)

Bei n = 2 bis 10 Werten kann die Standardabweichung auch ohne großen Verlust an Genauigkeit mithilfe der Näherung (»Schnellschuss«)

$$s \approx \frac{x_{max} - x_{min}}{\sqrt{2}}$$

angegeben werden, wenn die Daten annähernd normalverteilt sind. Hier ist jedoch Vorsicht bei Ausreißern geboten!

13.5.11 Standardabweichung der Grundgesamtheit

Soll nicht die Standardabweichung einer Stichprobe, sondern diejenige einer Grundgesamtheit berechnet werden, so dividiert man nicht durch n–1, sondern »nur« durch n. Als Formelzeichen verwendet man dann anstelle des s ein σ.

$$\sigma = \sqrt{\frac{\sum (x - x_m)^2}{n}}$$

Excel berechnet die Standardabweichung bzw. Varianz der Grundgesamtheit mit

=Stabwn(Wertebereich)

=Varianzen(Wertebereich)

13.5.12 Relative Standardabweichung (Variationskoeffizient)

Noch einfacher als die Standardabweichung ist die relative Standardabweichung (Variationskoeffizient, VK) zu deuten. Sie ist der Quotient aus Standardabweichung und Mittelwert

$$s_{rel} = \frac{s}{x_m} \quad (\text{ggf. } \cdot 100\%)$$

und damit eine dimensionslose Zahl. Multipliziert man sie mit 100 %, so erhält man die relative Standardabweichung in Prozent.

13.5.13 Fehler des Mittelwertes

Da der genaue Mittelwert bei einer begrenzten Zahl an Untersuchungen nur ein Schätzwert ist[57], ist auch er mit einem Fehler behaftet. Die Größe des Mittelwertfehlers (Standardfehler des Mittelwertes, SEM) wird berechnet nach

$$s_{\bar{x}} = \frac{s}{\sqrt{n}} = \sqrt{\frac{\Sigma(x - x_m)^2}{n(n-1)}}$$

(für den arithmetischen Mittelwert)

57 Den wahren Mittelwert kennt man erst dann, wenn man die ganze Grundgesamtheit untersucht hat, in unserem Falle also *alle* produzierten Tabletten gewogen worden sind.

Demnach gilt mit obiger Näherung für die Standardabweichung s hier für den arithmetischen Mittelwertfehler:

$$s_x \approx \frac{x_{max} - x_{min}}{n}$$

> Die Mittelwerte werden mit der gleichen Anzahl Nachkommastellen angegeben wie der ungenaueste Einzelwert, die Streuungen mit einer Stelle mehr.

Übungsaufgabe 61:
Sie messen in einem zellbiologischen Experiment folgende transepithelialen Widerstände[58] [kW]:

1.87, 2.98, 3.61, 1.20, 1.94, 2.76, 3. 21, 3.47, 2.53

Berechnen Sie Mittelwert, Spannweite, Standardabweichung und Standardfehler des Mittelwertes.
Stellen Sie jeweils den Mittelwert als Balkendiagramm mit jeweils einem Streumaß als Fehlerbalken graphisch dar.
Welches Maß ist am besten geeignet, um schlechte Versuchsergebnisse schön aussehen zu lassen?

13.5.14 Quantile

Ein bestimmtes *Quantil* (Fraktile) enthält den Bereich, in dem gerade dieser bestimmte Anteil der Messwerte liegt. Meist spezifiziert man die Art der Unterteilung genauer und spricht dann von *Dezilen* (10 Abschnitte, 9 Unterteilungen), *Perzentilen* (100 Abschnitte, 99 Unterteilungen) oder *Quartilen* (4 Abschnitte, 3 Unterteilungen). Das erste oder »untere« Quartil umfasst die ersten 25 % der Messwerte, das zweite oder auch »mittlere« Quartil 25 weitere Prozent, also insgesamt 50 %[59], das dritte oder »obere« Quartil wiederum weitere 25 %, also insgesamt 75 %. Das letzte Quartil umfasst insgesamt 100 %.
Das erste Dezil umfasst die ersten 10 %, das erste Perzentil das erste Prozent aller Messwerte. Letzteres entspricht einem Fraktil von 0.01.

58 Diese werden als Maß für die Dichtheit eines Zellmonolayers angesehen: Je größer der Widerstand, umso dichter der Zellverband.

59 Damit enthält das zweite Quartil, das dem 50 %-Quantil oder dem Fraktil 0.5 entspricht, die Hälfte der Messwerte. Dies entspricht genau der Definition des Medians. Beide Zahlenwerte sind also gleich und drücken das Gleiche aus.

Der häufig angegebene Quartilabstand umfasst das zweite (25–50 %) und das dritte (50–75 %) Quartil, also den Bereich der mittleren 50 % aller Werte.
Alle Quantilen sind gleichermaßen ein Maß für die Lage einer Verteilung als auch für deren Breite.
Die obigen Begriffe lassen sich ebenso auch auf Wahrscheinlichkeitsfunktionen anwenden und beschreiben dann den Bereich, der bestimmte Wahrscheinlichkeiten umfasst.

Excel gibt das Fraktil zu n (z. B. n = 0.1) zurück mit

=Quantil(Wertebereich;n)

13.6 Berechnung von Mittelwerten aus abhängigen Messwertepaaren

13.6.1 Funktioneller Zusammenhang zwischen Größen

Für viele Größen ist ein theoretischer Zusammenhang bekannt, der in der allgemeinen Form y = f(x) ausgedrückt werden kann, wie folgende Beispiele zeigen:

Spektralphotometrie (Lambert-Beer)	$E = \varepsilon \cdot c \cdot d$
Radioaktiver Zerfall	$N = N_0 \cdot e^{-kt}$
Sedimentation (Stokes)	$v = \frac{2}{9} \cdot g \cdot \frac{(\rho_K - \rho_{Fl})r^2}{\eta}$
Diffusion (1. Ficksches Gesetz)	$\frac{dm}{dt} = -D \cdot A \frac{dc}{dx}$

Bei der Spektralphotometrie hängt beispielsweise die Absorption A von der Konzentration c oder der Schichtdicke d, nicht jedoch von der Zeit t ab.
Solche abhängigen und unabhängigen Größen haben für die Versuchsdurchführung und die Auswertung große Bedeutung.

13.6.1.1 Unabhängige Größen

Bleiben wir bei der Spektralphotometrie als konkretes Beispiel: Wenn wir zu verschiedenen Zeitpunkten die Absorption einer Lösung eines chemisch stabilen Stoffes messen, so werden wir im Rahmen der Messungenauigkeit stets den gleichen Wert messen. Die Messwertepaare aus Absorption und Zeit sind also voneinander unabhängig. Wir können somit leicht eine mittlere Absorption angeben, indem wir den Mittelwert aus den einzelnen Absorptionsmesswerten berechnen.
Auf den Messzeitpunkt braucht man bei der Durchführung einer einfachen spektralphotometrischen Bestimmung also nicht zu achten.

13.6.1.2 Abhängige Größen

Anders verhält es sich, wenn wir nicht den Messzeitpunkt variieren, sondern die Konzentration der Lösung.
In diesem Falle haben wir es mit abhängigen Größen zu tun, denn je größer die Konzentration gewählt wird, umso größer wird die Absorption ausfallen.

13.6.2 Lineare Regression

Möchten wir den konstanten Extinktionskoeffizienten ε berechnen, so könnte dies durch eine einmalige Messung eines Wertepaares aus Konzentration c und Absorption E in einer Küvette bekannter Schichtdicke d geschehen. Solch eine Einzelmessung kann jedoch mit einem großen Fehler behaftet sein. Sicherer wird das Ergebnis durch mehrere Messungen bei unterschiedlichen Konzentrationen. Da auch jede Einzelmessung mit einem Fehler behaftet sein wird, stellt sich bei der Auswertung der Wertepaare auch wieder die Frage nach dem wahrscheinlichsten Wert für den Parameter ε, mit dem der Zusammenhang $E = \varepsilon \cdot c \cdot d$ genau beschrieben werden kann.
Allgemein geht man bei der linearen Regression von der Vorstellung aus, dass der funktionelle Zusammenhang $y = a \cdot x + b$ (oder $y= a \cdot x$, wenn die Gerade durch den Koordinatenursprung verläuft) besteht, der gemessene Wert für y aber immer mit einer Streuung verbunden ist. Bei mehreren Paaren aus x-Wert und gemessenem y^* lässt sich die Beziehung zwischen x und y am besten durch eine Ausgleichsgerade beschreiben, wobei gleichviel Punkte ober- wie unterhalb der Geraden liegen sollen und die »Abweichungen« (oder richtig: die Abweichungsquadrate) von dieser Geraden minimal sind. Das, was sich bildlich gesehen recht einfach anhört, ist jedoch mit einigem mathematischen Aufwand verbunden:

13.6.2.1 Ausgleichsrechnung für eine Gerade, die durch den Nullpunkt verläuft

Stellen wir uns zunächst die spezielle Gleichung der Spektralphotometrie – um bei obigem Beispiel zu bleiben –

$$E = \varepsilon \cdot c \cdot d$$

in der allgemeinen Form

$$y = a \cdot x$$

vor (mit $a = \varepsilon \cdot d$, $x = c$ und $y = E$). Wir erhalten somit eine Gerade, die durch den Koordinatenursprung läuft.
Führen wir nun analog zur Berechnung des arithmetischen Mittelwertes auch hier als Bedingung an, dass die Summe der Fehlerquadrate (tatsächlicher Messwert y_i und berechneter Wert y^*) möglichst gering sein soll.

So soll gelten:

$$\sum_{i=1}^{n}(y_i - y^*)^2 = \text{Min}$$

Den berechneten Wert y* erhalten wir gemäß obigem Zusammenhang durch Berechnung aus a und dem Wert x_i:

$$y^* = a \cdot x_i$$

Hiermit ergibt sich dann

$$\sum_{i=1}^{n}(y_i - a \cdot x_i)^2 = \text{Min}$$

Nun müssen wir a so schätzen bzw. variieren, dass wir tatsächlich das Minimum erreichen. Unsere Variable ist also a, der Rest nimmt konkrete Werte an, und wir haben es mit f(a), also einer Funktion von a (nicht von x!), zu tun. Wir suchen nun auch hier wieder das Minimum, indem wir die Ableitung nach a bilden und selbige gleich Null setzen:

$$f(a) = \sum_{i=1}^{n}(y_i - a \cdot x_i)^2$$

$$f(a) = \sum_{i=1}^{n}(y_i^2 - 2y_i a x_i + a^2 x_i^2)$$

$$f'(a) = \sum_{i=1}^{n}(-2y_i x_i + 2ax_i^2)$$

$$f'(a) = -2\sum_{i=1}^{n}(y_i x_i - ax_i^2) = 0$$

$$\sum_{i=1}^{n}(y_i x_i - a x_i^2) = 0$$

$$a = \frac{\sum_{i=1}^{n} x_i y_i}{\sum_{i=1}^{n} x_i^2}$$

Für eine lineare Regression einer durch den Ursprung verlaufenden Geraden der Form $y = a \cdot x$ gilt:

$$a = \frac{\sum_{i=1}^{n} x_i y_i}{\sum_{i=1}^{n} x_i^2}$$

13.6.2.2 Ausgleichsrechnung für eine Gerade, die nicht durch den Nullpunkt verläuft

Wie sieht es aus, wenn wir eine lineare Beziehung zwischen den Messgrößen haben, die nicht durch den Koordinatenursprung verläuft, sondern einen Ordinatenversatz aufweist?

Formal ergibt sich daraus die Funktionsgleichung

$$y = ax + b$$

Auch hier stellen wir die Forderung, dass die Summe der Abweichungsquadrate minimal sein soll.

$$\sum_{i=1}^{n}(y_i - (a \cdot x_i + b))^2 = \text{Min}$$

Im Gegensatz zum obigen Fall müssen wir nun zwei Parameter schätzen. Die Berechnung soll für jeden Parameter getrennt erfolgen.
Wir bilden also für die Parameter a und b getrennt die Ableitungen und setzen sie gleich Null.

Für den variablen Parameter a gilt unter der Annahme, dass alle anderen Werte (auch b) bekannt seien:

$$f(a,b) = \sum_{i=1}^{n}(y_i - (a \cdot x_i + b))^2$$

$$f(a,b) = \sum_{i=1}^{n}(y_i - a \cdot x_i - b)^2$$

Abgeleitet nach a bzw. nach b ergibt sich unter Anwendung der Kettenregel:

$$f'(a) = \sum_{i=1}^{n}(2(y_i - ax_i - b) \cdot - x_i)$$

$$f'(b) = \sum_{i=1}^{n}(2(y_i - ax_i - b) \cdot - 1)$$

Beide Gleichungen sollen jeweils Null ergeben (Minimumbedingung!). Daher muss gelten:

$$f'(a) = \sum_{i=1}^{n}(2(y_i - ax_i - b) \cdot - x_i) = 0$$

$$\sum_{i=1}^{n}((y_i - ax_i - b) \cdot x_i) = 0$$

$$\sum_{i=1}^{n}(x_i y_i - ax_i^2 - bx_i) = 0$$

$$a\sum_{i=1}^{n} x_i^2 - \sum_{i=1}^{n} x_i y_i + b\sum_{i=1}^{n} x_i = 0$$

$$f'(b) = \sum_{i=1}^{n}(2(y_i - ax_i - b) \cdot - 1) = 0$$

$$\sum_{i=1}^{n}(y_i - ax_i - b) = 0$$

$$\sum_{i=1}^{n} y_i - a\sum_{i=1}^{n} x_i - \sum_{i=1}^{n} b = 0$$

$$\sum_{i=1}^{n} y_i - a\sum_{i=1}^{n} x_i - nb = 0$$

Für b folgt hieraus:

$$b = \frac{\sum_{i=1}^{n} y_i - a\sum_{i=1}^{n} x_i}{n}$$

Setzt man dies in die Gleichung

$$a\sum_{i=1}^{n} x_i^2 - \sum_{i=1}^{n} x_i y_i + b\sum_{i=1}^{n} x_i = 0$$

ein, so ergibt sich:

$$a\sum_{i=1}^{n} x_i^2 - \sum_{i=1}^{n} x_i y_i + \frac{\sum_{i=1}^{n} y_i - a\sum_{i=1}^{n} x_i}{n}\sum_{i=1}^{n} x_i = 0$$

und nach Erweitern mit n:

$$na\sum_{i=1}^{n} x_i^2 - n\sum_{i=1}^{n} x_i y_i + \sum_{i=1}^{n} y_i \sum_{i=1}^{n} x_i - a\sum_{i=1}^{n} x_i \sum_{i=1}^{n} x_i = 0$$

$$na\sum_{i=1}^{n} x_i^2 - n\sum_{i=1}^{n} x_i y_i + \sum_{i=1}^{n} x_i \sum_{i=1}^{n} y_i - a\left(\sum_{i=1}^{n} x_i\right)^2 = 0$$

$$a\left(n\sum_{i=1}^{n} x_i^2 - \left(\sum_{i=1}^{n} x_i\right)^2\right) = n\sum_{i=1}^{n} x_i y_i - \sum_{i=1}^{n} x_i \sum_{i=1}^{n} y_i$$

$$a = \frac{n\sum_{i=1}^{n} x_i y_i - \sum_{i=1}^{n} x_i \sum_{i=1}^{n} y_i}{n\sum_{i=1}^{n} x_i^2 - \left(\sum_{i=1}^{n} x_i\right)^2}$$

Nun bleibt nur noch b zu berechnen.
Hierzu setzen wir einfach a in obige Gleichung für b ein.

$$b = \frac{\sum_{i=1}^{n} y_i - a\sum_{i=1}^{n} x_i}{n}$$

Excel berechnet die Werte für a und b

=Achsenabschnitt(y-Wertebereich;x-Wertebereich)

=Steigung(y-Wertebereich;x-Wertebereich)

13.6.2.3 Ausgleichsrechnung für andere Funktionen nach Transformation

Lassen sich die Ausgleichsrechnungen für Exponentialfunktionen oder Polynome zweiten Grades noch nach obigem Schema berechnen, ist es für andere Funktionen nicht mehr so einfach, die Ausgleichsrechnungen durchzuführen. Hier behilft man sich des Ausweges über die Transformation.

Schafft man es, durch geschicktes Umformen und Auftragen geeigneter Größen, den Zusammenhang so darzustellen, dass eine Gerade resultiert, so kann die Regression leicht nach obigem Schema durchgeführt werden.

13.6.2.3.1 Logarithmische Regression

Für die Regression von Datenpunkten, die der Form

$$y = a \cdot \ln(x) + b$$

entsprechen, ergeben sich für Steigung a und Ordinatenabschnitt b folgende Berechnungsgrundlagen.

$$a = \frac{n\sum_{i=1}^{n} \ln(x_i)\cdot y_i - \sum_{i=1}^{n} \ln(x_i)\sum_{i=1}^{n} y_i}{n\sum_{i=1}^{n} \left(\ln(x_i)\right)^2 - \left(\sum_{i=1}^{n} \ln(x_i)\right)^2}$$

$$b = \frac{\sum_{i=1}^{n} y_i - a\sum_{i=1}^{n} \ln(x_i)}{n}$$

Man kommt auf diese Formeln entweder im Zuge der oben beschriebenen partiellen Ableitung oder – einfacher – dadurch, dass man sich die Gleichung

$$y = a \cdot \ln(x) + b$$

als Gleichung der Form

$$y = a \cdot X + b$$

mit X = ln(x) vorstellt. Dann braucht man lediglich in den Formeln für a und b der einfachen linearen Regression X durch ln(x) zu ersetzen und gelangt zu den obigen Berechnungen von a und b der logarithmischen Regression.

13.7.2.3.2 Exponentielle Regression

Eine Exponentialgleichung der Form

$$y = b \cdot a^x$$

lässt sich ebenfalls durch geschicktes Umformen unter Anwendung der Logarithmengesetze in eine Geradengleichung der Form

$$Y = A \cdot X + B$$

überführen:

$$\begin{aligned} \ln(y) &= \ln(b \cdot a^x) \\ \ln(y) &= \ln(b) + \ln(a^x) \\ \ln(y) &= \ln(b) + x \cdot \ln(a) \\ \ln(y) &= \ln(a) \cdot x + \ln(b) \end{aligned}$$

Diese Gleichung entspricht $Y = A \cdot x + B$ mit $Y = \ln(y)$, $A = \ln(a)$ und $B = \ln(b)$. Demzufolge kann man auch eine lineare Regression über die x-Werte und die Logarithmen der y-Werte durchführen, wenn man obige Ersetzungen durchführt und erhält damit die Logarithmen von a und b:

$$\ln(a) = \frac{n\sum_{i=1}^{n} x_i \cdot \ln(y_i) - \sum_{i=1}^{n} x_i \sum_{i=1}^{n} \ln(y_i)}{n\sum_{i=1}^{n} x_i^2 - \left(\sum_{i=1}^{n} x_i\right)^2}$$

$$\ln(b) = \frac{\sum_{i=1}^{n} \ln(y_i) - a\sum_{i=1}^{n} x_i}{n}$$

Durch Potenzieren zur Basis e erhält man schließlich die genauen Werte von a und b.

13.6.2.3.3 Potenz-Regression

Durch Umformen erhält man aus Potenzfunktionen der Form $y = b \cdot x^a$

$$\ln(y) = \ln(b \cdot x^a)$$
$$\ln(y) = \ln(b) + \ln(x^a)$$
$$\ln(y) = \ln(b) + a \cdot \ln(x)$$
$$\ln(y) = a \cdot \ln(x) + \ln(b)$$

Dies entspricht einer Geradengleichung nach $Y = a \cdot X + B$, wenn man $Y = \ln(y)$, $X = \ln(x)$ und $B = \ln(b)$ setzt.

Für die Berechnungen von a und b der Regression ergibt sich daher:

$$a = \frac{n\sum_{i=1}^{n} \ln(x_i) \cdot \ln(y_i) - \sum_{i=1}^{n} \ln(x_i) \sum_{i=1}^{n} \ln(y_i)}{n\sum_{i=1}^{n} (\ln(x_i))^2 - \left(\sum_{i=1}^{n} \ln(x_i)\right)^2}$$

$$\ln(b) = \frac{\sum_{i=1}^{n} \ln(y_i) - a\sum_{i=1}^{n} \ln(x_i)}{n}$$

b erhält man durch Potenzieren zur Basis e.

13.6.3 Korrelation

Für die Ausgleichsrechnung mit einer Geraden wurde bisher angenommen, dass ein linearer Zusammenhang zwischen x und y besteht, d. h. dass die Messwerte mehr oder minder gut auf einer Geraden liegen und um diese herum etwas streuen. Die Fragen, die sich hier nun stellen, sind einerseits, wie groß denn die Abweichung von der Geraden ist, und ob tatsächlich ein linearer Zusammenhang besteht. Antwort hierauf gibt der *Korrelationskoeffizient r*. Er berechnet sich aus der Kovarianz s_{xy} der Stichprobe und den Produkten der Standardabweichungen der x- und y-Werte s_x und s_y wie folgt[60]:

$$r = \frac{s_{xy}}{s_x \cdot s_y}$$

60 Bei der Bildung des Quotienten werden keine Standardabweichungen dividiert, sondern es handelt sich hierbei um eine Division einer *Varianz* und zweier *Standardabweichungen*.

Die Standardabweichungen s_x und s_y errechnen sich nach der bekannten Gleichung für die Standardabweichung zu

$$s_x = \sqrt{\frac{\sum_{i=1}^{n}(x_i - x_m)^2}{n-1}} \qquad s_y = \sqrt{\frac{\sum_{i=1}^{n}(y_i - y_m)^2}{n-1}}$$

Die Kovarianz s_{xy} berechnet sich nach

$$s_{xy} = \frac{\sum_{i=1}^{n}(x_i - x_m)(y_i - y_m)}{n-1}$$

Der so ermittelte Korrelationskoeffizient liegt im Bereich zwischen $-1 \leq r \leq 1$. Oftmals wird auch sein Quadrat angegeben, das *Bestimmtheitsmaß* r^2 der linearen Regression genannt wird. Ein $r = 1$ bedeutet, dass die Werte genau auf einer Geraden mit positiver Steigung liegen, bei $r = -1$ liegen sie alle genau auf einer Geraden mit negativer Steigung. Für $r = 0$ lässt sich keine lineare Abhängigkeit der x- und y-Werte feststellen. Die Beurteilung einer Linearität darf jedoch nicht alleine am Zahlenwert von r festgemacht werden, sondern muss im Zusammenhang mit dem Stichprobenumfang n gesehen werden. Für größer werdende n darf r ruhig kleiner werden. Für $n = 5$ Wertepaare sollte $|r| > 0.96$ sein, um ein sehr signifikantes Ergebnis ($\alpha = 0.01$) zu liefern[61]. Für $n = 30$ reicht hierzu ein bedeutend kleinerer Zahlenwert.
Weiterhin sollte man sich nicht nur auf den reinen Zahlenwert verlassen, sondern auch einmal einen Blick auf die Versuchsdaten werfen, ob die Ergebnisse tatsächlich einem linearen Zusammenhang folgen.

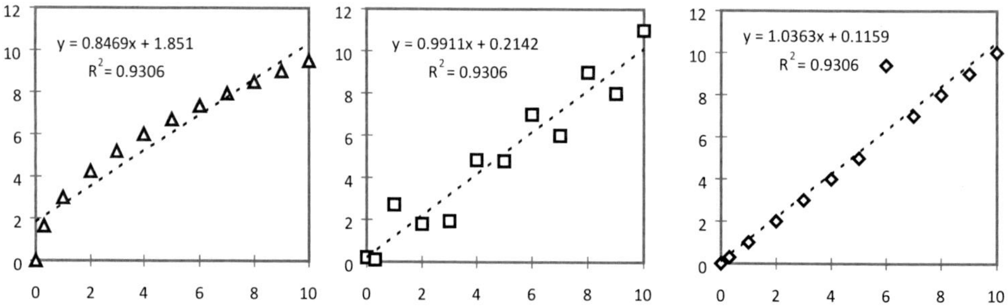

Abb. 65: Drei verschiedene Messreihen mit gleichem Bestimmtheitsmaß von r^2=0.9306

Bei der linken Messreihe ist kein linearer Zusammenhang gegeben, bei der rechten Messreihe ist anscheinend ein Ausreißer nicht als solcher erkannt worden. Nur bei der mittleren Messreihe ist eine Regression und Betrachtung des Bestimmtheitsmaßes praktisch sinnvoll.

61 Dies gilt für allgemeine Korrelation von statistisch erhobenen Daten. Für Kalibriergeraden, bei denen definitiv ein linearer Zusammenhang besteht, sollte r besser (d. h. größer) als 0.999 sein!

13.7 Darstellung von Messwerten

Die graphischen Darstellungsmöglichkeiten von Messwerten sind mannigfaltig. Daher sollen an dieser Stelle nur einige, häufig verwendete Darstellungsvarianten beschrieben werden.

13.7.1 Reihen (Stabdiagramme)

Stabdiagramme eignen sich gut zur Darstellung von Zählergebnissen nicht-stetiger Merkmale, wie sie bei attributiven Größen auftreten. Hierbei trägt man auf einer Achse in willkürlichen Abständen[62] die Klassen oder Attribute auf. Über diesen wird dann das (Zähl)ergebnis aufgetragen. Ob man hierbei senkrechte Stäbe oder Säulen oder waagerechte Balken wählt, ist inhaltlich unerheblich und bleibt den persönlichen Vorlieben überlassen.

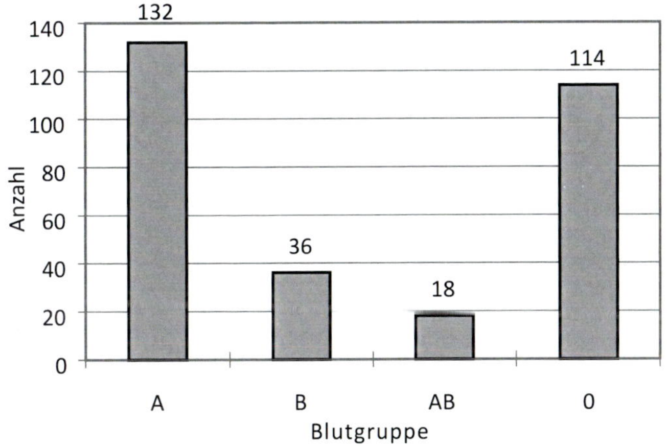

Abb. 66: Das Ergebnis der Blutgruppenbestimmung bei 300 Probanden lässt sich als Stabdiagramm darstellen.

13.7.2 Kuchendiagramme

Kuchen- oder Tortendiagramme sind gut geeignet, um den Anteil bestimmter Merkmale innerhalb der Gesamtpopulation (geschlossener Kreis = 100 %) zu verdeutlichen. Visuell lassen sich getrennt voneinander liegende Tortenstücke jedoch schwerer hinsichtlich ihrer Größe vergleichen, als dies bei Stabdiagrammen möglich wäre.

62 Den Abständen kommt bei dieser Darstellungsart keine Bedeutung zu.

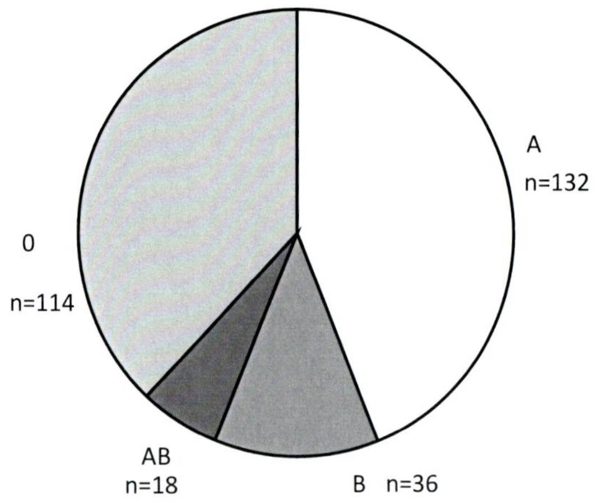

Abb. 67: Zugehörigkeit von 300 Probanden zu den vier Blutgruppen

13.7.3 Liniendiagramme

Während Stabdiagramme meist dazu benutzt werden, eine »Momentaufnahme« mehrerer Werte darzustellen, eignen sich Liniendiagramme dazu, den Verlauf *eines* sich ändernden Wertes darzustellen. Die x-Achse ist hierbei allerdings nicht mit einer strengen quantitativen Skala versehen, sondern hier werden die Werte nur über Rubriken aufgetragen.

13.7.4 x-y-Diagramme

Im Gegensatz zu Liniendiagrammen trägt man bei x-y-Diagrammen »echte« Koordinaten auf, d.h. beide Achsen tragen eine quantitative Skalierung. Die meisten Messwerte wird man im pharmazeutischen Bereich in x-y-Diagrammen auftragen.

Beispiele für x-y-Diagramme sind

- Plasmaspiegelkurven (Konzentration über Zeit)
- Eichgeraden bei spektralphotometrischen Bestimmungen (Extinktion über Konzentration)
- Spektren (Extinktion über Wellenlänge)
- Presskraft-Weg-Diagramme bei Tablettenpressen (Kraft über Stempelweg)
- Porositäts-Bruchfestigkeitsdiagramme bei Tabletten (Bruchfestigkeit über Porosität)
- Titrationskurven (pH-Wert über zugesetztem Volumen)
- Viskositätsmessung nicht-idealviskoser Flüssigkeiten (Schubspannung über Schergeschwindigkeit)

13.7.5 Stamm-Blatt-Darstellung

Bei der Stamm-Blatt-Darstellung (auch Stem-Leaf-Plot) nach Tukey werden die Daten der Urwertliste zunächst klassiert, wobei meist eine »natürliche« Klassierung ausgenutzt wird (so können beispielsweise volle Minuten die Klassen vorgeben). Weiterhin werden in eine Spalte neben diesen Klassen die Werte der Beobachtungen aufsteigend eingetragen[63]. Hieraus ergibt sich schon eine Darstellung, die einem um 90° gedrehten Häufigkeitsdiagramm, wie wir es später noch besprechen, sehr ähnlich ist. Meist wird man noch drei weitere Spalten anfügen, die Angaben zur absoluten (H(x)), relativen (f(x)) und zur Summen-Häufigkeit (F(x)) enthalten.

Tab. 6: Stamm-Blatt-Darstellung der Zerfallszeiten von 40 Tabletten. Die Stamm-Klassierung erfolgt nach vollen Minuten, die Blätter entsprechen den Sekunden.

Klasse (k)	Stamm [min]	Blatt [s]	H(x)	f(x)=H(x)/n	$F(x) = \sum_{i=1}^{k} f(x)$
1	4	46	1	0.0250	0.0250
2	5	22,57	2	0.0500	0.0750
3	6	36	1	0.0250	0.1000
4	7	23,35	2	0.0500	0.1500
5	8	00,04,32,51	4	0.1000	0.2500
6	9	05,11,25,37,42,53	6	0.1500	0.4000
7	10	00,12,17,20,34,45,46,52,58	9	0.2250	0.6250
8	11	02,05,06,07,10,23,36,49	8	0.2000	0.8250
9	12	12,27,42	3	0.0750	0.9000
10	13	00,19	2	0.0500	0.9500
11	14			0.0000	0.9500
12	15	04	1	0.0250	0.9750
13	16			0.0000	0.9750
14	17			0.0000	0.9750
15	18	12	1	0.0250	1.0000
			Summe: n=40	1	

Aus dieser Darstellung lässt sich sehr leicht der Modus (häufigster Wert) und der Median (mittlerer Wert einer geordneten Reihe) ablesen: Der Modus liegt bei 10 Minuten (9 Werte), der Median bei 9.5 Minuten (der Wert 0.5 der Summenhäufigkeit liegt zwischen 9 und 10 Minuten).

63 Hierbei wird immer die gleiche Anzahl von Stellen (i. d. R. zwei) verwendet.

Weiterhin gestattet sie eine erste Abschätzung, ob eine ein- oder mehrgipfelige Verteilung vorliegt, wie weit die Werte streuen und ob evtl. Ausreißer vorhanden sind.

13.7.6 Klassenanzahl

Ergibt sich keine natürliche Klasseneinteilung oder ist die Anzahl von Messwerten, die in jeweils eine Klasse hineinfallen, zu hoch oder zu niedrig, um sinnvolle Aussagen treffen zu können, müssen die Klassen willkürlich, aber sinnvoll gewählt werden. Eine *Klassenanzahl* K von

$$K = 2 \cdot \ln(w)$$

kann als Faustregel für sinnvolle Klasseneinteilungen angesehen werden, w gibt dabei die Spannweite der Messwerte ($x_{max} - x_{min}$; auch Variationsbreite genannt) an.

13.7.7 Verteilungsdiagramme

Ebenfalls schnell zu begreifen sind graphische Darstellungen der Messergebnisse. Dies kann leicht in Form von Häufigkeitsdiagrammen oder Summenhäufigkeitsdiagrammen erfolgen:

13.7.7.1 Häufigkeitsdiagramme

Die Häufigkeitsdiagramme (Dichtediagramme) erhält man am einfachsten, wenn man Klassen bildet, die eine *lückenlose Folge gleich breiter Intervalle* darstellen. Anschließend wird jeder Messwert genau einer Klasse zugeordnet. Im Diagramm werden nun über den Intervallen die Anzahlen der korrespondierenden Messergebnisse eingetragen. Dies kann in Form von Stab- oder Liniendiagrammen erfolgen.
Die Wahl der Klassenbreite sollte nicht zu eng erfolgen, da sonst unter Umständen leere Klassen erhalten werden. Auf der anderen Seite führen zu breite Klassen zu einem Informationsverlust und verwischen die in den Messwerten enthaltene Aussagekraft zu stark.

13.7.7.2 Summenhäufigkeitsdiagramme

Trägt man über der Klasse nicht die Häufigkeit der Einzelwerte auf, sondern die Summe der Zahl der Messwerte, die in diese Klasse fallen oder kleiner sind, so erhält man die Summenhäufigkeit (Verteilungsdiagramm).

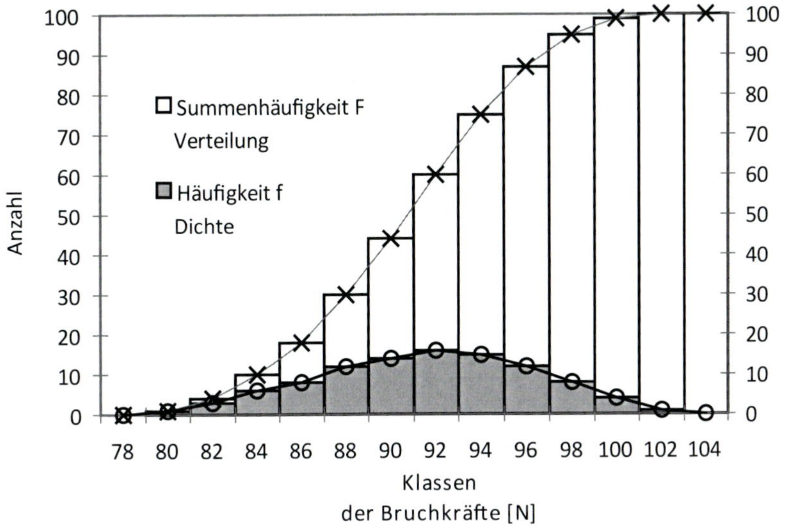

Abb. 68: Darstellung einer Verteilung als Dichtefunktion f (Häufigkeit) oder Verteilungsfunktion F (Summenhäufigkeit) als Stab- und als Liniendiagramm

13.7.8 Zusammenhang zwischen Dichte- und Verteilungsfunktion

Anstelle eines Balkendiagramms kann man auch die Ordinaten der Klassenmitten miteinander verbinden und erhält so stetige Funktionen. Vergleicht man nun beide Funktionen, so stellt man fest, dass die Steigung der Verteilungsfunktion mit den Ordinaten der Dichtefunktion einhergeht: Dort wo die Dichtefunktion ihr Maximum hat, ist die Steigung der Verteilungsfunktion am größten, dort wo die Dichtefunktion geringe Werte liefert, verläuft die Kurve der Verteilungsfunktion flach, d. h. ihre Steigung ist dort gering.
Die Dichtefunktion verhält sich zur Verteilungsfunktion so, als sei sie deren Ableitung bzw. die Verteilungsfunktion sieht aus wie die Stammfunktion der Dichtefunktion. Die Verteilungsfunktion beschreibt nichts anderes als das Integral der Dichtefunktion, gibt also die Größe der Fläche unter der Dichtefunktion an. Daher rührt auch die oftmals anzutreffende Bezeichnung »f« für die Dichtefunktion und »F« für die Verteilungsfunktion.

13.7.9 Boxplot

Als Boxplot bezeichnet man das »Box- und Whiskerdiagramm«, das sich gut zur platzsparenden Darstellung von Verteilungen eignet. Hauptmerkmal des Boxplots

ist ein Kasten, der neben dem als Strich dargestellten *Median*[64] auch das erste und dritte Quartil umfasst. Innerhalb des so dargestellten Abschnittes liegen somit 50 % der Messwerte. Seitlich an diesen Kasten werden Schnurrhaare[65] angesetzt, die Aufschluss über die Breite der restlichen Verteilung vermitteln. Die Länge der Schnurrhaare wird unterschiedlich gehandhabt, meist reichen sie von der 5. bis 95. Perzentile. Man findet jedoch auch das 10. bis zum 90. oder 1. bis 99. Perzentil. Andere Autoren setzen auch Maximum und Minimum der Messwerte ein. Minitab hingegen lässt die Schnurrhaare bis zum letzten Datenwert (Minimum oder Maximum) reichen, begrenzt aber die maximale Länge auf das 1.5-Fache des Abstandes zwischen dem ersten und dritten Quartil und wertet weiter außerhalb gelegene Messwerte als Ausreißer.
Bisweilen wird auch gerne zusätzlich der Mittelwert eingetragen. Bei der Interpretation von Boxplots sollte daher gezielt darauf geachtet werden, was und wie aufgetragen wurde.

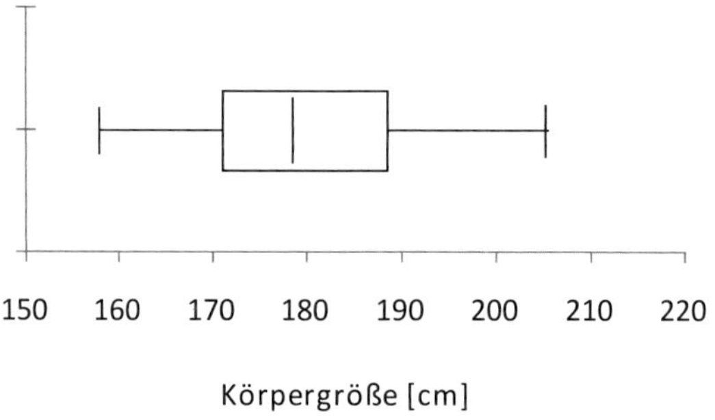

Abb. 69: Box-Whiskerplot der Körpergrößen von potenziellen Probanden (gesund, männlich, 25–40 Jahre). Dargestellt sind Median, erstes bis drittes Quartil, 10. und 90. Perzentile.

Übungsaufgabe 62:
Sie messen Teilchengrößen und ermitteln folgende statistische Kenngrößen:
$x_m = 457\ \mu m$
Median $z = 456\ \mu m$
$Q_{10\%} = 252\ \mu m$
$Q_{25\%} = 378\ \mu m$
$Q_{75\%} = 612\ \mu m$
$Q_{90\%} = 873\ \mu m$
Tragen Sie diese Werte in Form eines Boxplot auf!
Wie groß ist Q_{50}?

64 Bisweilen wird statt des Medians auch der Mittelwert verwendet, manchmal findet man zusätzlich den Mittelwert als Stern dargestellt. Hier sollte man aufpassen!
65 engl: whisker = Katzenschnurrhaare

13.7.10 Layout von Diagrammen

Hat man den zu den Messwerten passenden Diagrammtyp gewählt, sind die Daten sinnvoll einzutragen. Hierfür sollte man sich zunächst Gedanken über die dargestellten Bereich machen. Schwanken die Messwerte nur gering um einen Mittelwert herum, man möchte aber gerade diese Abweichungen darstellen, so wird man auf der Ordinate nicht den gesamten Bereich von Null bis über den Mittelwert hinaus darstellen, sondern lediglich einen Bereich wählen, in dem gerade noch Minimal- und Maximalwert der Daten liegen.

Beispiel:
An einer Tablettenpresse werden nach etwa 30 Sekunden nach Anfahren der Maschine einige Tablettenproben im Sekundenabstand gezogen und gewogen, um festzustellen, ob die Maschineneinstellung für den Sollwert von 240 mg richtig gewählt wurde. Unsinnig ist hier, die komplette Zeit seit Anschalten der Maschine darstellen zu wollen. Ebenfalls können die Abweichungen vom Mittelwert besser dargestellt werden, wenn sich lediglich der interessante Bereich zwischen 230 und 250 mg auf der y-Achse aufgetragen wird.

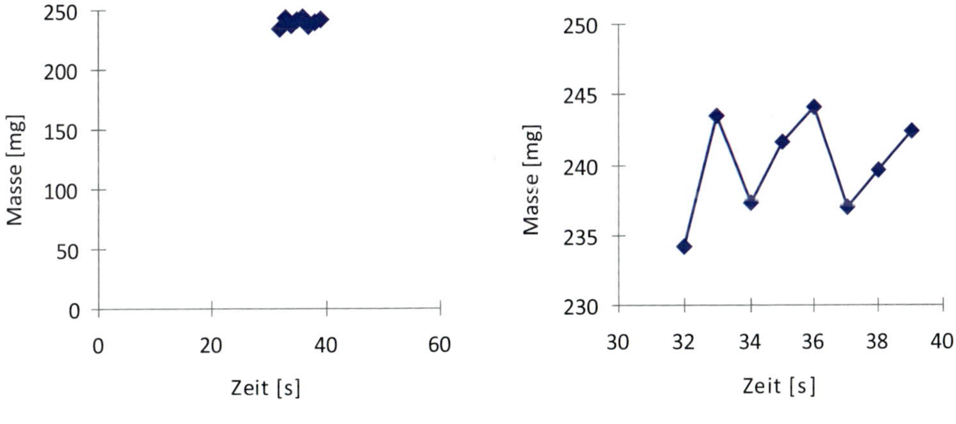

Abb. 70: Graphische Darstellung der Tablettenmassen. Links die ungünstige Version, bei der der Koordinatenursprung innerhalb des Diagrammes liegt, rechts der entsprechende Ausschnitt, der die relevanten Daten enthält.

13.8 Wahrscheinlichkeit

Würfelt man mit einem normalen sechsseitigen Würfel, so ist die Wahrscheinlichkeit, eine »Eins« zu würfeln, genauso groß wie die, eine »Sechs« zu erhalten oder jede beliebige andere Augenzahl dazwischen.
Die Wahrscheinlichkeit P wird angegeben als ein dimensionsloser Zahlenwert zwischen 0 und 1. P = 0 bedeutet dabei »nie« und P = 1 bedeutet »immer«.

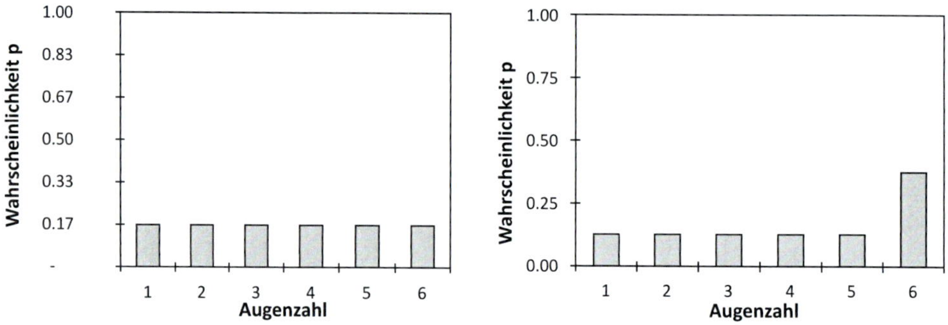

Abb. 71: Wahrscheinlichkeiten beim Würfelspiel. Bei einem normalen Würfel (links) sind die Wahrscheinlichkeiten mit p = 1/6 = 0.166 alle gleich groß. Bei einem geschickt gezinkten Würfel tritt eine bestimmte Augenzahl häufiger auf (rechts). Die Gesamtwahrscheinlichkeit bleibt jedoch immer bei 1.

13.9 Verteilungen

13.9.1 Diskrete Gleichverteilung

Beispiel für eine diskrete Gleichverteilung ist die Augenzahl beim Würfeln. Für jede Augenzahl ist die Wahrscheinlichkeit gleich groß, also 1/6.
Die zugehörigen Dichte- und Verteilungsfunktionen sehen wie folgt aus:

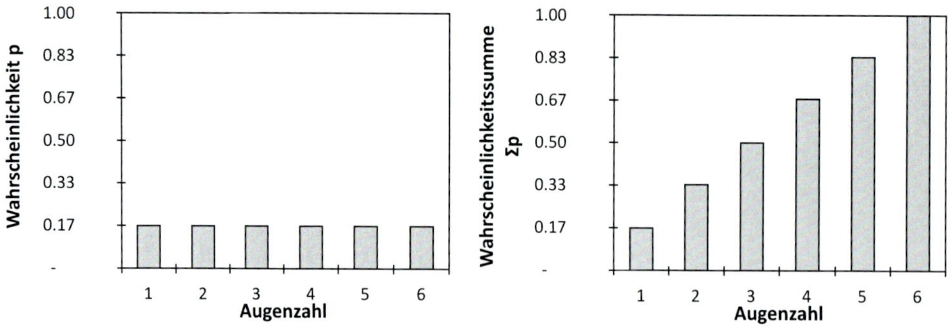

Abb. 72: Dichtefunktion (links) und Verteilungsfunktion (rechts) beim Würfelspiel

13.9.2 Andere »natürliche« Verteilungen

Natürlich folgen nicht alle Verteilungen einer diskreten Gleichverteilung. Bevor diese anderen Verteilungen näher besprochen und unterschieden werden, sollen sie zunächst einmal an einem stellvertretenden Beispiel vorgestellt werden:
Diskutieren wir die Daten zu nebenstehenden Tablettenmassen:

Tab. 7: Massen von 205 Tabletten

Untergrenze ≥ [mg]	Obergrenze < [mg]	Anzahl
0	141	1
141	143	4
143	145	13
145	147	27
147	149	37
149	151	43
151	153	38
153	155	25
155	157	12
157	159	5
159	+∞	0

Die Massen liegen um den Wert 150 mg herum, streuen aber um diesen. Würden wir nun eine weitere Tablette produzieren oder wahllos aus den bereits hergestellten Tabletten eine herausziehen, wie groß wäre wahrscheinlich ihre Masse? Mit $p = 43/205 = 0.21$ läge sie im Bereich 149–151 mg, mit $p = (27+37+43+38+25)/205 = 0.83$ im Bereich 145–155 mg. In dem Intervall von 143 bis 157 mg läge sie mit einer Wahrscheinlichkeit von $p = (13+27+37+43+38+25+12)/205 = 0.95$.

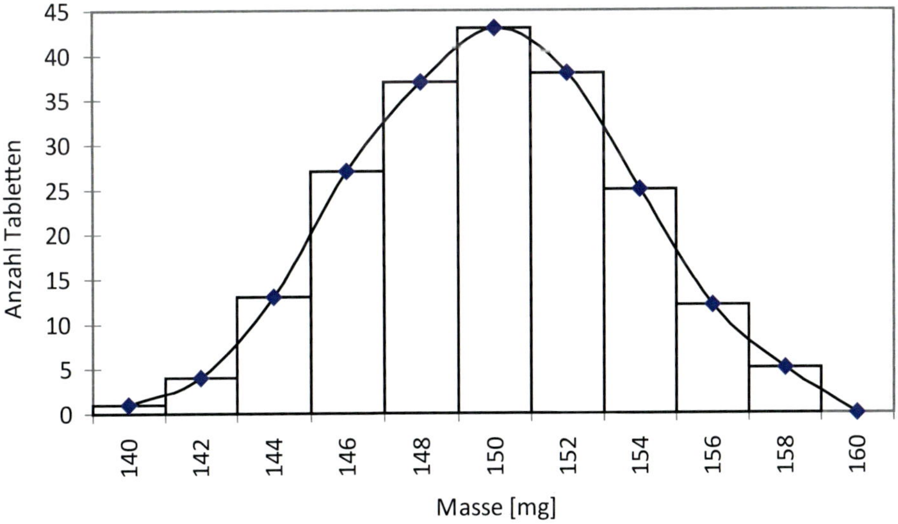

Abb. 73: Dichtefunktion der Tablettenmassen von 205 Tabletten, eingeteilt in Klassen (Klassenbreite 2 mg)

Wie man sieht, ist es schwerlich möglich, die genaue Masse der Tablette zu schätzen, aber doch recht einfach, anzugeben, in welchem Bereich die Tablettenmasse zu erwarten ist.
Im letzten Fall beträgt die Wahrscheinlichkeit 95 %, die Irrtumswahrscheinlichkeit nur 5 %, wobei wir damit rechnen müssten, dass die gezogene Tablette in 2.5 % der Fälle leichter und in 2.5 % der Fälle schwerer sein wird.

> Je kleiner man die Irrtumswahrscheinlichkeit wählt, umso größer wird das abgedeckte Intervall und umso weniger scharf (=unpräziser, schwammiger) die Vorhersage in puncto Gleichheit.

13.9.2.1 Ein- und zweiseitige Betrachtung

Gibt man stattdessen an, dass die Tablettenmasse im Intervall von 0 bis 157mg liegen wird, so beträgt die Wahrscheinlichkeit hierfür

$$p = (1 + 4 + 13 + 27 + 37 + 43 + 38 + 25 + 12)/205 = 0.975\,\%.$$

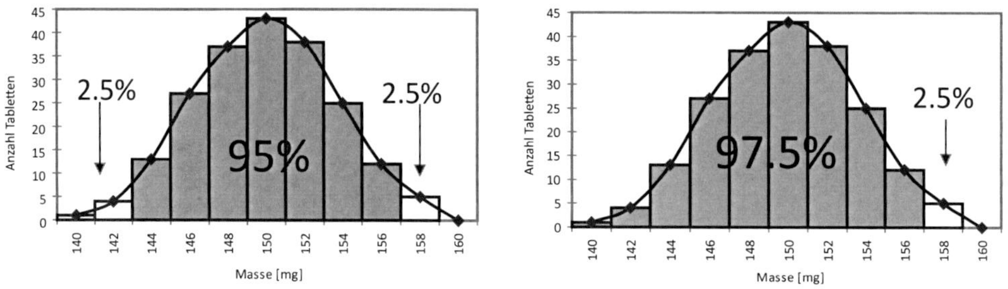

Abb. 74: Die Irrtumswahrscheinlichkeiten sind für jeden Abschnitt mit 2.5 % gleich groß, die abgedeckten Flächen unter den Kurven jedoch nicht!

Die ein- oder zweiseitige Betrachtung ist für die statistischen Testverfahren besonders relevant, daher sollen hierzu noch einige Betrachtungen angestellt werden:

1. Fall:

Wie groß ist die Wahrscheinlichkeit, mit der ein Stichprobenwert um bis zu 5mg vom Mittelwert abweicht, also in den Grenzen 145–155 liegt? Aus obigen Versuchsergebnissen ergibt sich p = 170/205 = 83 %. In 83 % der Fälle wird man also eine Stichprobe ziehen, die innerhalb dieses Bereiches liegt. Man kann also behaupten, dass die Stichprobe innerhalb des angegebenen Bereiches liegt und wird in 83 % mit dieser Behauptung Recht haben. Umgekehrt heißt dies aber, dass man in 17 %

der Fälle einem Irrtum unterliegt und eine Probe zieht, die außerhalb des Bereiches liegt. Dabei kann die Probe sowohl wesentlich zu klein als auch wesentlich zu groß sein, man spricht daher auch von einer *zweiseitigen* Fragestellung.

Eine gleichwertige Frage für das gleiche Problem wären auch:
Ist der Stichprobenwert unterschiedlich vom Mittelwert, wenn 5 mg Toleranz zu beiden Seiten gewährt werden?
Hiermit stellt man also die Frage nach der *Ungleichheit*.

2. Fall:
Etwas anders sieht es aus, wenn man nach der Wahrscheinlichkeit fragt, mit der ein Stichprobenwert größer als der Mittelwert +5mg Toleranz ausfällt. Hier erhält man eine Wahrscheinlichkeit von 92 %. In 8 % der Fälle wird man jedoch eine falsche Vorhersage geben, wenn man behauptet, die Probenmasse würde kleiner als der Mittelwert plus 5 mg sein.
Hier stellt man also nicht die Frage nach einer Ungleichheit, sondern konkretisiert die Richtung und es bleibt eine einseitige Betrachtung übrig.

3. Fall:
Ebenso kann man die Frage stellen, ob eine Probenmasse kleiner als der Mittelwert –5 mg ausfallen wird. Auch hier handelt es sich um eine einseitige Fragestellung.

13.9.3 Gaußsche Normalverteilung

Die gemessenen Werte liegen alle um den Mittelwert herum. Für eine statistische Auswertung ist die Anzahl von 20 Werten etwas gering. Besser wäre ein größerer Probenumfang. Würde man die Tablettenmassen während der Produktion überwachen und eine Stichprobe von z. B. 100 Tabletten ziehen, so würde man auch hier einen Mittelwert berechnen. Außerdem würde man feststellen, dass Messwerte in der Nähe des Mittelwertes ziemlich häufig auftreten, große Abweichungen hingegen recht selten sind. Aufschluss hierüber gibt die nähere Betrachtung der Verteilung. Treten die Messwerte normalverteilt auf, so kann diese »Normalverteilung« (oder Gaußsche Verteilung) auch durch die allgemeine Formel

$$P = f(x) = \frac{1}{\sigma\sqrt{2\pi}} e^{-\frac{(x-x_m)^2}{2\sigma^2}}$$

beschrieben werden, wenn wir uns von dem konkreten Fall der Masse m lösen und allgemeiner eine beliebige Messgröße x verwenden. P[66] gibt dabei die Wahrscheinlichkeit an, mit der ein bestimmter Messwert x auftreten wird. Graphisch

66 engl. probability = Wahrscheinlichkeit, in deutschen Lehrbüchern auch oft mit P bezeichnet

aufgetragen ergibt sich nebenstehendes Diagramm: Der Abbildung kann man entnehmen, wie wahrscheinlich es sein wird, einen bestimmten Messwert zu erhalten: Messwerte in der Nähe des Mittelwertes sind sehr wahrscheinlich, mit größerem Abstand zum Mittelwert wird es unwahrscheinlicher, einen bestimmten Wert tatsächlich in der Messreihe zu haben (Formel und Verteilungsfunktion waren auf dem 10 DM-Schein aufgedruckt).

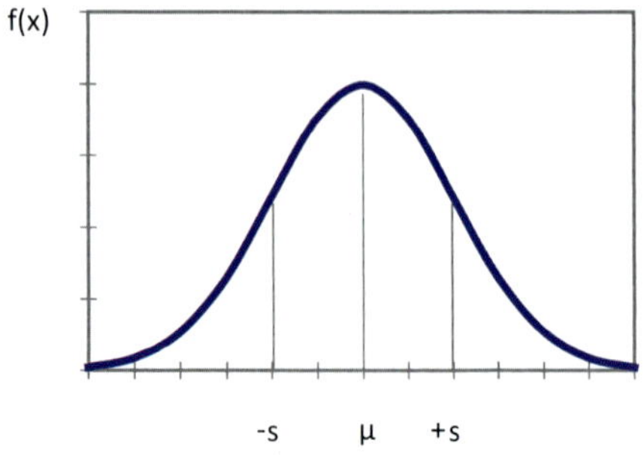

Abb. 75: Gaußsche Verteilung mit μ als Mittelwert und σ als Maß für die Breite

Die Normalverteilung verläuft symmetrisch um den *Mittelwert.* Dieser ist also ein Parameter für die *Lage* der Verteilung. Ein Maß für diese Streuung, also die mittlere Abweichung vom Mittelwert μ, ist die *Standardabweichung* σ, welche die Breite[67] der Gaußschen Glocke in obiger Abbildung beschreibt. Sie ist ein Parameter für die *Breite* der Verteilung.
Weiterhin kann man am Diagramm leicht sehen, dass σ genau dort liegt, wo die Kurve ihren Wendepunkt[68] besitzt.
Der Bereich von $-\sigma$ bis s deckt 68.3 % der Gesamtfläche unter der Kurve ab, d. h. 68.3 % der Werte liegen in diesem Bereich. Zwischen $-2\ \sigma$ und $2\ \sigma$ liegen 95.5 % und zwischen $-3\ \sigma$ und $3\ \sigma$ liegen 99.7 % aller Werte.

13.9.4 Standardnormalverteilung

Von der Gaußschen Normalverteilung kommt man zur sog. Standardnormalverteilung, wenn man als Mittelwert $\mu = 0$ und als Standardabweichung $\sigma = 1$ einsetzt.

$$f(x) = \frac{1}{\sqrt{2\pi}} e^{-\frac{1}{2}x^2}$$

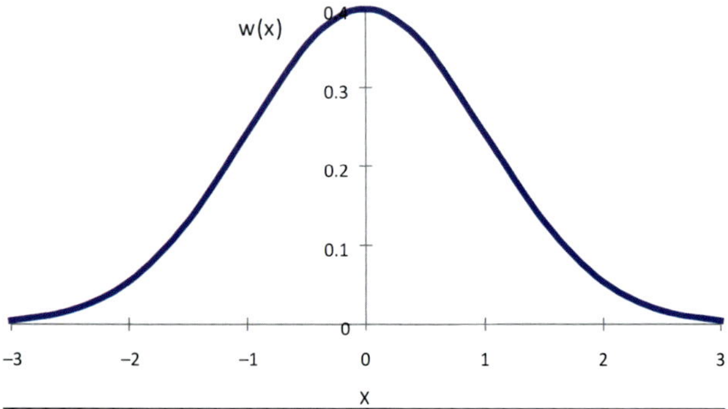

Abb. 76: Dichtefunktion der Tablettenmassen von 205 Tabletten, eingeteilt in Klassen (Klassenbreite 2 mg)

67 Hierunter wird mathematisch die Abszisse der Wendepunkte verstanden.
68 2. Ableitung gleich Null

Damit erhält man für die gesamte Wahrscheinlichkeit unter der Kurve, also das Integral dieser Funktion, den Wert Eins. Die Wahrscheinlichkeit, dass ein beliebiger Messwert in ein bestimmtes Integral fällt, entspricht der Fläche unter der Kurve in dem betrachteten Intervall.

Tab. 8: Fläche unter der Kurve bzw. Häufigkeit H eines bestimmten Wertes in Abhängigkeit von dem Bereich um den Mittelwert

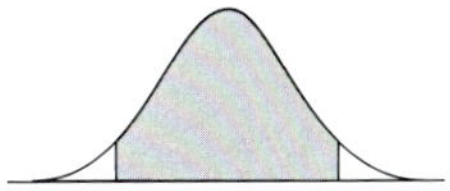

Intervall	−s .. s	−2s .. +2s	−3s .. +3s	−4s .. +4s
H	68.3 %	95.5 %	99.7 %	99.99 %

13.9.5 Student t-Verteilung

Die Normalverteilung ist eine rein theoretische Verteilung, die bei sehr großer Messwerteanzahl (idealerweise n = unendlich) die Realität gut zu beschreiben vermag. Bei kleineren Stichprobenanzahlen stellt man jedoch eine nicht zu unterschätzende Abweichung von diesem idealisierten Kurvenverlauf fest.
Diesem Umstand trägt die von W.S. Gosset aufgestellte Student[69]- oder t-Verteilung Rechnung: Sie ähnelt in ihrem Verlauf der Normalverteilung und geht mit steigenden Stichprobenanzahlen n (Hierfür wird auch die Bezeichnung »Freiheitsgrade« verwendet) schnell in diese über. Die t-Verteilung hat im Vergleich zur Normalverteilung mehr Wahrscheinlichkeit in den Enden, welches zu Lasten der Wahrscheinlichkeit im zentralen Bereich geht.

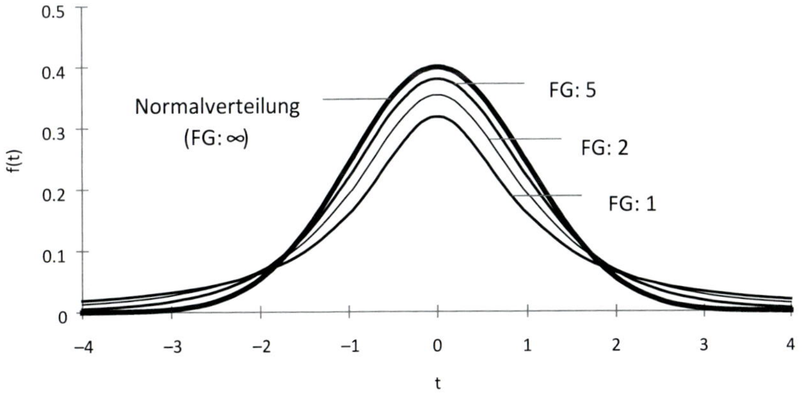

Abb. 77: Vergleich zwischen Normalverteilung und t-Verteilung. Die t-Verteilung geht für n = ∞ in die Normalverteilung über.

69 Er verwendete für seine Veröffentlichung das Pseudonym »Student«.

13.9.6 Schiefe und Exzess

Praktisch gefundene Häufigkeitsverteilungen entsprechen nicht immer der Normalverteilung. Die Frage, ob die Messwerte als normalverteilt angesehen werden dürfen[70], kann leicht anhand von Schiefe (engl. skewness) und Exzess (engl. curtosis) geklärt werden, die ohne großen Aufwand direkt aus den Messdaten, dem Mittelwert und der Standardabweichung berechnet werden können:

Schiefe

$$S = \frac{\sum_{i=1}^{n}(x_i - x_m)^3}{n \cdot s^3}$$

Exzess

$$E = \frac{\sum_{i=1}^{n}(x_i - x_m)^4}{n \cdot s^4} - 3$$

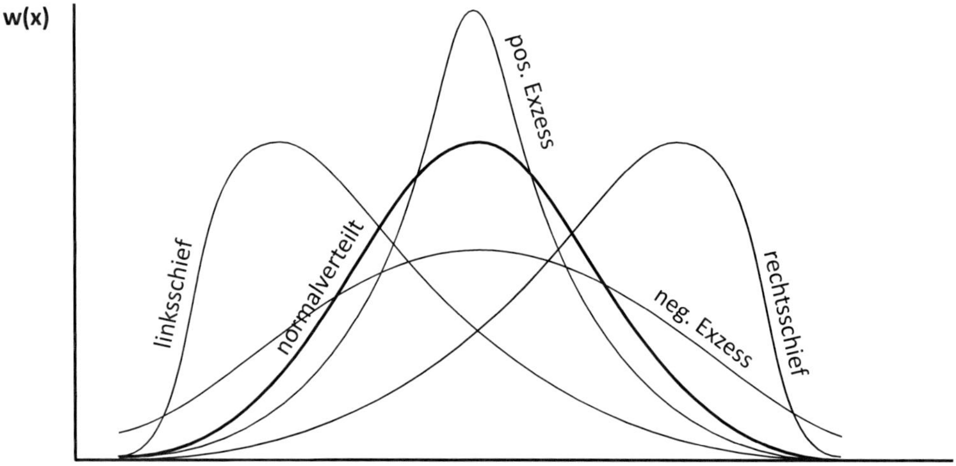

Abb. 78: Schiefe und Exzess

Für eine Normalverteilung sind Schiefe und Exzess gleich Null. Ein positiver Exzess bedeutet, dass die Verteilung steiler, d. h. höher und enger als eine Normalverteilung verläuft, wohingegen ein negativer Exzess einen flacheren Verlauf beschreibt. Ist die Schiefe kleiner als Null, so liegt eine rechtssteile (linksflache) Verteilung vor, eine positive Schiefe kennzeichnet hingegen eine linkssteile (rechtsflache) Verteilung. Letztere ähnelt einer logarithmischen (Normal)verteilung, die nachfolgend erläutert werden soll.

70 siehe hierzu auch nachfolgendes Kapitel »Prüfung auf Vorliegen einer bestimmten Verteilung«

13.9.7 Logarithmische Verteilung

Viele Verteilungen in der Natur verlaufen linkssteil und rechtsflach, weisen also eine positive Schiefe auf. Der Grund hierfür liegt oftmals darin, dass das untersuchte Merkmal einen bestimmten Wert nicht unterschreiten kann, wie z. B. die Zeitmessung (kein Wert kleiner Null) oder die Messung der Zersetzungsprodukte während einer Stabilitätsprüfung eines Arzneimittels. Auch der umgekehrte Fall ist bei der Stabilitätsprüfung denkbar: Es werden nie Arzneistoffgehalte gemessen, die 100 % des Ausgangsgehaltes übersteigen. Hier existiert also eine Obergrenze, die nicht überschritten wird.

Eine logarithmische Verteilung tritt auch häufig bei biologischen Prozessen auf.
Ihre Wahrscheinlichkeit folgt der Gleichung

$$P = f(x) = \frac{1}{\sqrt{2\pi\sigma^2}} \cdot \frac{1}{x} e^{-\frac{(\ln(x-\mu))^2}{2\sigma^2}}$$

Eine logarithmische Verteilung lässt sich in eine Normalverteilung transformieren, wenn man die Abszissenwerte logarithmiert oder logarithmisch darstellt und auf der Ordinatenwerte f(log x) aufträgt.

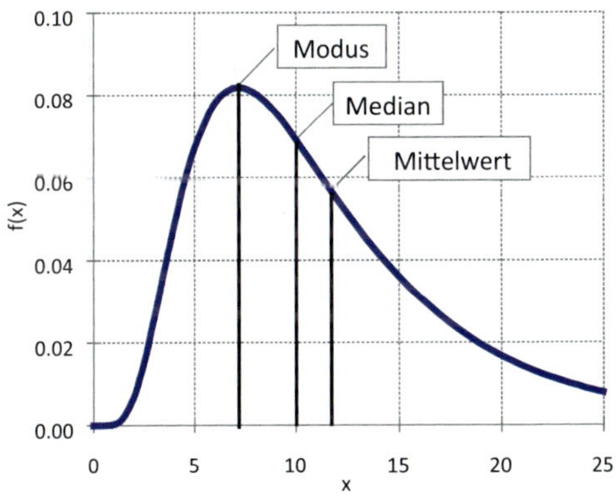

Abb. 79: logarithmische Verteilung (μ_{log} = 1 und σ_{log} = 0.25)

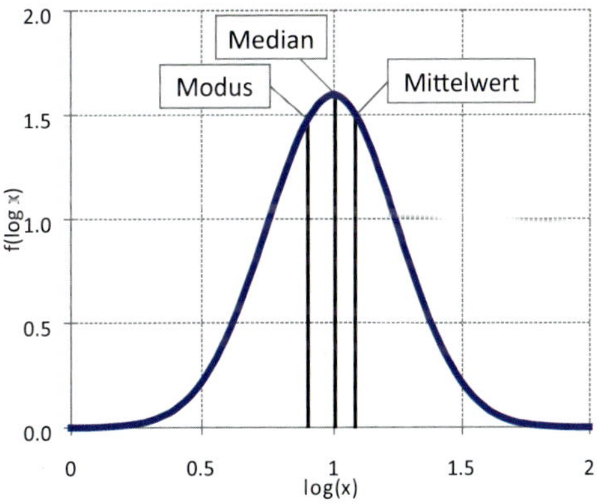

Abb. 80: Die Form der transformierten log-Verteilung entspricht der Normalverteilung. Im Gegensatz zur Normalverteilung (lineare x-Achse), bei der Modus, Median und Mittelwert zusammenfallen, fallen diese drei Lageparameter bei der log-Verteilung nicht zusammen.

13.9.8 RRSB-Verteilung

Insbesondere für das Klassieren von Haufwerken ist eine nicht normale Häufigkeitsverteilung zu erwarten, die auch nicht der logarithmischen Verteilung entspricht. Vielmehr ähneln die Verteilungen von Pulvern, Pellets oder Granulaten sehr oft einer RRSB-Verteilung (benannt nach Rosin, Rammler, Sperling und Bennet).

Hierbei gilt für den y-Wert, welcher der Rückstands*summe*[71] R (in Prozent) über einem bestimmten Siebboden des Siebturmes entspricht:

$$y = R = (100\% - D) = 100\% \cdot e^{-\left(\frac{d}{d'}\right)^n}$$

Die Rückstandssumme steht natürlich mit der Durchgangssumme über R = 100 - D in Beziehung.
Wird diese Gleichung zweimal logarithmiert, so erhält man:

$$\ln R = \ln 100\% + \ln\left(e^{-\left(\frac{d}{d'}\right)^n}\right)$$

$$\ln\frac{R}{100\%} = -\left(\frac{d}{d'}\right)^n$$

$$\ln\frac{100\%}{R} = \left(\frac{d}{d'}\right)^n$$

$$\ln\ln\frac{100\%}{R} = n \cdot (\ln d - \ln d')$$

$$\ln\ln\frac{100\%}{R} = n \cdot \ln d - n \cdot \ln d'$$

Fasst man diese Gleichung als Geradengleichung der Form

$$y = ax + b$$

auf mit $y = \ln\ln(100\%/R)$, $a = n$, $x = \ln d$, $b = -\ln d'$, so wird deutlich, dass man genau dann eine Gerade erhält, wenn man auf der Ordinate den doppelten Logarithmus der Rückstandssumme und auf der Abszisse den einfachen Logarithmus der Siebmaschenweite d aufträgt. Die Parameter *d'* (*charakteristische Korngröße*) und n sind die Parameter, die über Schnittpunkt und Steigung der Geraden bestimmen. Der

71 Die angegebene Funktionsgleichung beschreibt also eine *Verteilungs*- und keine *Dichte*funktion.

Parameter *n* ist dabei Maß für die *Breite der Verteilung*. Je größer n ist (bei Pulvern oft zwischen 1 und 2), umso steiler ist die Gerade und umso schmaler die Verteilung.

Doch was hat es nun mit der charakteristischen Korngröße auf sich und welche Bedeutung kommt ihr zu? Um dies zu untersuchen, wollen wir uns ein Partikel unseres Haufwerkes ansehen, das gerade diese charakteristische Korngröße aufweisen soll. Dessen Partikelgröße d sei also genau gleich d'.

Dann gilt gemäß der RRSB-Gleichung

$$R = 100\% \cdot e^{-\left(\frac{d'}{d'}\right)^n}$$

mit d = d':

$$R = 100\% \cdot e^{-\left(\frac{d}{d'}\right)^n}$$

Im Exponenten des zu logarithmierenden Operanden erhalten wir also eine Eins. Da Eins hoch n unabhängig von n immer Eins ergibt, haben wir also mit der charakteristischen Korngröße eine Größe gefunden, die unabhängig von der Verteilungsbreite n immer genau den gleichen Wert angibt. Sie ist also ein Parameter für die Lage der Verteilung und damit analog zum Mittelwert einer Normalverteilung zu sehen, der ja auch unabhängig von der Streuung, also der Verteilungsbreite, immer gleich ausfällt. Damit ist allerdings noch nicht die Frage geklärt, bei welchem Wert diese charakteristische Korngröße liegt. Rechnen wir also weiter:

$$R = 100\,\% \cdot e^{-1n}$$

$$R = 100\,\% \cdot e^{-1}$$

$$R = 100\,\% / e$$

$$R = 36.8\,\%$$

Dies entspricht einem Durchgang von 63.2 %.

Die *charakteristische Korngröße* der RRSB-Verteilung liegt bei einer *Rückstandssumme von 36.8 %*. Damit ist sie *nicht identisch mit dem Mittelwert* der Normalverteilung, der ja bei 50 % liegt, aber ein ihr äquivalenter Lageparameter.

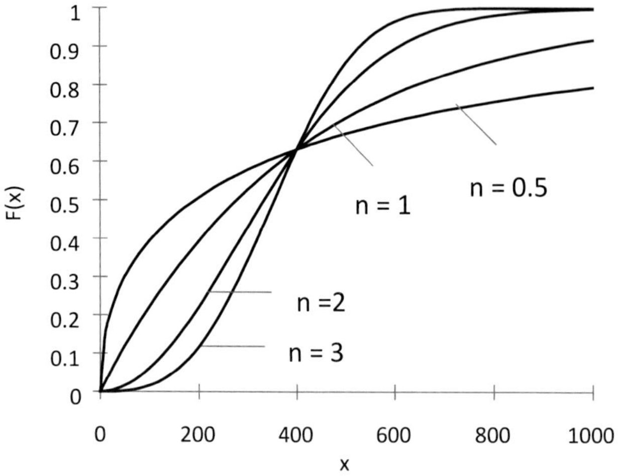

Abb. 81: Die RRSB-Funktion für die Durchgangssumme ist eine ***Verteilungs***funktion (hier für d' = 400 und unterschiedliche n dargestellt). Deutlich ist sichtbar, dass unabhängig von n alle Kurven durch einen gemeinsamen Punkt laufen, dessen Ordinatenwert 0.632 (63.2 %) beträgt.

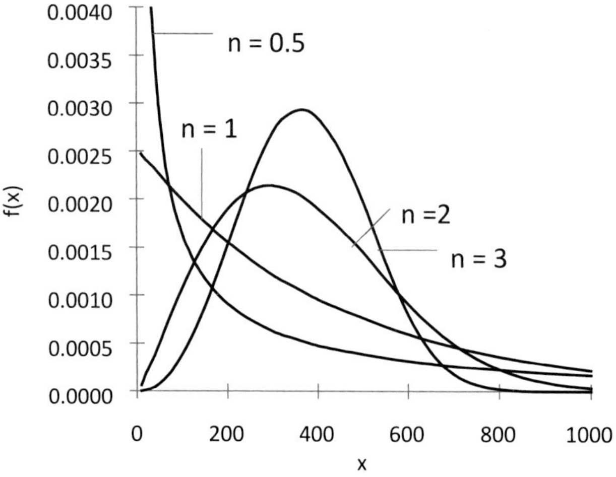

Abb. 82: Die Ableitung der RRSB-Funktion liefert die zugehörige ***Dichte***funktion. Je größer n ausfällt, umso enger wird die Verteilung.

13.9.9 Binomialverteilung (Bernoulli-Verteilung)

Wirft man eine Münze, so ist die Wahrscheinlichkeit p, die »Zahl« zu erhalten, gleich groß wie die Wahrscheinlichkeit q, »Kopf« zu erhalten. Es sind p = 0.5, q = 1–p = 0.5. Wiederholt man den Versuch, wie z. B. das Werfen einer Münze, so ist für jede einzelne Beobachtung die Wahrscheinlichkeit gleich groß, die »Zahl« zu erhalten. Bei 20 Versuchen sollte man zehnmal »Kopf« und zehnmal »Zahl« erhalten. Doch wie sieht es aus, wenn die Wahrscheinlichkeiten p und q ungleich groß sind?
Nehmen wir an, ein autosomal rezessives Leiden würde bei Mäusen von der Elterngeneration auf die Nachkommen mit einer Wahrscheinlichkeit von p = 0.25 vererbt. So beträgt die Wahrscheinlichkeit, eine Erkrankung beim ersten Nachkommen zu finden 0.25. Beim zweiten Mäusekind beträgt die Wahrscheinlichkeit ebenfalls 0.25, dass genau diese Maus erkrankt. Doch wie groß ist die Wahrscheinlichkeit, 0, 1 oder 2 erkrankte Mäusekinder zu finden, und wie sieht es aus, wenn ein dritter Nachkomme hinzukommt?
Die Wahrscheinlichkeit P, bei n Wiederholungen genau k Ereignisse zu beobachten, beträgt entsprechend der Binomialverteilung

$$P = \frac{n!}{k!(n-k)!} p^k \cdot q^{n-k}$$

Im obigen Fall bedeutet dies für die Wahrscheinlichkeit, erkrankte Nachkommen in der Mäusefamilie zu haben:

Anzahl erkrankter Mäuse (k Ereignisse)	**Anzahl Nachkommen (n Wiederholungen)** 1	2	3
0	0.75	0.56	0.42
1	0.25	0.38	0.42
2		0.06	0.14
3			0.02

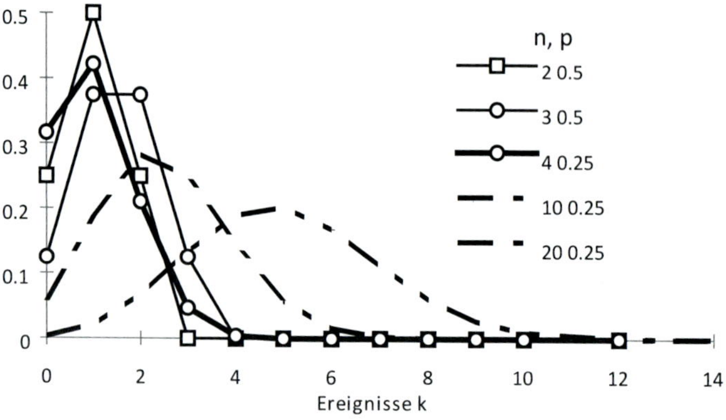

Abb. 83: Binomialverteilung für unterschiedliche n und p (Hier der Übersichtlichkeit halber als verbundene Kurvenzüge dargestellt). Auf der Abszisse ist die Häufigkeit der Ereignisse k aufgetragen.

Für große n (und p = 0.5) ähnelt der Verlauf der Binomialverteilung einer breiten Normalverteilung.

13.9.10 F-Verteilung

Beim Test zweier Varianzen kommt die so genannte F-Verteilung zur Anwendung. Der Kurvenzug dieser Verteilung, die nur für positive x definiert ist, nimmt je nach Freiheitsgraden m und n beider Messreihen unterschiedliche, aber immer unsymmetrische Formen an.

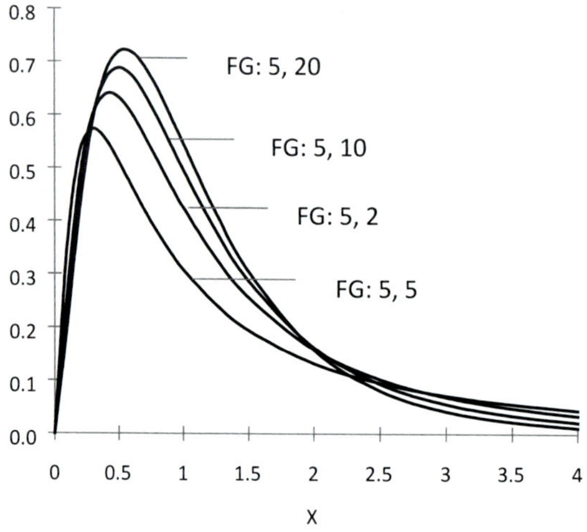

Abb. 84: F-Verteilung für unterschiedliche Freiheitsgrade

13.9.11 Poisson-Verteilung

Wenn die Wahrscheinlichkeit für ein Einzelereignis recht gering ist (kleines p), wird man bestrebt sein, die Anzahl der Versuchswiederholungen n möglichst groß zu wählen, um das Ereignis hinreichend oft beobachten zu können. Die Binomialverteilung ist hierfür rechentechnisch schlecht zu gebrauchen, da n! und k!(n–k)! rasch sehr groß werden. Es besteht also Bedarf nach einer Näherungslösung zur Binomialverteilung für ein sehr kleines p.

Die Poissonverteilung gilt für sehr selten und unabhängig voneinander auftretende Ereignisse.

$$P = \frac{\lambda^k}{k!} e^{-\lambda}$$

Setzt man für λ das Produkt $n \cdot p$ ein, so erhält man für kleine p mit der Poisson-Verteilung eine Verteilung, die der Bernoulli-Verteilung sehr ähnlich ist:

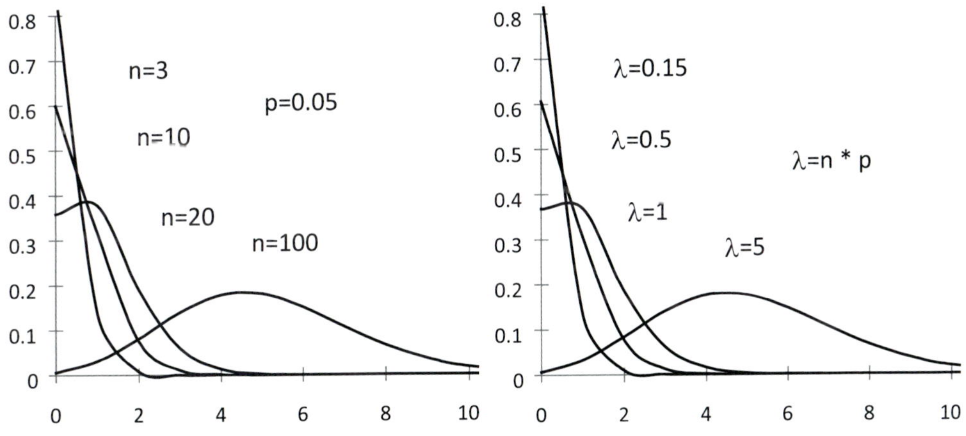

Abb. 85: Binomialverteilung (links) und Poisson-Verteilung (rechts) ähneln sich mit $\lambda = n \cdot p$.

Beispiel:
Ein radioaktives Präparat zerfällt sehr langsam. Am Geiger-Müller Zählrohr werden dabei durchschnittlich 8 Impulse pro 15 Sekunden registriert. Dies sind also 8 Wiederholungen eines radioaktiven Zerfalls. Wie groß ist die Wahrscheinlichkeit, k = 6 Impulse pro Viertelminute zu zählen?

Es ergibt sich mit $\lambda = \mu = 8$ pro 15s und $k = 6$:

$$P = \frac{\lambda^k}{k!} e^{-\lambda} = \frac{8^6}{6!} e^{-8} = \frac{262144}{720} 3.355 \cdot 10^{-4} = 0.122$$

Man wird also in etwa 12 Prozent der Messungen nur 6 Impulse pro Viertelminute messen.

13.9.12 Chi-Quadrat-Verteilung

Die Chi-Quadrat-Verteilung ist eine stetige unsymmetrische Verteilung, die sich mit zunehmendem Freiheitsgrad einer breiten Normalverteilung annähert. Ihre Form hängt also stark vom Freiheitsgrad ab.

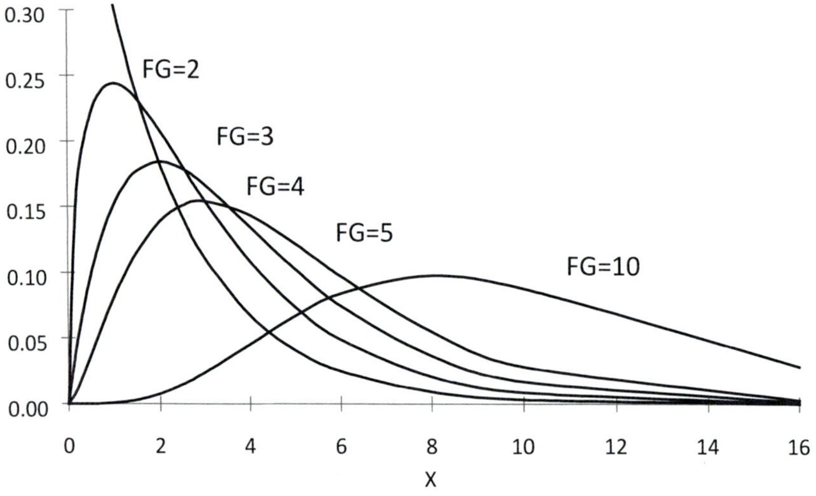

Abb. 86: Wahrscheinlichkeitsdichte der Chi-Quadrat-Verteilung für unterschiedliche Freiheitsgrade (FG)

Sie wird verwendet, um zu beschreiben, mit welcher Wahrscheinlichkeit die Summen der standardisierten Abweichungen ($c_i^2 = ((x_i - \mu)/\sigma)^2$) auftreten, wenn eine bestimmte Anzahl (»Freiheitsgrade«) an Proben aus einer normalverteilten Grundgesamtheit gezogen werden.

Interessant sind auch die Parameter der Chi-Quadrat-Verteilung:
Der Modus liegt immer bei FG-2, der Mittelwert μ bei FG und die Varianz σ^2 bei $2 \cdot$ FG.

13.10 Statistische Tests

Bislang haben wir die Statistik vornehmlich benutzt, um Sachverhalte zu beschreiben (beschreibende Statistik). Mithilfe der Statistik sind aber auch Schlüsse möglich (schließende Statistik), die es ermöglichen, Entscheidungen zu treffen.

Beispiel zur Verdeutlichung der Irrtumswahrscheinlichkeit:
Ein Proband behauptet, den Unterschied zwischen Placebo und Verum schmecken zu können. Wäre dies der Fall, läge ein schlechte Versuchsplanung zugrunde. Wir stellen die Hypothese auf, dass er einen Unterschied nicht schmecken kann.
Um die Aussagekraft seiner Behauptung zu prüfen, wäre man schlecht beraten, ihm jeweils ein Placebo und ein Verum vorzulegen, da die Wahrscheinlichkeit, die richtige Vorhersage zu treffen, bei 50 % liegt. Besser wäre es, ihm z. B. in wahlloser Anordnung drei Placebo- und drei Verumformen vorzulegen. Es ergeben sich nämlich = 20 mögliche Anordnungen und ohne Vorkenntnisse oder besondere Begabung würde der Proband nur in einem dieser 20 möglichen Fälle die richtige Anordnung vorhersagen. Benennt der Proband nun wirklich genau diese Kombination, so werden wir ihm die Fähigkeit zuerkennen und verwerfen unsere Hypothese. Dabei nehmen wir eine Irrtumswahrscheinlichkeit (α) von 5 % (ein Fall von 20) in Kauf. Die Irrtumswahrscheinlichkeit könnten wir weiter erniedrigen, wenn wir die Anzahl der vorgelegten Proben weiter erhöhen. So sinkt die Irrtumswahrscheinlichkeit auf 0.4 %, wenn wir 5 Placebos und 5 Verumformen vorlegen.

Zweites Beispiel zu den Irrtumswahrscheinlichkeiten:
Es wird aus einer gerade laufenden Tablettenproduktion eine Stichprobe mit dem Umfang n = 1 gezogen. Normalerweise weisen die Tabletten eine mittlere Masse von 170 mg auf. Die Probetablette weist eine Masse von 176 mg auf. Ist die Produktion in Ordnung oder müsste die Maschine nachgestellt werden?
Diese Frage lässt sich mit den obigen Informationen alleine nicht beantworten, da nicht bekannt ist, wie weit die Tablettenmassen üblicherweise streuen. Neben den Mittelwerten muss die Art der Verteilung und ein Maß für ihre Breite bekannt sein.

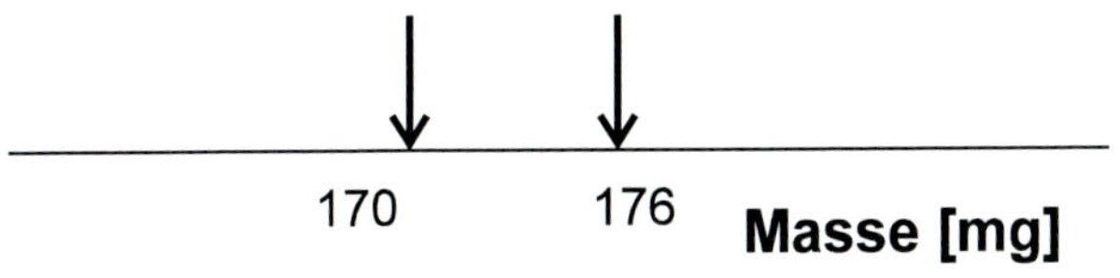

Abb. 87: Mit den zwei Mittelwerten lässt sich noch keine Aussage treffen ...

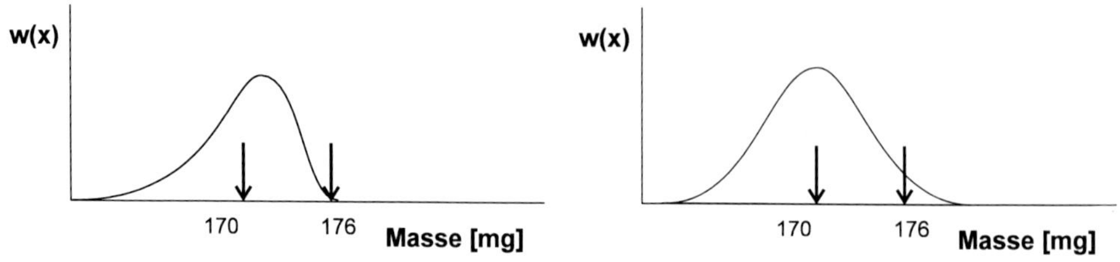

Abb. 88: Die zugrundeliegende Verteilung und ihre Breite müssen bekannt sein, um beurteilen zu können, ob die Werte signifikant differieren oder nicht.

Ist der Verlauf der zugrundeliegenden Verteilung angegeben, kann man eine Aussage treffen. Je näher der Stichprobenwert im Bezug auf die Breite der Verteilung am Mittelwert liegt, umso größer ist die Wahrscheinlichkeit, dass die gefundene Diskrepanz zwischen beiden Werten nicht außergewöhnlich ist.
Wir nehmen nun weiterhin an, dass die Tablettenmaschine in Bezug auf die Masse normalverteilte Tabletten herstellt und die Standardabweichung soll bei 5 mg liegen. Aufgrund dieser Angaben wollen wir nun eine Entscheidung treffen, ob die Mittelwerte deutlich voneinander abweichen oder nicht. Wir werden auch bei dieser Entscheidung einen Irrtum einkalkulieren müssen. Wählen wir die Irrtumswahrscheinlichkeit sehr gering, wird unsere Aussage (kein Unterschied) nahezu immer eintreffen; also auch für sehr große Differenzen. Wählen wir dagegen eine große Irrtumswahrscheinlichkeit, so werden wir oftmals zu Unrecht unsere Hypothese verwerfen (die Mittelwerte sind in der Tat nicht deutlich unterschiedlich, wir können dies aber nicht mit hoher Wahrscheinlichkeit behaupten).

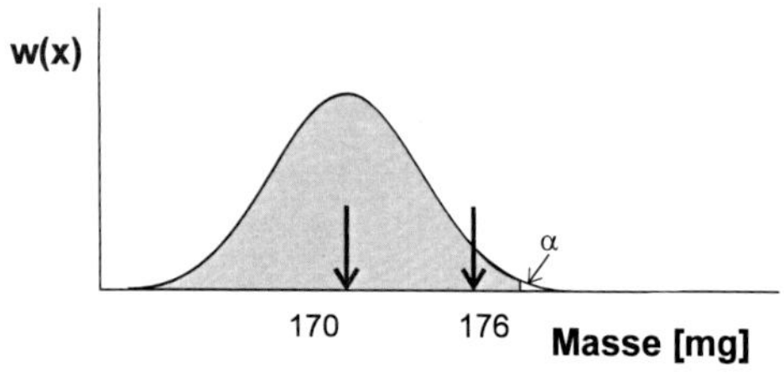

Abb. 89: Bei kleiner Irrtumswahrscheinlichkeit werden auch große Differenzen als nicht signifikant interpretiert.

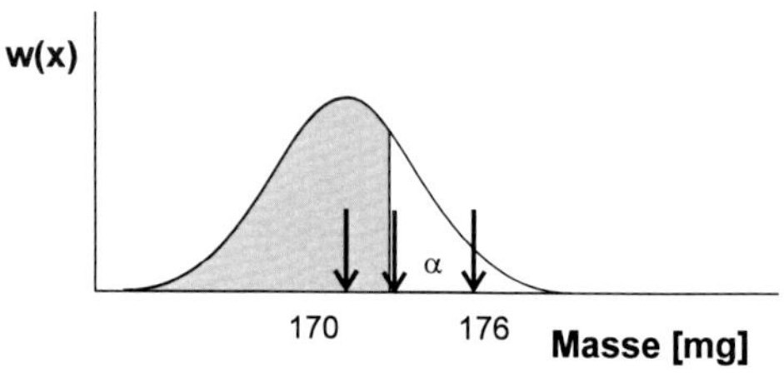

Abb. 90: Wählt man die Irrtumswahrscheinlichkeit zu groß, wird man selbst bei gering differierenden Werte die Nullhypothese verwerfen.

Beispielfragestellung zu den Tests:
Stellen wir uns vor, wir haben eine Tablettenrezeptur bestehend aus Arzneistoff und Füllstoff hinsichtlich der Bruchfestigkeit zu optimieren. Wir wählen hierzu zwei unterschiedliche Füllstoffe aus und vergleichen die Bruchfestigkeiten der daraus

hergestellten Tabletten. Sehr wahrscheinlich werden die Mittelwerte beider Versuchsreihen voneinander abweichen.

Die Frage ist nun, ob ein Unterschied zwischen den Messreihen von Bedeutung, also signifikant ist und im obigen Beispiel der Austausch des Füllstoffes tatsächlich einen Effekt auf die Festigkeit zeigt oder nicht.

13.10.1 Das Signifikanzniveau

Bevor diese Frage geklärt werden kann, muss zunächst einmal definiert werden, was eigentlich »signifikant« bedeutet. Gemeinhin spricht man von einem signifikanten Unterschied, wenn bei 5 % Irrtumswahrscheinlichkeit, und von einem hochsignifikanten Unterschied, wenn bei 1 % Irrtumswahrscheinlichkeit ein Unterschied festzustellen ist. Lässt sich auf beiden Niveaus kein Unterschied feststellen, so handelt es sich um einen nicht signifikanten Unterschied.

Tab. 9: Signifikanz und Irrtumswahrscheinlichkeit

Unterschied	Irrtumswahrscheinlichkeit α
nicht signifikant	> 0.05 bzw. > 5 %
signifikant	0.05 = 5 %
hoch signifikant	0.01 = 1 %

Da diese Terminologie jedoch nicht verbindlich festgelegt ist, sollte man sich zur Angewohnheit machen, die Irrtumswahrscheinlichkeit und die Stichprobenanzahl bei der Auswertung mit anzugeben.

13.10.2 Unterschiedliche Tests

Um nun doch endlich die Frage zu klären, ob ein signifikanter Unterschied zwischen den Messreihen vorliegt und im obigen Beispiel der Austausch des Füllstoffes tatsächlich einen Effekt auf die Festigkeit zeigt oder nicht, sind also Vergleiche, sog. Tests, notwendig. Je nach Fragestellung und den gegebenen Voraussetzungen kommen unterschiedliche Tests zum Einsatz.

Tab. 10: Übersicht über einige statistische Tests und deren Verwendungszweck

Test	Zweck	Voraussetzungen
Verteilung		
Kolmogorow-Smirnoff	Vorliegen einer vermuteten Verteilung	
X^2-Test	Anpassungstest (Prüfung auf vermutete Verteilung)	
Ausreißer		
Dixon	Test auf Ausreißer	
Grubbs	Test auf Ausreißer	
Huber	Test auf Ausreißer in Kalibriergeraden	
Mittelwerte		
z-Test (Gauß-Test)	Vergleich von Mittelwerten μ, x_m bei großen n	σ der *normalverteilten* Grundgesamtheit bekannt
t-Test	Vergleich von Mittelwerten μ, x_m bei kleinen n	Grundgesamtheit normalverteilt, s der Stichprobe bekannt
t-Test	Vergleich zweier Mittelwerte x_{m1}, x_{m2}	Grundgesamtheit(en) normalverteilt und gleich ($\rightarrow$ vorher F-Test!), s_1 und s_2 der Stichproben bekannt.
t-Test	Vergleich gepaarter Mittelwerte μ_A, μ_B	
Standardabweichungen bzw. Varianzen		
F-Test	Vergleich von Standardabweichungen	Daten sind normalverteilt

Ein allgemeines Schema für die Durchführung von statistischen Tests soll folgende Aufstellung liefern:

1. Fragestellung

Zunächst einmal ist die Fragestellung zu präzisieren. Diese könnte z. B. lauten: »Weichen die Mittelwerte deutlich (signifikant) voneinander ab?«, »Entstammen zwei Stichprobenreihen der gleichen Grundgesamtheit?« und so fort.

2. Hypothese

Daraufhin wird man eine Erwartung formulieren, die die Annahme ausdrückt, dass kein (»Null«) signifikanter Unterschied vorliegt, daher auch die Bezeichnung *Nullhypothese* H_0. Der Test wird später eine Aussage darüber treffen, ob diese Hypothese anzunehmen oder zu verwerfen ist.

Zu dieser Nullhypothese gibt es auch eine Gegenhypothese, die *Alternativhypothese* H_A.

3. Bestimmen der Testmethode
Je nach Fragestellung und Voraussetzungen wählt man den betreffenden Test aus. Einige Tests (z. B. z-Test, t-Test, Grubbs-Test) werden nachfolgend dargestellt.

4. Irrtumswahrscheinlichkeit
Die aufgrund des Tests getroffene Entscheidung wird mit einem Fehler behaftet sein. Es ist zu entscheiden, wie groß die Gefahr sein soll, die falsche Entscheidung zu treffen (genauer: die Nullhypothese abzulehnen, obwohl sie richtig ist). Zu diesem Zwecke legt man die *Irrtumswahrscheinlichkeit* α fest. Sie liegt meist bei 5 %, bisweilen auch bei 10 %, 2 % oder 1 % (α = 0.05, 0.1, 0.02 oder 0.01).
Je nach Fragestellung, Testkonstellation oder bereits bekannten Ergebnissen von Voruntersuchungen ist die Frage zu klären, ob der Test ein- oder zweiseitig durchgeführt werden soll. Damit ist dann auch das *Signifikanzniveau* festgelegt, dass sich bei einseitigen Tests mit $1-\alpha$, bei zweiseitigen mit $1-\alpha/2$ berechnet.

5. Ermitteln der Signifikanzgrenzen
Die Signifikanzgrenzen für den gewählten Test bei der festgelegten Irrtumswahrscheinlichkeit werden Tabellenwerken entnommen.

6. Berechnen der Testgröße
Die Testgröße (z, t, G, KS etc.) wird berechnet

7. Vergleichen
Die berechnete Testgröße wird mit den Signifikanzgrenzen verglichen. Je nach Ausgang des Vergleiches wird man die Nullhypothese annehmen oder ablehnen.

8. Antwort
Die Antwort auf die unter 1 gestellte Frage wird formuliert.

Da man heutzutage kaum mehr die gesamten Berechnungen zu einem statistischen Test »von Hand« ausführt, sondern sich gerne entsprechender Programme bedient, sei an dieser Stelle darauf hingewiesen, dass einige Programme ohne Angabe des Signifikanzniveaus auskommen. Stattdessen erhält man als Ergebnis eine Zahl p, die angibt, bei welcher Wahl von α (»kritisches α«) man gerade nicht mehr zwischen Annahme und Ablehnung der Nullhypothese unterscheiden kann (s. hierzu auch »Zusammenhang zwischen α und p-Wert«).
Letztendlich wird hierdurch der gleiche Sachverhalt auf unterschiedliche Weisen ausgedrückt.

13.10.3 Fehler erster und zweiter Art

Wie oben erwähnt, besteht nun die Möglichkeit, dass die aufgrund des Testergebnisses getroffene Entscheidung nicht mit der Wirklichkeit übereinstimmt.
Wir haben also zwischen folgenden vier Fällen zu unterscheiden:

1. Die Nullhypothese ist wirklich richtig und der Test ergibt eine Annahme der Nullhypothese.
2. Die Nullhypothese ist wirklich falsch und der Test ergibt eine Ablehnung.
3. Die Nullhypothese ist wirklich richtig, aber der Test ergibt Ablehnung.
4. Die Nullhypothese ist wirklich falsch, aber der Test ergibt Annahme.

Testentscheidung	*Wirklichkeit (Situation in der Grundgesamtheit)*	
	H_0 trifft zu	*H_0 trifft nicht zu*
H_0 annehmen (»nicht signifikant«)	richtige Entscheidung	Fehler 2. Art (β-Fehler)
H_0 ablehnen (»signifikant«)	Fehler 1. Art (α-Fehler)	richtige Entscheidung

In den ersten beiden Fällen haben wir mit dem Akzeptieren der Testprognose richtig gelegen, bei den beiden anderen Fällen würden wir eine Fehlentscheidung treffen. Man spricht hier auch von Fehlern der ersten Art (»α-Fehler«, 3. Fall) und der zweiten Art (»β-Fehler«, 4. Fall). Der α-Fehler wird auch Produzentenrisiko genannt: Ein produziertes Teil wird aufgrund eines Testergebnisses als ungleich (= nicht der Spezifikation genügend) angesehen und ausgesondert, obwohl es in Realität den Spezifikationen entsprochen hätte. Der β-Fehler wird dementsprechend auch Konsumentenrisiko genannt, da hier eine Ungleichheit nicht erkannt wurde und somit ein fehlerhaftes (= ungleiches oder nicht der Spezifikation entsprechendes) Teil bis zum Kunden gelangt.
Die exakte Differenzierung zwischen α- und β-Fehler fällt meist nicht leicht, da beide Fehler eng miteinander verknüpft sind: Je kleiner der Fehler der 1. Art gewählt wird, umso größer wird der Fehler der 2. Art ausfallen und umgekehrt, solange die Stichprobenanzahl die gleiche bleibt.
Die statistischen Tests sind Verfahren, um zu entscheiden, ob die Nullhypothese auf die vorliegenden Daten zutrifft.

13.10.4 Prüfung auf Vorliegen einer bestimmten Verteilung

Bei den meisten der obigen Tests wird vorausgesetzt, dass die Daten einer bestimmten Verteilung (z. B. der Normalverteilung) folgen. Daher sollte vor allen verteilungsabhängigen Tests die *Prüfung* stattfinden, ob die *Messwerte* tatsächlich der *theoretisch angenommenen Verteilungsfunktion* entsprechen.
Die nachfolgenden Verfahren beruhen alle auf dem Prinzip, die Unterschiede zwischen tatsächlich gefundener und erwarteter Verteilung sichtbar zu machen.

13.10.4.1 Einfache graphische Darstellung

Theoretisch einfach wäre es, die gefundenen Häufigkeiten über den Klassen in einem Diagramm aufzutragen und eine theoretische Kurve z. B. in Form einer Folie darüber zu legen und beide Verteilungen miteinander zu vergleichen. In der Praxis hieße dies jedoch, dass man bei der Erstellung des Diagrammes schon Rücksicht in Bezug auf Höhen- und Breitenskalierung nehmen müsste.

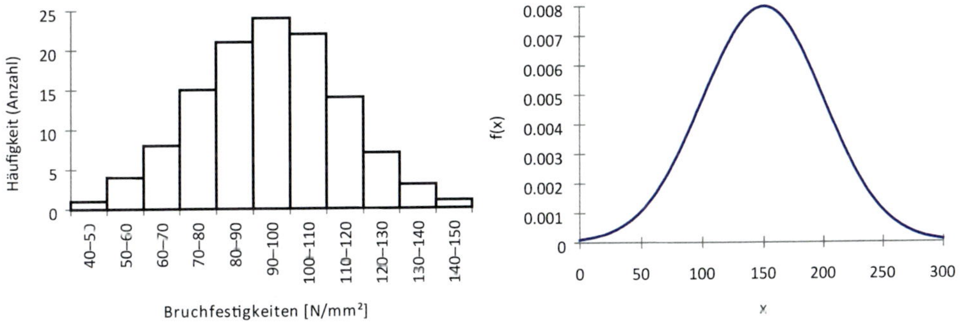

Abb. 91: Die Bruchfestigkeiten von 120 untersuchten Tabletten sehen normalverteilt aus (links, x_m etwa 100, Breite schlecht abzuschätzen).
Ob sie tatsächlich normalverteilt sind, kann man durch einen Vergleich mit einer Normalverteilung (rechts hier $x_m = 150$, $s = 50$) klären. Probleme treten in der Praxis dadurch auf, dass zunächst noch keine Informationen über Mittelwert und Standardabweichung vorliegen. Mit welcher Normalverteilung soll man also vergleichen? Unterschiedliche Skalierungen auf den x- bzw. y-Achsen sind die Folge und erschweren den Vergleich.

Trägt man anstelle der Häufigkeit die Summenhäufigkeit auf, so erhält man eine sigmoide Kurve: in der Mitte steil, zu den Enden hin abgeflacht. Auch hier ist es schwierig, zu entscheiden, ob dieser Kurvenzug nun einer bestimmten Verteilung (oftmals: Normalverteilung) entspricht oder nicht.

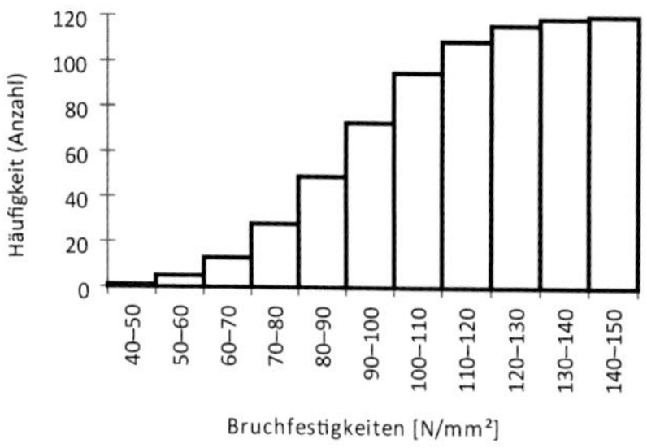

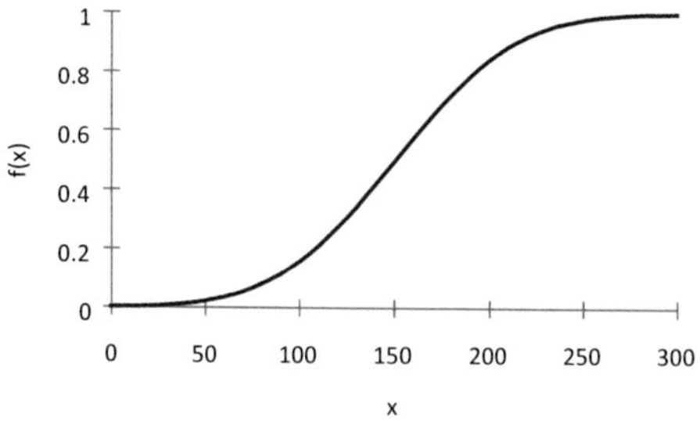

Abb. 92: Trägt man die (relative) Summenhäufigkeit über der Messgröße auf, so ergibt sich ein sigmoider Kurvenverlauf.

13.10.4.2 Wahrscheinlichkeitspapier

Würde man nun die y-Achse so skalieren, dass sie an den beiden Enden in die Länge gezogen und in der Mitte etwas gestaucht wird, so ergäbe sich eine Gerade. Nimmt man diese Veränderung der Skalierung systematisch vor (nämlich entsprechend dem Verlauf der Normalverteilung), so kommt man zum Wahrscheinlichkeitspapier (Wahrscheinlichkeitsnetz). In solch einem Wahrscheinlichkeitspapier trägt man einfach die Summenhäufigkeit über dem Merkmalskennwert auf. Stimmt die gefundene Verteilung mit der dem Papier zugrundeliegenden Verteilung überein, so ergibt sich eine Gerade. Solche Wahrscheinlichkeitspapiere existieren für die Normal- und die logarithmische Verteilung[72].

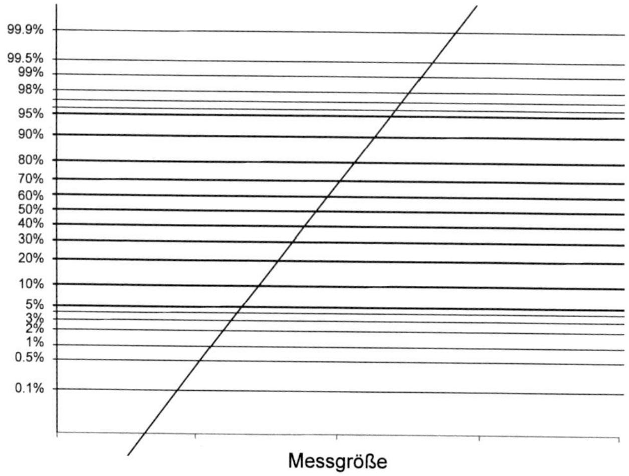

Abb. 93: Wahrscheinlichkeitspapier (Normalverteilung). Man beachte die an den Enden gedehnte und in der Mitte gestauchte y-Achse. Eine normalverteilte Messgröße ergibt bei dieser Darstellung eine ansteigende Gerade.

72 Für die RRSB-Verteilung existiert ebenfalls ein spezielles Wahrscheinlichkeitspapier, bei dem jedoch auch die x-Achse verändert (logarithmiert) dargestellt wird.

13.10.4.3 QQ-Plot (Normalplot)

Trägt man die zu erwartenden Quantilen über den experimentell gefundenen Quantilen auf, so sollte sich dann eine Gerade ergeben, wenn die gefundene Verteilung der erwarteten Verteilung entspricht, denn bei Vorliegen der erwarteten Verteilung sollte für jeden experimentellen Wert gelten: $Q_{theor} = Q_{exp}$.

Fertigt man also ein Diagramm an, indem man den erwarteten Quantilswert über dem korrespondierenden beobachteten Quantilswert aufträgt, so ergibt sich ein Kurvenverlauf, dessen Linearität ein Maß für das Vorliegen der erwarteten Verteilung ist. Der Stichprobenumfang sollte hierfür nicht zu klein sein.

Da man in der Praxis zunächst nur die Messwerte vorliegen hat, Angaben zu Lage und Breite aber natürlich noch fehlen, trägt man meist die theoretischen Quantilen der Normalverteilung direkt über den Messwerten auf. Hierzu benötigt man lediglich eine geordnete Liste der Versuchswerte. Man vervollständigt anschließend seine Tabelle, indem man zu jedem n-ten Messwert ein $p(n)=n/(n_{ges}+1)$ berechnet und hierzu die Quantile der betreffenden Verteilung in der Tabelle nachschlägt oder vom Rechner ausgeben lässt.

Beispiel:

Sind die folgenden 14 Hämoglobin-Werte normalverteilt?

(n)	Hb [g/l]	p(n)	Q_{theor}
1	134	0.07	−1.5
2	137	0.13	−1.1
3	143	0.20	−0.8
4	148	0.27	−0.6
5	149	0.33	−0.4
6	150	0.40	−0.3
7	150	0.47	−0.1
8	153	0.53	0.1
9	155	0.60	0.3
10	155	0.67	0.4
11	161	0.73	0.6
12	165	0.80	0.8
13	166	0.87	1.1
14	173	0.93	1.5

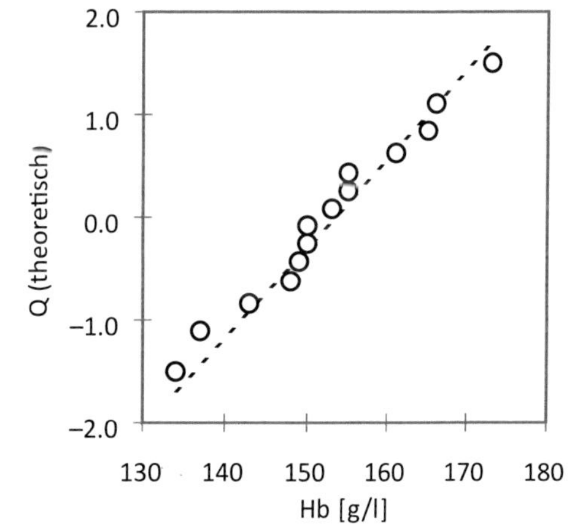

Abb. 94: QQ-Plot der gefundenen Hämoglobin-Werte

Es ist naheliegend, zur Berechnung von p(n) den Quotienten $n/(n_{ges} + 1)$ heranzuziehen. Einige Tests verwenden hierzu jedoch andere Berechnungen. Eine Variante des Shapiro-Francia-Tests berechnet beispielsweise nach $p(n) = (n - 0.375)/(n_{ges} + 0.25)$. Der lineare Verlauf der Werte kann nicht nur optisch anhand der Grafik, sondern auch rechnerisch mithilfe des Korrelationskoeffizienten r beurteilt werden. Liegen die Datenpunkte auf einer idealen Geraden, so ergibt sich ein Korrelationskoeffizient von r = 1. Je weniger linear der Zusammenhang verläuft, umso kleiner wird der Wert für r. Der Wert für r sollte beim QQ-Plot größer als 0.900[73] sein, um vom Vorliegen der vermuteten Verteilung sprechen zu können.

13.10.4.4 Kolmogorow-Smirnoff-Test

Der Test prüft auf das Vorliegen einer vermuteten Verteilung.

Voraussetzung ist:

- Im Idealfall existieren unendlich viele Klassen. Dies ist in der Praxis meist nicht gegeben.

Hierzu wird die *geordnete*(!) gefundene (Summen)Häufigkeit[74] mit der erwarteten verglichen und die maximale Abweichung bestimmt. Diese ist gleichzeitig die Testgröße KS

$$KS = \max(|F_{erw}(x)-F_{gef}(x)|)/n$$

Nach Wahl des Signifikanzniveaus wird mit dem kritischen Wert c verglichen.
Die Nullhypothese (die vorliegende Verteilung entspricht der vermuteten) wird angenommen, wenn $KS \leq c$.
Die Werte der kritischen Größe c sind im Anhang tabelliert.

Beispiel:
Ein Würfel wird 60 Mal geworfen und es werden die Häufigkeiten der einzelnen Augenzahlen notiert. Sie sind von 1 bis 6: 8, 12, 7, 11, 10, 12. Die erwartete Häufigkeit liegt bei jeweils 10. Liegt ein idealer Würfel vor?

Augen	1	2	3	4	5	6	
Häufigkeit	8	12	7	11	10	12	← ordnen!

Wir berechnen die Differenzen zwischen erwarteter und beobachteter *Summenhäufigkeit* aus den *geordneten* Häufigkeiten:

F_{erw}	10	20	30	40	50	60
F_{gef}	7	15	25	36	48	60
$\|F_{erw} - F_{gef}\|$	3	5	5	4	2	0

KS ergibt sich zu 5/60 = 0.083. Dies ist kleiner als $1.628/\sqrt{60} = 0.21$. Damit wird die Nullhypothese angenommen.

---

73 Strenggenommen gibt es hier keinen »Standardschwellenwert«. Er hängt vom Stichprobenumfang und der angenommenen Irrtumswahrscheinlichkeit ab.

74 Vorsicht! Hier werden nicht die einzelnen Werte verglichen, sondern die Verteilungsfunktionen. Diese erhält man, wenn man die *Summen der Werte* bildet.

13.10.4.5 Chi-Quadrat-Test (X^2-Test)

Mit dem X^2-Test soll ebenfalls auf das Vorliegen einer bestimmten Verteilung geprüft werden. Der X^2-Test wird meist bei großen Stichprobenanzahlen (n größer etwa 50) verwendet, bei geringerem Probenumfang wählt man meist den Kolmogorow-Smirnoff-Test.

Voraussetzung für den X^2-Test ist:

- Im Idealfall existiert eine unendlich große Stichprobe. Dieser Zustand liegt in der Praxis üblicherweise nicht vor.

Vor Durchführung des Tests sind die Daten in Klassen einzuteilen. Die Klassenanzahl K richtet sich nach den Versuchsgegebenheiten (stetige Variablen oder unstetige Merkmale und Merkmalsanzahl).
Bei Ja/Nein Ergebnissen wird man 2 Klassen wählen, sollen die Augenzahlen eines Würfels verfolgt werden, wird man 6 Klassen bilden.
Bei stetigen Variablen, wie z. B. dem Arzneistoffgehalt von Kapseln, erfolgt die Einteilung in eine *willkürlich* festgelegte Anzahl von Klassen. Dabei sollte man darauf achten, dass *pro Klasse mindestens fünf Werte* auftreten, insgesamt *mindestens 40 Werte* aufgenommen und nicht zu viele Klassen gebildet werden, um den Rechenaufwand in Grenzen zu halten.

Die Nullhypothese lautet: Die Daten entsprechen der angenommenen Verteilung.
Die Irrtumswahrscheinlichkeit ist festzulegen, das Signifikanzniveau zu berechnen und die Signifikanzgrenze zu ermitteln. Die Freiheitsgrade betragen FG = K – r – 1 (K: Anzahl der Klassen, in welche die Daten eingeteilt wurden, r: Anzahl geschätzter Parameter wie z. B. wahrer Mittelwert und Varianz).

Die Testgröße X^2 berechnet sich wie folgt:

$$X^2 = \sum_{i=0}^{n} \frac{(b_i - e_i)^2}{e_i}$$

Hierbei stehen die b_i für die gemessenen Häufigkeiten und e_i für die theoretisch erwarteten.
Soll auf Normalverteilung getestet werden, so entnimmt man den Wert e_i der tabellierten Standardnormalverteilung[75].
Soll auf eine andere Verteilung getestet werden, so sind die entsprechenden anderen Tabellen heranzuziehen.

---

75 In den Tabellenwerken ist meist der Funktionswert für ein »z« tabelliert, das hier unserem x_i entspricht.

H_0 ist anzunehmen, wenn $X^2 \leq c$ ist.

Excel gibt den p-Wert des Chi-Quadrat-Tests wie folgt aus:

=ChiTest(Wertebereich1; Wertebereich2)

13.10.5 Ausreißertests

Das stillschweigende Streichen von Ausreißern (Extremen) ist sehr beliebt und erfolgt meist ohne vorherige statistische Prüfung. Der richtige Umgang mit Extremwerten wäre folgender:
Es wird ein Ausreißertest durchgeführt.
Erweist sich der Extremwert als signifikant, ist die Streichung dann zu rechtfertigen, wenn ein kausaler Zusammenhang zwischen Fehler bei der Versuchsdurchführung und Messwert für jeden einzelnen Extremfall aufgeführt wird. Meist führen solche Nachforschungen dazu, dass der betreffende Wert einer anderen Grundgesamtheit entstammt. Dann *muss* dieser Wert sogar verworfen werden.

Beispiele für Messwerte aus anderen Grundgesamtheiten:
Eine undichte Ampulle führt zu Sauerstoffeinstrom in eine eigentlich stickstoffbegaste Probe. Die Inertbegasung ist bei dieser Probe nicht gegeben, sie gehört zu einer anderen Grundgesamtheit (auch wenn diese Ampulle das einzige Element der Grundgesamtheit darstellen würde).
Ein leerlaufender Füllschuh an der Tablettenpresse führt zu einer Minderfüllung der Matrize, die Verpressung erfolgt daher bei anderer Presskraft. Die Tabletten zu Versuchsende sind zu verwerfen, da sie aus anderen Grundgesamtheiten stammen.

Stellt sich dennoch heraus, dass der Extremwert mit hoher Wahrscheinlichkeit zu der Grundgesamtheit zu rechnen ist, so gilt, dass ein Extremwert umso unwahrscheinlicher fälschlicherweise in die Stichprobe hineingeraten ist, je kleiner die Stichprobenanzahl ist. Bei kleinen Stichproben würde ein Extremwert jedoch die Kennzahlen sehr stark beeinflussen. In diesen Fällen *darf* er gestrichen werden. Dies sollte jedoch bei den Versuchsergebnissen und Diagrammen vermerkt werden.
Da Ausreißer nur am oberen oder unteren Ende einer geordneten Liste von Messwerten auftreten, brauchen wir uns nur mit diesen beiden Extremen zu beschäftigen.

13.10.5.1 Dixon-Test

Für Stichprobenumfänge bis n = 25 kann der Dixon-Test herangezogen werden. Hierzu wird zunächst die Urwertliste in eine geordnete Liste überführt. Anschließend wird der Prüfwert für den mutmaßlichen Ausreißer nach unten oder nach oben gebildet und mit dem kritischen Wert zum gewählten Signifikanzniveau verglichen. Die Nullhypothese lautet: Der betrachtete Wert ist kein Ausreißer

Tab. 11: Prüfgrößen D und kritische Werte c des Dixon-Tests in Abhängigkeit vom Stichprobenumfang

	c		**Prüfgröße**	
n	**α = 1 %**	**α = 5 %**	**Ausreißer nach unten**	**Ausreißer nach oben**
3	0.988	0.941	$D = \frac{x_{(2)} - x_{(1)}}{x_{(n)} - x_{(1)}}$	$D = \frac{x_{(n)} - x_{(n-1)}}{x_{(n)} - x_{(1)}}$
4	0.889	0.765		
5	0.780	0.642		
6	0.698	0.560		
7	0.637	0.507		
8	0.683	0.554	$D = \frac{x_{(2)} - x_{(1)}}{x_{(n-1)} - x_{(1)}}$	$D = \frac{x_{(n)} - x_{(n-1)}}{x_{(n)} - x_{(2)}}$
9	0.635	0.512		
10	0.597	0.477		
11	0.679	0.576	$D = \frac{x_{(3)} - x_{(1)}}{x_{(n-1)} - x_{(1)}}$	$D = \frac{x_{(n)} - x_{(n-2)}}{x_{(n)} - x_{(2)}}$
12	0.642	0.546		
13	0.615	0.521		
14	0.641	0.546	$D = \frac{x_{(3)} - x_{(1)}}{x_{(n-2)} - x_{(1)}}$	$D = \frac{x_{(n)} - x_{(n-2)}}{x_{(n)} - x_{(3)}}$
15	0.616	0.525		
16	0.595	0.507		
17	0.577	0.490		
18	0.561	0.475		
19	0.547	0.462		
20	0.535	0.450		
21	0.524	0.440		
22	0.514	0.430		
23	0.505	0.421		
24	0.497	0.413		
25	0.489	0.406		

Die Nullhypothese wird angenommen, wenn D < c.

Beispiel:
In einer wiederholenden Messreihe erhält man als Jodzahl von Olivenöl 78, 80, 82, 83, 76, 82, 92, 81, 79. Ist die Jodzahl von 92 ein Ausreißer auf 5%-Niveau (α = 1%)?
Rangiert man die neun Messwerte nach der Größe, so erhält man
76, 78, 79, 80, 81, 82, 82, 83, 92
Für den Ausreißertest betrachten wir gem. obiger Tabelle die Werte x_2, x_{n-1} und x_n und berechnen daraus den Wert

$$D = \frac{x_{(n)} - x_{(n-1)}}{x_{(n)} - x_{(2)}}$$

Dieser beträgt D = 0.643. Vergleicht man diesen mit dem tabellierten Wert für c (bei n = 9 und α = 1%) von 0.635, so gilt D > c. Somit muss die Nullhypothese (kein Ausreißer) abgelehnt werden.

Übungsaufgabe 63:
Das Arzneibuch verlangt bei Ketoconazol einen Schmelzpunkt von 148.0–152.0°C. Sie ermitteln folgende sieben Schmelzpunkte (angegeben in °C):

148.2, 149.2, 149.3, 152.7, 149.2, 138.2, 148.1

Entspricht die untersuchte Substanz dieser Anforderung der Arzneibuchmonographie? Berechnen Sie hierzu den Mittelwert a) aller Messwerte und b) aller bis auf den kleinsten Messwert?
Beantworten Sie die Frage, ob Sie den kleinsten Messwert streichen dürfen (α = 1%) anhand des Ausreißertests nach Dixon.
Erhält man auf 5% Niveau die gleiche Aussage?

Umfasst die Stichprobe mehr als 20–25 Einzelwerte, so kann nach dem Grubbs-Test verfahren werden:

13.10.5.2 Grubbs-Test

Für Stichprobenumfänge ab n = 20 kann der Grubbs-Test verwendet werden. Hierzu wird ebenfalls eine sortierte Liste der Messwerte erstellt und anschließend der Prüfwert für den eventuellen Ausreißer nach oben oder unten berechnet:

Tab. 12: Prüfgrößen für den Grubbs-Test auf Ausreißer

Ausreißer nach oben	Ausreißer nach unten
$G = \frac{x_{(n)} - x_m}{s}$	$G = \frac{x_{(1)} - x_m}{s}$

Die Nullhypothese lautet: Der betrachtete Wert ist kein Ausreißer.

Die Nullhypothese wird angenommen, wenn $G < c$.
Überschreitet der Prüfwert den kritischen Wert zum gewählten Signifikanzniveau, so liegt ein Ausreißer vor.
Die kritischen Werte sind tabelliert. Für n zwischen 25 und 100 kann der kritische Wert auch in recht guter Näherung nach

$$c_{\alpha=0.05} = 0.3815 \cdot \ln(n) + 1.4476 \text{ bzw.}$$
$$c_{\alpha=0.01} = 0.4102 \cdot \ln(n) + 1.7079$$

berechnet werden.

Beispiel:
Für den am rotierenden Thermometer gemessenen Erstarrungspunkt von Wollwachsalkoholsalbe erhalten Sie die folgenden in °C angegebenen Temperaturen:
48, 46, 45, 44, 42, 49, 42, 41, 42, 43, 41, 48, 45, 47, 51, 44, 43, 43, 45, 46, 42, 43, 44, 47, 42, 48, 42, 44, 47, 42
Ist der Messwert 51°C ein Ausreißer (α = 1 %)?
Man erhält einen Mittelwert von x_m = 44.5 und eine Standardabweichung von s = 2.64. Hieraus ergibt sich ein G von (51–44.5)/ 2.64 = 2.46. Verglichen mit c = 3.103 ist der Wert für G kleiner, also liegt kein Ausreißer vor.

13.10.5.3 Huber Test (Ausreißer in Kalibrierwerten)

Beim Kalibrieren von Messgeräten wie z. B. Photometern werden üblicherweise sog. »Eichgeraden« aufgenommen, indem bei *equidistanten* Konzentrationen (c bzw. x) das Signal (y, im speziellen Falle also eine Extinktion E) registriert wird. Mittels der so erhaltenen Messwerte bei bekannten Konzentrationen kann das Gerät kalibriert werden, welches üblicherweise anhand einer linearen Regression erfolgt. Nun können aber die bei der Kalibrierung gemessenen Werte selbst fehlerbehaftet sein oder gar Ausreißer darstellen. Während man immer mit einer gewissen Streuung der Messwerte rechnen muss, sollte man jedoch Ausreißer von vorneherein aus den Kalibrierdaten ausschließen. Hier stellt sich die Frage, wie solche Ausreißer erkannt werden können.

Tab. 13: Eichgerade bei einer Photometrischen Bestimmung

n	c [mg/100 ml]	E
1	0.2	0.12
2	0.4	0.21
3	0.6	0.33
4	0.8	0.38
5	1.0	0.56
6	1.2	0.67
7	1.4	0.75
8	1.6	0.88

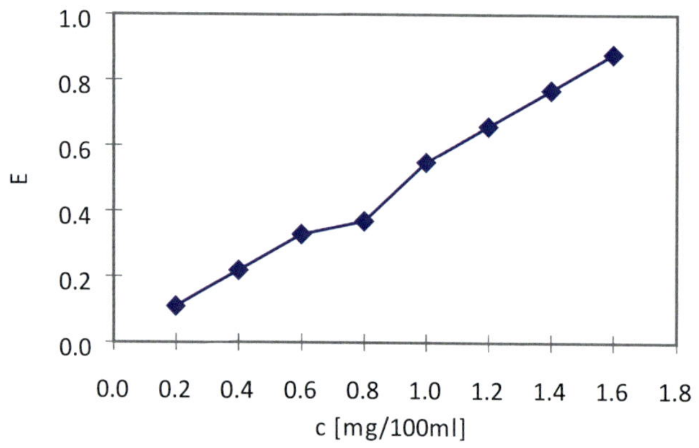

Abb. 95: Liegt bei c = 0.8 mg/100 ml ein Ausreißer vor?

Da die Daten nicht aus einem, sondern aus mehreren unterschiedlichen Konzentrationsniveaus stammen, können die Tests nach Grubbs oder Dixon nicht zur Anwendung kommen. Nach Huber wird folgendes Verfahren verwendet:

Die Kalibrierdaten werden graphisch aufgetragen und nach einer subjektiven Betrachtung der Wert markiert, der als Ausreißer in Frage kommen könnte.

Es wird eine lineare Regression der restlichen n Wertepaare durchgeführt, aus der Steigung und Achsenabschnitt entnommen werden. Ebenfalls wird die Reststandardabweichung ermittelt.

Anschließend wird ein Intervall ermittelt, in welchem mit 95 %iger Wahrscheinlichkeit (also $\alpha = 0.05$) der Messwert y zur Konzentration x liegen müsste.

Liegt der gemessene Wert außerhalb des Intervalls, so wird das Wertepaar als Ausreißer gewertet und nicht in die Kalibrierung einbezogen.

Die hierzu notwendige Berechnung gestaltet sich allerdings etwas aufwändiger:

Benötigt werden neben Steigung a und Achsenabschnitt b, der Messwerteanzahl n und dem Mittelwert x_m auch die Größen (Quadratsummen) Qx^2, Qy^2, Qxy, die Anzahl n_{Mess} der Messungen pro Konzentration (hier $n_{Mess} = 1$) und der tabellierte Wert t der Student-Verteilung für n-2 Freiheitsgrade für $\alpha = 0.05$. Daraus lassen sich Reststandardabweichung s_y und das fragliche Messintervall ermitteln:

$$Qx^2 = \Sigma(x_i - x_m)^2 = \Sigma(x_i)^2 - (\Sigma x_i)^2/n$$

$$Qy^2 = \Sigma(y_i - y_m)^2 = \Sigma(y_i)^2 - (\Sigma y_i)^2/n$$

$$Qxy = \Sigma((x_i - x_m) \cdot (y_i - y_m)) = \Sigma(x_i \cdot y_i) - \Sigma x_i \cdot \Sigma y_i/n$$

$$s_y = \sqrt{\frac{\sum (y_i - (a \cdot x_i + b))^2}{n-2}} = \sqrt{\frac{Qy^2 - \frac{(Qxy)^2}{Qx^2}}{n-2}}$$

$$y_{oben,unten} = (a \cdot x + b) \pm s_y \cdot t_{(n-2,\alpha)} \cdot \sqrt{\frac{1}{n} + \frac{1}{n_{Mess}} + \frac{(x - x_m)^2}{Qx^2}}$$

Beispiel:
Für obiges Beispiel ermittelt man folgende hier gerundet angegebene Daten:

x_m	0.91
y_m	0.50
Steigung a	0.545
Achsenabschnitt b	0.004
Anzahl der Regressionswerte	7
Qx^2	1.669
Qy^2	0.497
Qxy	0.910
s_y	0.012
t (für FG = 7 – 2 und $\alpha = 0.05$)	2.571
y_{oben}	0.48
y_{unten}	0.41

Mit E = y = 0.38 liegt der Messwert auf jeden Fall außerhalb des Intervalls [0.41.. 0.48] und wird als Ausreißer gewertet und aus der Messreihe ausgeschlossen. Allerdings ergibt sich damit das Problem, dass die üblicherweise bei Kalibrierungen gewünschte Equidistanz der Messwerte nicht mehr gegeben ist.

13.10.6 Tests von Mittelwerten

13.10.6.1 z-Test (Gauß Test))

Der z-Test (manchmal auch c-Test oder Gauß Test) dient zum *Test von Mittelwerten (wahrer Wert und Schätzwert)*. Er basiert auf der Gaußschen Normalverteilung[76] als Testverteilung.

Voraussetzungen sind:

- Die Grundgesamtheit ist (annähernd) **normalverteilt**.
- Die Varianz σ^2 bzw. Standardabweichung s muss ebenso wie der wahre Mittelwert μ der Grundgesamtheit **bekannt** sein. Ist σ nicht bekannt, so wird stattdessen oftmals s der Stichprobe verwendet.
- Es wurde eine Stichprobe mit **n** Elementen gezogen, woraus sich der Mittelwert $\mathbf{x_m}$ ergibt.
- n sollte groß sein.

Die Nullhypothese lautet, dass beide Mittelwerte übereinstimmen: $\mu = x_m$

13.10.6.1.1 Zweiseitiger Test

Die Alternative dazu lautet, dass der beobachtete Mittelwert x_m (deutlich) größer *oder*[77] kleiner als der wahre Mittelwert μ ist.

Nach Festlegung der Irrtumswahrscheinlichkeit und Berechnung des Signifikanzniveaus $1 - \alpha/2$ [78] wird die Signifikanzgrenze c anhand der Standardnormalverteilung ermittelt.

Die Testgröße z wird berechnet nach

$$z = \frac{x_m - \mu}{\sigma}\sqrt{n}$$

H_0 ist dann anzunehmen, wenn $-c \leq z \leq c$ ist.

13.10.6.1.2 Einseitiger Test

Bei gleicher Nullhypothese kann die Alternative auch lauten:
Der beobachtete Mittelwert ist größer als der wahre Mittelwert: $x_m > \mu$
respektive
Der beobachtete Mittelwert ist kleiner als der wahre Mittelwert: $x_m < \mu$

76 Diese wird auch z-Verteilung genannt und gab dem Test den Namen.

77 Bei dieser Definition der Alternative wären Abweichungen nach beiden Seiten möglich, es handelt sich also um einen zweiseitigen Test.

78 Es handelt sich ja um einen zweiseitigen Test. Die Fehlergrenze am oberen Bereich soll nur den einen halben Fehlerbereich umfassen, die Fehlergrenze am unteren Bereich den anderen halben Fehlerbereich.

Auch hier wird die Irrtumswahrscheinlichkeit festgelegt und das Signifikanzniveau – diesmal aber zu $1 - \alpha$ – berechnet.

Die Testgröße z wird ebenfalls berechnet nach

$$z = \frac{x_m - \mu}{\sigma}\sqrt{n}$$

H_0 ist bei einseitigem Test anzunehmen bei $-c \leq z \leq c$.

Excel berechnet den p-Wert bei einseitiger Betrachtung, wenn man

=1-gauss(Wertebereich; xm; s)

eingibt.

Beispiel:
Bei Ihrer Kapselfüllmaschine werden standardmäßig alle Kapseln auf ihre Füllmenge hin überprüft. Dazu werden die Kapseln automatisch gewogen.
Sie möchten einem Kunden eine repräsentative Probe von 20 Kapseln zukommen lassen und haben dazu wahllos 20 Kapseln gezogen. Ist diese Probe wirklich repräsentativ hinsichtlich der Masseneinheitlichkeit (Signifikanzniveau $\alpha = 0.05$)?
Aus Ihrer Datenaufzeichnung entnehmen Sie einen Mittelwert $\mu = 254.2$ mg und eine Standardabweichung von $\sigma = 2.7$ mg.
Ihre Stichprobe der 20 Kapseln weist einen Mittelwert von 252.6 mg auf.
Hieraus berechnen Sie die Testgröße
$z = (252.6 - 254.2)/2.7 \cdot \sqrt{20} = -2.65$
Da prinzipiell der Stichprobenwert höher oder niedriger als der wahre Mittelwert ausfallen kann, handelt es sich bei diesem Test um einen zweiseitigen. Die Testgröße c wird also der Tabelle für die Standardnormalverteilung (s. Verteilungstafeln im Anhang) entnommen. Für $\alpha = 5\,\%$ ergibt sich $c = 1.96$.

Da nicht gilt $-c \leq z \leq c$, ist die Nullhypothese zu verwerfen; die gezogene Stichprobe ist also nicht repräsentativ.

Übungsaufgabe 64:
Wäre die Stichprobe bei $\alpha = 0.1\,\%$ repräsentativ?

13.10.6.2 t-Tests

Der zuvor beschriebene Test lässt sich nur sehr selten einsetzen, da hierzu a) die Standardabweichung der Grundgesamtheit bekannt sein muss und b) die Stichprobenanzahl recht groß sein soll. Ist die Standardabweichung der Grundgesamtheit nicht bekannt, so muss die der Stichprobe herangezogen werden. Wird die Stichprobenanzahl klein, so ist damit zu rechnen, dass die Versuchsergebnisse nicht mehr genau der Normalverteilung folgen. Diesem Umstand trägt die t-Verteilung Rechnung. Man wird also bei kleinen n anstelle des z-Tests den t-Test verwenden, der die Student-t-Verteilung als Testverteilung anstelle der Standard-Normalverteilung heranzieht.

13.10.6.2.1 Vergleich zweier Mittelwerte (wahrer Wert und Schätzwert) bei unbekannter Standardabweichung

Voraussetzungen für die Durchführung sind:

- Die Grundgesamtheit ist **normalverteilt**.
- Der Mittelwert μ der Grundgesamtheit ist **bekannt**, die Varianz σ^2 **unbekannt**.
- Es wurde eine Stichprobe gezogen mit dem Mittelwert $\mathbf{x_m}$, dem Umfang **n** und der Standardabweichung **s**.
- n darf klein sein.

Die Nullhypothese lautet, dass beide Mittelwerte übereinstimmen: $\mu = x_m$
Auch dieser Test kann als *ein- oder zweiseitiger Test* ausgeführt werden.

Es wird die Irrtumswahrscheinlichkeit a festgelegt, aus der sich das Signifikanzniveau errechnet, welches maßgeblich für die Signifikanzgrenze c ist. Die Anzahl der Freiheitsgrade beträgt n–1.

Die Testgröße t errechnet sich nach

$$t = \frac{x_m - \mu}{s}\sqrt{n}$$

Die Nullhypothese wird angenommen, wenn $-c \leq t \leq c$.

Excel gibt den p-Wert des ungepaarten-t-Tests bei gleicher Varianz nach Eingabe der Formel

=ttest(Wertebereich1; Wertebereich2; Seiten, 2)

zurück.

13.10.6.2.2 Vergleich zweier Mittelwerte (zwei Schätzwerte) bei unbekannter Standardabweichung der Grundgesamtheit

Voraussetzungen für die Durchführung sind:

- Die Grundgesamtheiten sind **normalverteilt** und es gilt $\sigma_1^2 = \sigma_2^2$ (Dies ist vorher mittels F-Test abzuklären!).
- Es wurden zwei Stichproben vom Umfang $\mathbf{n_1}$ und $\mathbf{n_2}$ gezogen.
- Die Mittelwerte und Standardabweichungen der Stichproben $\mathbf{x_{m1}}$, $\mathbf{x_{m2}}$, $\mathbf{s_1}$ und $\mathbf{s_2}$ sind bekannt.

Die Nullhypothese lautet, dass beide Mittelwerte übereinstimmen: $x_{m1} = x_{m2}$
Auch dieser Test kann als *ein- oder zweiseitiger Test* ausgeführt werden.

Es wird die Irrtumswahrscheinlichkeit α festgelegt, aus der sich das Signifikanzniveau errechnet, welches maßgeblich für die Signifikanzgrenze c ist. Die Anzahl der Freiheitsgrade beträgt $n_1 + n_2 - 2$.

Die Testgröße t errechnet sich nach

$$t = \frac{x_{m1} - x_{m2}}{\sqrt{(n_1 - 1)s_1^2 + (n_2 - 1)s_2^2}} \sqrt{\frac{n_1 n_2 (n_1 + n_2 - 2)}{n_1 + n_2}}$$

Die Nullhypothese wird angenommen, wenn $-c \leq t \leq c$.

Da als Voraussetzung für die Durchführung des t-Tests gefordert wird, dass die Strichproben der gleichen Verteilung angehören (keine Unterschiede in der Stan dardabweichung), ist diese Voraussetzung vorher zu prüfen:

»F-Test vor t-Test«

Excel gibt den p-Wert des ungepaarten-t-Tests bei ungleicher Varianz wie folgt aus:

=ttest(Wertebereich1; Wertebereich2; Seiten, 3)

13.10.6.2.3 Vergleich zweier verbundener (gepaarter) Mittelwerte

Voraussetzungen für die Durchführung sind:

- Die Grundgesamtheiten sind **normalverteilt**.
- Der Mittelwerte μ_A **und** μ_B der Grundgesamtheiten sind **bekannt**, die Varianz σ^2 **bei beiden Grundgesamtheiten identisch,** da verbunden.
- Es wurden n mal zwei verbundene Stichproben ($x_{i,A}$ und $x_{i,B}$) gezogen.

Die Nullhypothese lautet, dass beide Mittelwerte übereinstimmen: $\mu_A = \mu_B$
Auch dieser Test kann als *ein- oder zweiseitiger Test* ausgeführt werden.

Es wird die Irrtumswahrscheinlichkeit α festgelegt, aus der sich das Signifikanzniveau errechnet, welches maßgeblich für die Signifikanzgrenze c ist. Die Anzahl der Freiheitsgrade beträgt hierbei n–1.

Zu jedem Wertepaar wird die Paarwertdifferenz

$$d_i = x_{i,A} - x_{i,B}$$

berechnet. Aus diesen Paarwertdifferenzen wird der Mittelwert, also die mittlere Paarwertdifferenz d_m gebildet.

Die Standardabweichung s der Paarwertdifferenz ist mit n–1 Freiheitsgraden zu berechnen. Der mittlere Fehler der Paarwertdifferenz ergibt sich als

$$s_d = s/\sqrt{n}$$

Die Testgröße t errechnet sich als Quotient aus dem Betrag der mittleren Paarwertdifferenz d_m und deren Fehlermittel:

$$t = \frac{|d_m|}{s_d}$$

Die Nullhypothese wird angenommen, wenn $-c \le t \le c$.

Excel gibt den p-Wert des gepaarten-t-Tests wie folgt aus:

=ttest(Wertebereich1; Wertebereich2; Seiten, 1)

Beispiel:
Sie haben festgestellt, dass eine neue Substanz antihistaminische Wirkung besitzt und möchten dies nun statistisch untermauern. Hierzu möchten Sie die Wirkung des topisch lokal applizierten Antihistaminikums testen ($\alpha = 0.01$). Sie applizieren in Ihrer Versuchsreihe auf beide Innenseiten der Unterarme Ihrer Versuchspatienten die gleiche Menge Bienengift. Auf eine Innenseite geben Sie die Zubereitung, die andere Seite verbleibt unbehandelt. Nun verfolgen Sie die Zeit bis zur Abheilung (hierfür haben Sie sich zuvor ein objektives Kriterium überlegt).
Sie erhalten folgende Versuchsergebnisse:

		Abheilungszeit [d]	
n	**ohne**	**mit**	**Differenz**
1	3	1	2
2	5	2	3
3	4	3	1
4	7	8	-1
5	13	7	6
6	5	3	2
7	3	2	1
8	11	8	3
9	4	3	1
10	8	5	3
11	10	6	4
12	6	3	3
13	4	2	2
14	11	5	6
15	14	10	4
x_m	7.2	4.5	2.7
s	3.73	2.72	1.88

Betrachten Sie lediglich die Differenzen, so können Sie zwar leicht aussagen, dass die Heilungszeit um fast 3 Tage im Durchschnitt gesenkt wird, ob dies jedoch ein signifikantes Ergebnis ist, können Sie daran alleine nicht ablesen.

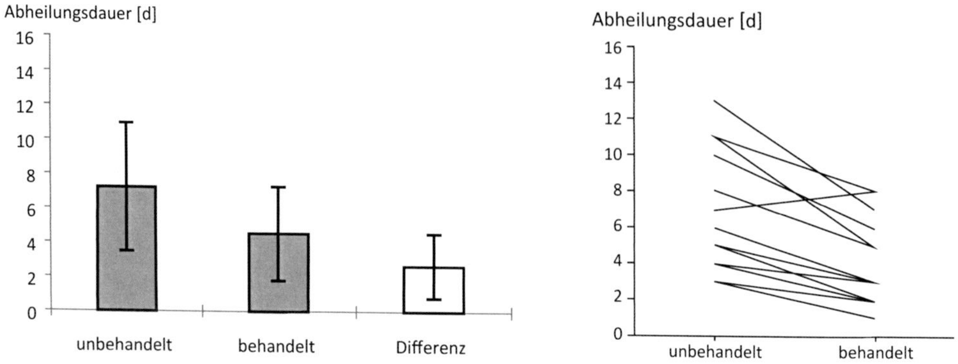

Abb. 96: Mittelwerte und Standardabweichungen alleine erlauben bei gepaarten Stichproben noch keine eindeutige Aussage über signifikante Unterschiede (links). Betrachtet man aber die jeweiligen Wertepaare, so fällt auf, dass mit einer Ausnahme immer eine deutliche Reduktion der Behandlungsdauer eingetreten ist.

Würden Sie einen t-Test für ungepaarte Stichproben durchführen, so würden Sie damit zwei breite Verteilungen gegeneinander testen, deren Mittelwerte sich nicht großartig unterscheiden. Dementsprechend würde auch das Ergebnis ausfallen: Auf 1% Niveau wird die Nullhypothese (kein Unterschied zwischen den Verteilungen) angenommen werden.

Da Sie in Ihrem Versuchsdesign jedoch berücksichtigt haben, dass Patienten individuell unterschiedlich stark auf Bienengift reagieren und Sie deshalb gepaarte Stichproben verwendet haben, dürfen Sie hier den gepaarten t-Test anwenden: Sie erhalten mit den Werten

$$s = 1.877\ \text{d}$$
$$n = 15$$
$$s_d = 0.485\ \text{d}$$
$$d_m = 2.667\ \text{d}$$

eine Testgröße von

$$t = 5.49$$

Sie verfolgen einen einseitigen Test, dass aufgrund Ihrer Vorerfahrung davon auszugehen ist, dass die Zubereitung eine Wirkung zeigt, damit also nicht nur unterschiedlich, sondern definitiv besser ist als keine Therapie. Bei n–1 = 14 Freiheitsgraden entnehmen Sie der Tabelle einen Wert für c von

$$c = 1.76$$

Da nicht gilt

$$-c \leq z \leq c,$$

muss die Nullhypothese (»es besteht kein Unterscheid«) ganz klar abgelehnt werden. Selbst bei $\alpha = 0.05\,\%$(!) wäre die Nullhypothese noch abzulehnen. Es besteht somit ein hochsignifikanter Unterscheid zwischen beiden Messreihen. Die Wirkung ist also deutlich nachweisbar.

13.10.7 Test von Varianzen

13.10.7.1 F-Test

Der F-Test dient dem *Vergleich von Varianzen*. Voraussetzungen für die Durchführung dieses Tests sind, dass

- die zugrundeliegenden Daten unabhängig und
- annähernd normalverteilt sind.

Die Nullhypothese lautet: Beide Varianzen s_1 und s_2 weichen nicht signifikant voneinander ab: $s_1 = s_2$
Die Alternative ist $s_1^2 > s_2^2$
Die Irrtumswahrscheinlichkeit ist festzulegen, das Signifikanzniveau zu berechnen und die Signifikanzgrenze zu ermitteln. Die Freiheitsgrade betragen $FG_1 = n_1 - 1$ und $FG_2 = n_2 - 1$.

Die Testgröße F berechnet sich wie folgt:

$$F = \frac{s_1^2}{s_2^2}$$

Hierbei sind die Indices 1 und 2 aus praktischen Gründen so zu vergeben, dass $F > 1$ ist. Daraus ergibt sich die Einseitigkeit der Betrachtung. Der F-Test wird also immer als einseitiger Test durchgeführt.

H_0 ist anzunehmen, wenn $F \leq c$ ist.

13.10.8 Varianzanalyse

Die Varianzanalyse, die im Englischen auch als Analysis of Variance (»ANOVA«) bezeichnet wird, dient zur Entscheidung, ob Stichprobenmittelwerte aus Verteilungen mit demselben Mittelwert stammen. Diese Fragestellung ist häufig bei biopharmazeutischen, biologischen oder medizinischen Untersuchungen zu klären.

Bei Bioverfügbarkeits- oder Bioäquivalenzstudien werden zwei oder mehr unterschiedliche Formulierungen des Arzneistoffs gegeneinander getestet. Zielgrößen sind meist Parameter, die aus den Blutspiegelkurven entnommen werden können oder andere Zeichen des Heilungserfolges wie Beugewinkel an einem Gelenk vor und nach Operation bei chirurgischen Untersuchungen und so weiter.
Die Patienten werden in g Gruppen eingeteilt und die Zielmerkmale der n Patienten ermittelt. Man untersucht nun, ob die Formulierungen die Zielgröße signifikant beeinflussen, d. h. ob z. B. eine Tablette »besser« ist als eine Kapsel oder Tropfen. Dies geschieht durch Betrachtung der Streuungen: Wenn die Streuung zwischen den Mittelwerten der g Gruppen der Streuung der Einzelwerte innerhalb der jeweiligen Gruppen entspricht, so liegt kein signifikanter Unterschied vor, die Arzneiformen sind gleichwertig[79]. Treten jedoch Streuungen zwischen den Mittelwerten auf, die größer sind als die Streuungen der Einzelwerte in den Gruppen, so kann ein signifikanter Unterschied festgestellt werden; die Arzneiformen unterscheiden sich signifikant voneinander.
Zur Durchführung der Varianzanalyse wird nun die Summe der Abweichungsquadrate innerhalb der Gruppen und die Summe der Abweichungsquadrate zwischen den Gruppen gebildet.
Summe der Abweichungsquadrate innerhalb der Gruppen:

$$S_{innerhalb} = \sum_{i=1}^{g} \sum_{j}^{n_i} (x_{i,j} - x_{mGruppe})^2$$

Summe der Abweichungsquadrate zwischen den Gruppen:

$$S_{zwischen} = \sum_{i=1}^{g} n_i (x_{mGruppe} - x_{mGesamt})^2$$

Hierbei ist $x_{mGruppe}$ der Mittelwert einer einzelnen Gruppe und $x_{mGesamt}$ der Mittelwert der gesamten Stichprobe.

Voraussetzungen für die Durchführung sind:

- Voraussetzung für die Varianzanalyse ist, dass die Werte alle aus normalverteilten Grundgesamtheiten stammen, die die gleiche Varianz aufweisen.

Die Nullhypothese lautet, dass alle Mittelwerte übereinstimmen:

$$x_{m1} = x_{m2} = x_{m3} = \ldots = x_{mg}$$

79 Dies gilt nur in Bezug auf die untersuchten Zielgrößen. Unterschiede können dennoch in anderen Merkmalen wie z. B. Stabilität, Preis, Patienten-Compliance etc. bestehen.

Es wird die Irrtumswahrscheinlichkeit α festgelegt, aus der sich das Signifikanzniveau errechnet, welches die Signifikanzgrenze c ergibt. Die Anzahl der Freiheitsgrade beträgt zwischen den Gruppen g – 1 und innerhalb der Gruppen n – r.

Die Testgröße F berechnet sich wie folgt:

$$F = \frac{S_{zwischen} / (g-1)}{S_{innerhalb} / (n-g)}$$

Die Nullhypothese wird angenommen, wenn $F \leq c$ ist.
Die Signifikanzgrenzen c des F-Tests sind im Anhang tabelliert.

13.10.9 Zusammenhang zwischen α und p-Wert

Wenn man einen statistischen Test mit einem zuvor festgelegten Wert für α (z. B. $\alpha = 0.05$) durchführt, so erhält man vielleicht das Ergebnis »H_0 ist abzulehnen«. Sähe das Ergebnis genauso aus, wenn man ein anderes α (z. B. $\alpha = 0.05$) gewählt hätte? Bei der Wahl eines kritischen Wertes für α wird das Testergebnis umschlagen. Dieser kritische Wert »p« wird von einigen Programmen ausgerechnet und angegeben.

Der »p-Wert« gibt an, auf welchem Niveau α die Nullhypothese *gerade noch* akzeptiert werden kann.

Ein Überschreiten dieser Grenze führt zum Ablehnen der Nullhypothese. Daher bezeichnet man den p-Wert auch gerne als »Überschreitungswahrscheinlichkeit« .

Beispiel:
Testet man die neun Werte von 1 bis 9, die einen Mittelwert von 5 und eine Standardabweichung von 2.74 aufweisen, mittels t-Test gegen einen Mittelwert von 7.8, so erhält man als t-Wert –3.067.
Für $\alpha = 0.05$ ergibt sich eine Schranke von $c = 2.31$. H_0 würde abgelehnt.
Für $\alpha = 0.01$ hingegen ergibt sich eine Schranke von $c = 3.36$. H_0 würde angenommen.
Wie klein kann man α wählen, bevor H_0 abgelehnt wird?
Von Statistikprogrammen wird ein p-Wert von 0.015 ausgegeben. Führt man den Test mit $\alpha = p$ durch, so erreicht man hierbei gerade die Grenze zwischen Ablehnung und Annahme der Nullhypothese.

13.11 Erfassungs- und Nachweisgrenze

Wie im Kapitel »Genauigkeit« angeführt, sind alle Messmethoden mit einem Fehler behaftet. Ein gemessener Wert kann erst dann als aussagekräftiger Messwert angesehen werden, wenn er sich deutlich vom »Rauschen« des Verfahrens unterscheidet, d.h. wenn sein (Mittel)wert genügend weit vom mittleren Blindwert und dessen Standardabweichung entfernt liegt. Die Nachweisgrenze ist dann erreicht, wenn der gemessene Wert drei Standardabweichungen vom Blindwertmittel entfernt liegt ($x_N = x_{B,m} \pm 3\ \sigma_B$). Dies entspricht einer Wahrscheinlichkeit von 50%. Liegt der Messwert sechs Standardabweichungen vom mittleren Blindwert entfernt ($x_E = x_{B,m} \pm 3\ \sigma_B$), so ist die Erfassungsgrenze erreicht, welche einer Wahrscheinlichkeit von 99.8% entspricht. Erst ab hier gilt ein Wert als sicher.

Nachweisgrenze:	$x_N = x_{B,m} \pm 3\ \sigma_B$	entspr. 50%
Erfassungsgrenze:	$x_E = x_{B,m} \pm 3\ \sigma_B$	entspr. 99.8%

Man beachte die Analogie zu den oben aufgeführten Tests zur Prüfung von Mittelwerten. Auch hier könnte man zu unterschiedlichen Signifikanzniveaus die Nullhypothese »Messwert weicht nicht vom mittleren Blindwert ab« überprüfen. Muss diese Hypothese verworfen werden, so sind beide Werte unterschiedlich, der Messwert wird nicht zum Rauschen gerechnet, sondern als eigenständiger Wert betrachtet.

13.12 Augenwischerei mit Statistik

13.12.1 »Verbesserung« schlechter Standardabweichungen

Insbesondere Experimente mit biologischen Präparaten weisen aufgrund der mannigfaltigen Faktoren, die das Ergebnis beeinflussen können, oft eine schlechte Reproduzierbarkeit auf. Dementsprechend groß fallen dann bei Versuchswiederholungen die Standardabweichungen bzw. die Fehlerbalken in den zugehörigen Diagrammen aus.

Wesentlich kleiner werden die Fehlerbalken, wenn man anstelle der Standardabweichung den Standardfehler des Mittelwertes aufträgt, da aufgrund der Division durch $\sqrt{n}$ der Zahlenwert gleich wesentlich geringer ausfällt (schon bei $n = 4$ ergibt sich ein halb so großer Zahlenwert!).

13.12.2 »Besser als das Original«

Denken wir zurück an die Überlegungen bezüglich der Wahl der Irrtumswahrscheinlichkeit in der Einführung zum Kapitel »Statistische Tests«. Dort hielten wir fest: Wählt man die Irrtumswahrscheinlichkeit zu groß, wird man selbst bei gering differierenden Werten die Nullhypothese verwerfen.
Dieses Instrument lässt sich geschickt ausnutzen, um Dinge statistisch abzusichern, die in dieser Form gar nicht gerechtfertigt sind.
Hierzu ein Beispiel:
Eine Generika-Firma möchte die Überlegenheit ihres »Nachahmer-Präparates« gegenüber einem Referenzpräparat herausstellen, da ihr Produkt angeblich den Wirkstoff wesentlich schneller freisetzt. Mit dem Slogan »wissenschaftliche/statistische Studien haben ergeben...« lässt sich gutes Marketing betreiben, also muss eine entsprechende Statistik dafür herhalten, wobei die Daten nicht einmal geschönt werden müssen. Als Vergleichskriterium wird die Wirkstofffreigabe innerhalb von 15 Minuten herangezogen. Die Datenlage sieht wie folgt aus: Das Referenzpräparat gibt im Mittel 82 % seines Wirkstoffes innerhalb von 15 Minuten frei, das Generikum 85 %. In beiden Versuchsreihen liegen normalverteilte Daten vor, die Standardabweichung beträgt in beiden Fällen 15 %, die Anzahl der Wiederholungen beträgt 15. Nach Durchführen eines zweiseitigen t-Tests ($t = 0.775$) erhält man als kritische Grenze $c = 2.14$ (bei $\alpha = 0.05$) bzw. $c = 1.76$ (bei $\alpha = 0.1$). Die Nullhypothese (es besteht kein Unterschied zwischen Referenz und Generikum) ist also bei diesen Irrtumswahrscheinlichkeiten anzunehmen. Wählt man hingegen bewusst eine große Irrtumswahrscheinlichkeit ($\alpha = 0.5$!), führt der t-Test zu dem Schluss, dass die Nullhypothese abzulehnen ist ($c = 0.69$), man »beweist« also einen deutlichen Unterschied zwischen beiden Präparaten, der bei gesunder Betrachtungsweise nicht gegeben ist.
Genauso kann man versuchen, statistisch zu »beweisen«, dass das Präparat eines Zweitanbieters »völlig gleichwertig« zu dem Originalpräparat ist, auch wenn deutliche Unterschiede bestehen. Auch hier wählt man eine geeignete Eigenschaft der Präparate aus, führt die Analytik durch und erhält zwei Mittelwerte (incl. Standardabweichungen). Bei einer extrem geringen Irrtumswahrscheinlichkeit werden dann auch stark differierende Werte noch als gleich angesehen.

> Die Irrtumswahrscheinlichkeit ist immer *vor* Durchführen eines Tests festzulegen!

In aussagekräftigen Studien werden
Gleichheiten bei *kleinem α*,
Unterschiede bei *großem α*
festgestellt.
Extrem große oder extrem kleine Werte für α sollten immer Anlass für eine skeptische Betrachtung der Statistik sein.

Beide Beispiele sollen verdeutlichen, dass die Forderung, die Irrtumswahrscheinlichkeiten vor dem Berechnen der Testgröße durchzuführen, durchaus berechtigt und sogar notwendig ist.

Übungsaufgabe 65:
Wie klein müssen Sie α wählen, um bei folgender Datenlage noch eine Gleichwertigkeit beider Präparate hinsichtlich der oralen Bioverfügbarkeit konstatieren zu können?
Original: orale Bioverfügbarkeit 92 % (s = 8 %)
Generikum: orale Bioverfügbarkeit 75 % (s = 8 %)
Wiederholungen: n = 5

Übungsaufgabe 66:
Beurteilen Sie folgende Aussagen:
»Studien haben ergeben, dass beide Präparate gleichwertig sind ($\alpha = 0.05$)«
»Studien haben ergeben, dass beide Präparate gleichwertig sind ($p = 0.05$)«
»A ist signifikant besser als B ($\alpha = 0.2$)«
»B ist signifikant besser als A ($\alpha = 0.05$)«
»A ist signifikant besser als B ($\alpha = 0.01$)«
»B ist signifikant besser als A ($p = 0.95$)«

13.13 Weitere kritische Anmerkungen

Die Statistik ist ein nützliches Werkzeug bei dem Versuch, die Wirklichkeit zu analysieren und sinnige Rückschlüsse zu ziehen. Man darf allerdings nicht vergessen, dass es sich hierbei nur um einen *Versuch* handelt und gemeinhin die wahren Werte lediglich *geschätzt* werden. Sämtliche Aussagen sind immer mit einem Fehler behaftet, und man sollte sich daher hüten, die Ergebnisse der abstrakten statistischen

Berechnungen ohne kritische Hinterfragung für bare Münze zu nehmen. So wird als Beispiel gerne angeführt, dass der Rückgang der Storchenzahl mit einem Absinken der Geburtenrate korreliert werden kann. Statistisch gesehen mag hier ein Zusammenhang wahrscheinlich sein, die Biologie lehrt uns aber, dass dies nur eine zufällige Koinzidenz beider Erscheinungen ist.

Zum Nachdenken sollen folgende Aussprüche anregen:

> »Ein Jäger schießt auf einen Hasen. Der Hase schlägt einen Haken und die Kugel fliegt 10 cm links am Hasen vorbei. Der Jäger schießt nochmal. Diesmal fliegt die Kugel 10 cm rechts am Hasen vorbei. Statistisch gesehen ist der Hase tot.«
>
> »Neulich ist jemand in einem Teich ertrunken, der nur 30cm tief war; im Durchschnitt.«
>
> »Zwei Menschen und ein Grillhähnchen: Einer isst das Hähnchen auf, während der andere nichts bekommt. Statistisch gesehen sind beide satt, denn jeder hat im Durchschnitt ein halbes Hähnchen gegessen.«
>
> »Bei einem Toaster ist auf einer Seite die Heizwendel ausgefallen. Man steckt eine Scheibe Toast hinein und verdoppelt die Bräunungszeit, um die ausgefallene Heizwendel zu kompensieren. Wenn die Scheibe Toast herausspringt, ist sie natürlich auf einer Seite hell, auf der anderen Seite schwarz. Statistisch gesehen ist sie auf beiden Seiten knusprig braun. Guten Appetit!«
>
> »67,8 % aller Statistiken sind frei erfunden, 103 % aller Statistiken sind falsch, 82,3441656 % aller Statistiken täuschen eine Genauigkeit vor, die nicht gegeben ist.«

Genauso kritisch sollte man auch logischen Beweisen gegenübertreten. Auch hier kann man durch geschicktes Argumentieren ganz gegensätzliche Dinge beweisen. Als Beispiel soll die Anzahl von Schwänzen bei Katzen dienen. Je nach Argumentationsführung und anderer Auslegung der Bedeutung von Worten kann man »beweisen«, dass Katzen generell keinen Schwanz bzw. immer drei Schwänze haben; auch wenn die Realität anders aussieht.

Beweis 1: Katzen haben keine Schwänze

Es gibt keine Katze mit zwei Schwänzen. Jedoch kommt es ab und zu vor, dass eine Katze genetisch bedingt keinen Schwanz besitzt oder ihren Schwanz durch einen Unfall verloren hat. Im Durchschnitt haben also Katzen weniger als einen Schwanz. Es versteht sich von selbst, dass die Zahl der Schwänze einer Katze nicht negativ sein kann. Da die Zahl der Schwänze einer Katze aber auch ganzzahlig sein muss, ergibt sich: Katzen haben 0 Schwänze.

Beweis 2: Katzen haben drei Schwänze

Keine Katze hat zwei Schwänze. Eine Katze hat einen Schwanz mehr als keine Katze. Also hat eine Katze drei Schwänze.

Gleichsam kann man auch versuchen zu beweisen, dass 2 = 1 ist:

Es sei $x = y$. Dann gilt nach Erweitern mit x:

$$x^2 = yx$$

Von beiden Seiten darf y^2 abgezogen werden:

$$x^2 - y^2 = yx - y^2$$

Links steht eine binomische Formel, die ersetzt werden kann, rechts wird y ausgeklammert:

$$(x + y)(x - y) = y(x - y)$$

Dividiert man nun beide Seiten durch x-y, so bleibt

$$x + y = y$$

Mit $x = y$ gilt dann

$$y + y = y$$
$$2y = y$$
$$2 = 1$$

Wo liegt der Haken?

.hcslaf ettirhcS nedneglof eid dnis timoS .noitarepO egitlügnu enie reba tsi seiD .tlieteg lluN hcrud y = x negew driw noisiviD red ieB

Scheinbar logischer Beweis der Unsterblichkeit:
Aus der Aussage »Aus A folgt B« folgt auch die Aussage »Aus NON-B folgt NON-A«.
Überträgt man dies nun auf das Sterben und das Totsein, so gilt:

> Wenn ich sterbe (A), bin ich tot (B).
> Da ich aber nicht tot bin (NON-B),
> sterbe ich auch nicht (NON-A).
> Damit bin ich unsterblich!

Auch dieser »Beweis« enthält einen Trugschluss. Welchen?
.thcin *tnemoM meseid ni* hcua nam tbrits osla ,tot thcin *natnemom* tsi naM

14 Fehlerfortpflanzung und Fehlerrechnung

14.1 Fehler bei Messwerten

Jede Messung wird nur mit einer begrenzten Genauigkeit durchzuführen sein. Alle gemessenen Werte werden daher mit einer Unsicherheit oder einem Fehler behaftet sein. Um ein aussagekräftiges Resultat zu erhalten, muss neben dem Zahlenwert der Messung auch die Messungenauigkeit angegeben werden.

Beispiel:
Wird die Sinkgeschwindigkeit einer Stahlkugel im Höppler Kugelfallviskosimeter ermittelt, indem man das Passieren zweier Marken mit der Stoppuhr verfolgt und den Abstand der Markierungen mittels Zentimetermaß abliest, so gaukelt das Ergebnis
v = 0.4137931034 cm/s
eine Messsicherheit vor, die nicht gegeben ist, wenn die Stoppuhr das Ablesen auf eine halbe Sekunde genau gestattet, man 29.0 ± 0.5 s misst und das Zentimetermaß eine Ablesung auf einen Millimeter genau zulässt, wobei das Messergebnis 12.0 ± 0.1 cm beträgt.

Wie verhält es sich nun mit den Fehlern, inwieweit beeinflussen sie das Endergebnis und wie genau ist das Ergebnis anzugeben? Dies soll im Folgenden erläutert werden.

Bei den Fehlern, die auftreten, kann es sich um zufällige oder systematische Fehler handeln.

14.1.1 Systematische Fehler

Systematische Fehler treten regelmäßig auf und sind meist durch ungenaue Kalibrierung des Gerätes oder durch grundsätzliche Mängel des Messverfahrens hervorgerufen.
So werden in nebenstehendem Beispiel alle gemessenen Tablettenmassen falsch zu hoch liegen, wenn die Waage im unbelasteten Zustand schon 5.2 mg anzeigt. Der Mittelwert aller Messwerte ist um genau diesen Betrag zu hoch.

n	wahrer Wert [mg]	gemessener Wert [mg]
1	234.2	239.4
2	243.5	248.7
3	237.3	242.5
4	241.7	246.9
5	244.1	249.3
6	236.9	242.1
7	239.6	244.8
8	242.4	247.6
x_m	*240.0*	*245.2*

14.1.2 Zufällige Fehler

Zufällige Fehler sind üblicherweise Beobachtungs- oder Ablesefehler. So rundet z. B. eine Digitalwaage das Ergebnis intern auf die letzte anzeigbare Ziffer. Der tatsächliche, mehrere Dezimalstellen umfassende Messwert wird also mal etwas zu hoch, mal etwas zu niedrig angezeigt. Bei einer ausreichend hohen Anzahl von Messungen gleichen sich diese Abweichungen untereinander aus. Ebenso verhält es sich mit dem Ablesen von Stoppuhr und Zentimetermaß.

n	wahrer Wert [mg]	gemessener Wert [mg]	Abweichung
1	234.2	234	↓
2	243.5	244	↑
3	237.3	237	↓
4	241.7	242	↑
5	244.1	244	↓
6	236.9	237	↑
7	239.6	240	↑
8	242.4	242	↓
x_m	*240.0*	*240*	–

An nebenstehender Tabelle erkennt man leicht, dass sich die Fehler, die daraus resultieren, dass die an einer Waage gemessenen Massen nur auf ein volles Milligramm gerundet angegeben werden, gegenseitig kompensieren.

14.1.3 Angabe des Messfehlers

Die Angabe des Messfehlers kann auf zwei unterschiedliche Arten erfolgen. Entweder gibt man zu dem Messwert x den *absoluten Fehler* Δx des Messwertes (also 29.0 ± *0.5* s im obigen Beispiel) oder den *relativen Fehler* $\Delta x/x \cdot 100\,\%$ an (29.0 s ± 1.7 %). Letzterer ist ein Maß für die Mess*ungenauigkeit*, nicht für die Mess*unsicherheit*.

14.2 Fehlerfortpflanzung

Wie wir schon bei der Herleitung des Mittelwertes gesehen haben, ist es günstiger, nicht die Fehler, sondern die Fehlerquadrate zu betrachten. Dies ergibt sich auch aus der Betrachtung der Fehlerfortpflanzung, welche in Form einer Differentialgleichung beschreibt, wie sich ein Wert z als Funktion f(x,y) ändert, wenn die sich gemessenen Größen x und y minimal ändern:

$$dz = \frac{\partial f}{\partial x} dx + \frac{\partial f}{\partial y} dy$$

Möchte man die Differentiale dx und dy durch die Fehler Δx und Δy ersetzen, dann muss man berücksichtigen, dass sich die Fehler teilweise kompensieren, wenn x und y voneinander unabhängig sind. Der mittlere Fehler Dz berechnet sich dann nach dem Gaußschen Fehlerfortpflanzungsgesetz:

$$\Delta z^2 = \left(\frac{\partial f}{\partial x}\Delta x\right)^2 + \left(\frac{\partial f}{\partial y}\Delta y\right)^2$$

$$\Delta z = \sqrt{\left(\frac{\partial f}{\partial x}\Delta x\right)^2 + \left(\frac{\partial f}{\partial y}\Delta y\right)^2}$$

14.2.1 Addition und Subtraktion

Bei Addition und Subtraktion werden die *Quadrate der absoluten Fehler* addiert. Man erhält das Quadrat des absoluten Gesamtfehlers:

$$(\Delta z)^2 = (\Delta x)^2 + (\Delta y)^2$$

14.2.2 Multiplikation und Division

Bei Multiplikation und Division hingegen werden die *Quadrate der relativen Fehler* summiert und ergeben das Quadrat des relativen Gesamtfehlers:

$$(\Delta z/z)^2 = (\Delta x/x)^2 + (\Delta y/y)^2$$

14.2.3 Potenzen

Bei Potenzen der Form $z = x^{\pm a}$ ergibt sich der relative Fehler aus dem *Produkt des relativen Fehlers* des Messergebnisses *und dem Betrag der Konstanten.*

$$\Delta z/z= |a| \cdot \Delta x/x$$

Bevor man mit der Messung beginnt, sollte man überlegen, welche Fehler die Genauigkeit des Messergebnisses begrenzen, und probieren, diese Fehler möglichst gering zu halten. Bei der ersten Fehlerabschätzung können kleine relative Fehler gegenüber großen vernachlässigt werden.
Genauso falsch, wie das Messergebnis mit zu vielen Nachkommastellen anzugeben, ist es, die *Fehlerangabe* auf mehr als *ein oder zwei Stellen* genau machen zu wollen.

15 Versuchsplanung

15.1 Einfache Zusammenhänge

Wenn eine Zielgröße nur von einem Faktor abhängt, wie dies z. B. bei der Beschleunigungsmessung der Fall ist (funktioneller Zusammenhang: $s = 1/2\ a\ t^2$), gestaltet sich die Versuchsplanung vergleichsweise trivial: Man misst die Zeiten t, zu denen ein beschleunigter Körper (z. B. eine Kugel auf einer schiefen Ebene) bestimmte Wegstrecken s zurückgelegt hat, und trägt in transformierter Darstellung s über t^2 auf. Die Steigung der Geraden entspricht dann der halben Beschleunigung.
Ein anderes und dazu noch wesentlich einfacheres Beispiel betrifft die Messung der Zerfallszeit. Hier wird lediglich eine Tablette in die nach Arzneibuch vorgeschriebene Apparatur überführt und in Flüssigkeit getaucht. Man stoppt die Zeit, bis die Tablette zerfallen ist. Um diese Daten statistisch abzusichern, sollte man Versuchswiederholungen vorsehen.

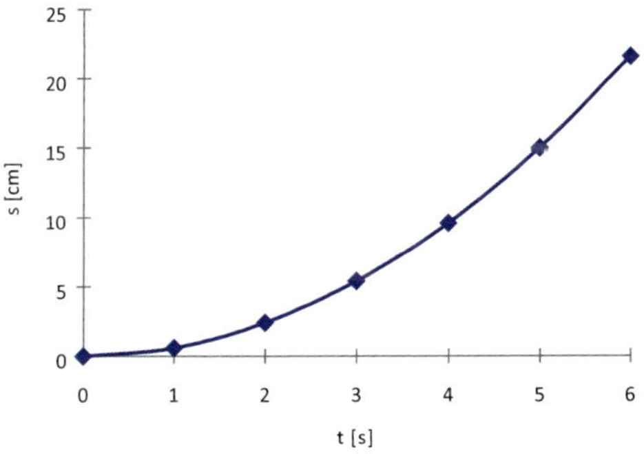

Abb. 97: s über t einer beschleunigten Bewegung mit $a = 1.2\ cm/s^2$

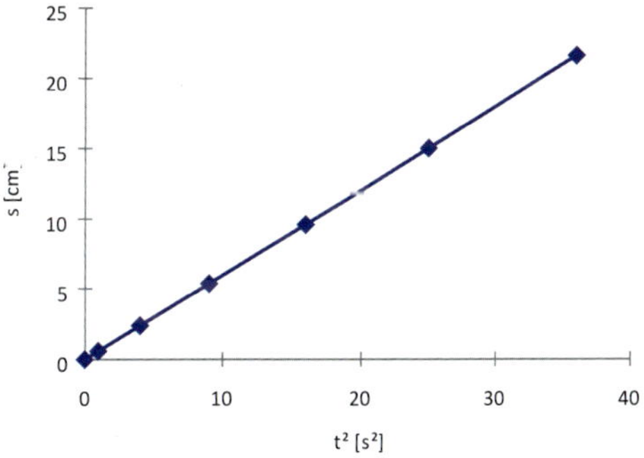

Abb. 98: Beim Auftragen von s über t^2 erhält man eine Gerade, deren Steigung ½ · a entspricht. Man beachte die nun nicht mehr gleichen Abstände der Datenpunkte zueinander.

Tab. 14: Zerfallszeit von Tabletten

n	1	2	3	4	5	6	Mittelwert [min]	Std.abw. [min]	rel. Std.abw. [%]
$t_{Zerfall}$ [min]	5.3	5.4	5.3	5.1	5.5	5.2	5.3	0.13	2.4

Möchte man nun allerdings untersuchen, welchen Einfluss die Neigung der schiefen Ebene auf die Beschleunigung hat oder wie sich der Austausch einer Komponente der Tablettenrezeptur auswirkt, so kommt man mit obigem Ansatz nicht mehr weiter. Man muss in diesem Falle den Versuch zweimal durchführen und dabei den *Faktor* »Ebenenneigung« (Faktor A[80]) variieren. Man spricht hierbei von dem »Grundversuch« (g) oder (0) oder (1) und »Versuch A« ((a)).

Ein Einfluss oder Effekt E_A des Faktors A auf die Zielgröße (Beschleunigung) ergibt sich aus der Differenz der Zielwerte von Versuch A und Grundversuch.

$$E_A = (a) - (g) \quad \text{bzw.}$$
$$E_A = (a) - (0) \quad \text{bzw.}$$
$$E_A = (a) - (1)$$

15.2 Faktorenversuchsplanung

Unter Faktorenversuchsplanung versteht man eine statistische Versuchsplanung, die es mit einem Minimum an Versuchen erlaubt, möglichst viel Informationen über positive oder negative Effekte von Faktoren auf ein Produkt zu gewinnen. Sie ist daher eine gängige Strategie im Zuge der Qualitätsoptimierung.

15.2.1 Ein Faktor zur Zeit

Chemische Reaktionen oder physikalische Zusammenhänge werden üblicherweise nicht nur von einem Faktor, sondern *gleichzeitig von mehreren Faktoren* wie Druck, Zeit, pH, Temperatur, Presskraft, Art und Menge der Hilfsstoffe etc. beeinflusst. Für einen ersten Einblick wird man versuchen, nur jeweils einen der Faktoren zu variieren und die anderen konstant zu halten, um den Einfluss auf die Zielgröße (z. B. Zerfallszeit) zu ermitteln. Nach diesem »Ein Faktor zur Zeit«-Schema kann man nun den Einfluss eines jeden einzelnen Faktors ermitteln.
Schaut man sich die einzelnen Faktoren an, so kann man pro Faktor zwei Zustände unterscheiden:

1. Faktor »konstant« gehalten und
2. Faktor wird gerade untersucht, also gegenüber Fall 1 verändert bzw. »aktiviert«.

80 An dieser Stelle ist eigentlich noch keine Unterscheidung einzelner Faktoren und damit keine Benennung erforderlich. Im Sinne einer systematischen Überleitung zu 2^n Faktorenversuchsplänen soll diese jedoch hier schon eingeführt werden.

Man spricht auch von jeweils zwei *Niveaus* pro Faktor, die der Einfachheit halber mit – und + oder –1 und +1 oder 0 und 1 beschrieben werden. Die Faktoren können hierbei qualitativer oder quantitativer Natur sein, d. h. als Niveaus für die Temperatur kommen z. B. »20°C« und »37°C« in Frage, als Niveaus für einen Hilfsstofftyp »Lactose« und »Maisstärke«.
Anstelle von nur zwei Niveaus kann man auch drei oder mehr Niveaus pro Faktor auswählen, erhöht damit allerdings auch die Anzahl der Versuche linear. Vorteil mehrerer Niveaus ist, dass man den Bereich zwischen den Endpunkten besser untersuchen kann. Nichtlineare Abhängigkeiten werden nämlich bei nur zwei Niveaus nicht deutlich.
Dieses »Ein Faktor zur Zeit«-Verfahren lässt die Einflüsse der einzelnen Faktoren auf die Produkteigenschaften erkennen, erlaubt jedoch *keine Aussage über mögliche Wechselwirkungen* der Faktoren untereinander, denn entsprechende Versuche hierzu wurden nicht durchgeführt. Ist man jedoch auch an den Wechselwirkungen interessiert, so sind noch einige weitere Versuche hinzuzuführen und man gelangt zum 2^n Faktorenversuchsplan.

15.2.2 2^n Faktorenversuchsplan

Möchte man auch die Wechselwirkungen der Faktoren untereinander erfassen, so kann man obiges Schema leicht erweitern, indem man auch alle möglichen Kombinationen von Faktoren aktiviert und das Ergebnis ermittelt. Testet man auf diese Weise n Faktoren zu je zwei Niveaus, so sind 2^n Versuche durchzuführen. Dies heißt aber auch, dass sich mit jedem zusätzlichen Faktor die Anzahl der Versuche verdoppelt! So sind bei zwei Faktoren vier Versuche, bei drei Faktoren schon 8 und bei vier Faktoren 16 Versuche notwendig.
Führt man ein solches Versuchsdesign auf drei Niveaus durch (3^n-Faktorenversuchsplan), so ist jeder zusätzliche Faktor mit einer Verdreifachung der Versuchsanzahl verbunden.
Faktorenversuchspläne mit mehr als drei Faktoren haben zwar theoretisch den Vorteil, alle Wechselwirkungen zu erfassen, weisen aber auch praktische Nachteile auf:

- Die Anzahl der Versuche wächst exponentiell; nicht eingerechnet sind die Versuchswiederholungen.
- Bei mehr als drei gleichzeitig untersuchten Faktoren überdecken meist die Streuungen das Ausmaß der vorhandenen Effekte.

Eine *Beschränkung auf maximal drei oder vier* gleichzeitig zu untersuchende *Faktoren* erscheint in den meisten Fällen angebracht.

15.2.2.1 Auswertung von Faktorenversuchsplänen

Tab. 15: Streng systematische Vorzeichenmatrix für einen 2^2 bzw. 2^3 Faktorenversuchsplan

Faktor → Versuch ↓	T	A	B	AB	C	AC	BC	ABC
(1)	+	–	–	+	–	+	+	–
a	+	+	–	–	–	–	+	+
b	+	–	+	–	–	+	–	+
ab	+	+	+	+	–	–	–	–
c	+	–	–	+	+	–	–	+
ac	+	+	–	–	+	+	–	–
bc	+	–	+	–	+	–	+	–
abc	+	+	+	+	+	+	+	+
Summe (S)								
Effekt ($2S/2^n$)								

Erstellen der Vorzeichenmatrix für zwei und mehr Faktoren:
Zunächst füllt man in der Matrix die Spalten unter den Einzelfaktoren (A, B, C, D etc.) nach folgendem System auf: Ist der Faktor in der Versuchskombination enthalten (z. B. A in a oder A in ab), so wird ein + gesetzt, ist er nicht enthalten (z.b. C in A oder B in ac), so wird ein – gesetzt.
Anschließend füllt man die Spalten unter den Kombinationen aus, indem man die Vorzeichen der betreffenden Einzelfaktoren reihenweise miteinander multipliziert. Als Beispiel sei die Reihe ac angeführt: AB ergibt sich zu A (+) · B (–) = –, AC ergibt sich zu A (+) · C (+) = +, ABC ergibt sich zu A (+) · B (–) · C (+) = -.

Anleitung zum Ausfüllen der 2^n Versuchsmatrix:
Zunächst werden die Versuche durchgeführt.
In die Spalte T werden dann die betreffenden Ergebnisse der 2^n Versuche eingetragen.
Nun geht man in jeder Spalte zeilenweise so vor, dass der unter T eingetragene Wert mit dem Vorzeichen der Spalte in der betreffenden Zeile multipliziert wird. Spaltenweise werden diese Werte summiert. Die Summe wird anschließend durch $2^{(n-1)}$ dividiert (bzw. das Doppelte der Summe durch 2^n), um die Effekte der einzelnen Faktoren bzw. deren Wechselwirkungen zu ermitteln.

15.3 Simplex

Dieses Verfahren wird auch als die Methode des steilsten Anstieges bezeichnet und lässt sich mit der idealisierten Problematik eines Bergsteigers verglichen, der in dichtem Nebel möglichst schnell den Gipfel erreichen möchte.

Vereinfacht verläuft dies wie folgt: Man gibt dem Bergsteiger ein Dreieck mit auf den Weg, in das er sich hineinstellen und das er auf den Untergrund legen soll. Er wird eine Ecke des Dreiecks finden, die niedriger liegt als die anderen Ecken. Diese Ecke spiegelt er auf die andere Seite (er klappt das Dreieck einfach um) und stellt sich wiederum in das Dreieck. Er wird nun höher stehen als vorher. Dies wiederholt er so lange, bis er am Gipfel ist.

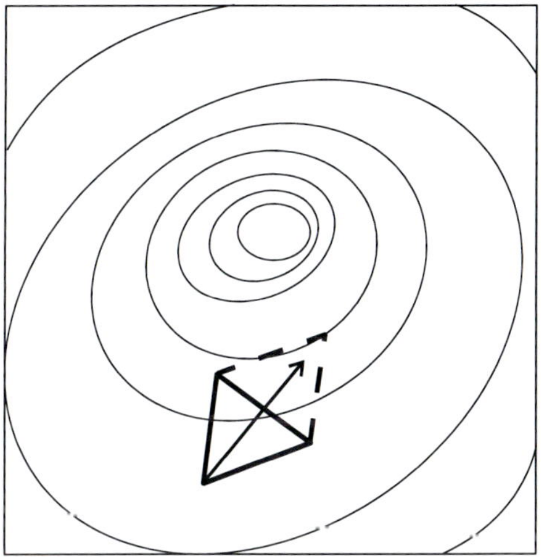

Abb. 99: Hauptbestandteil des Simplex-Algorithmus ist das Spiegeln des schlechtesten Punktes.

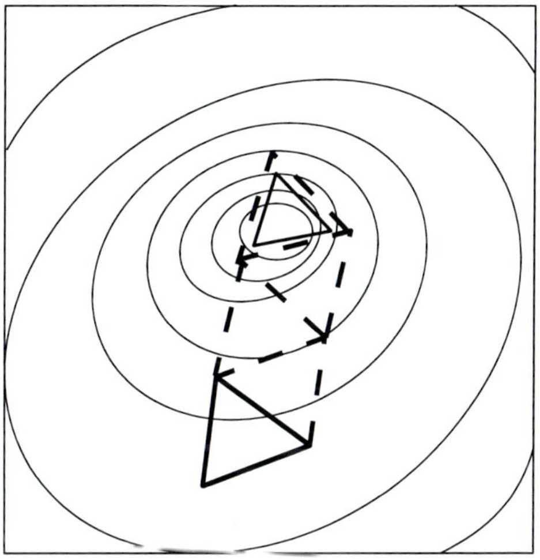

Abb. 100: Auf diese Weise nähert man sich mit wenigen Versuchen dem Ziel. In dessen Nähe muss der Simplex engmaschiger werden. Hierzu stehen unterschiedliche Algorithmusvarianten zur Verfügung.

Für das Simplex-Verfahren mit n Faktoren konstruiert man üblicherweise ein Gebilde aus n + 1 Ecken und positioniert es beliebig. Den Punkt mit dem schlechtesten Versuchsergebnis spiegelt man auf die andere Seite des Simplex und bestimmt den dortigen Wert der Zielgröße. Mit dem nun schlechtesten Wert verfährt man ebenso. In der Nähe des Optimums wird der Fall auftreten, dass ein gespiegelter Punkt wiederum den schlechtesten Wert ergibt. Die nochmalige Spiegelung würde also zum Ausgangspunkt zurückführen. Für diesen Fall sollte der Simplex bei der Spiegelung verkürzt werden. Die Variationen des Algorithmus zu diesem Fall wie einseitige Kontraktion, Erweiterung oder gleichmäßige Schrumpfung sind vielfältig.

Die Startwerte sollen nach Möglichkeit nicht zu weit vom Ziel entfernt liegen, da bei mehrgipfeligen Szenarien ansonsten eventuell nur ein lokales Optimum gefunden wird, das aber nicht das Gesamtoptimum darstellt. Abhilfe kann man hier schaffen, wenn man die Startpunkte des Simplex geringfügig variiert.

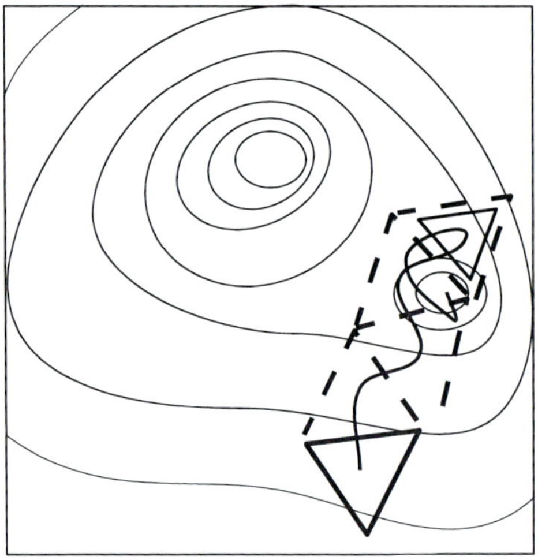

Abb. 101: Bei mehrgipfeligen Szenarien findet das Simplex-Verfahren manchmal nur ein lokales Optimum (Die Abbildung zeigt den Simplex nur bis zur ersten Schrumpfung, die Mittelpunktslinie ist allerdings bis zum Ziel weitergeführt).

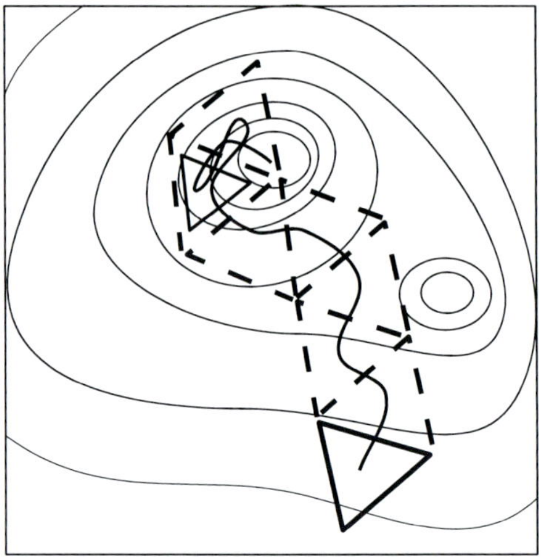

Abb. 102: Wiederholt man das Verfahren bei leichter Variation der Startpunkte, findet man andere, eventuell bessere Optima, falls vorhanden.

Möchte man gleichzeitig zwei Zielgrößen berücksichtigen, die auch gegenläufig sein können[81], so empfiehlt es sich, beide Eigenschaften zu gewichten und zu einer neuen Zieleigenschaft zu vereinigen.

15.3.1 Simplex bei mehr als zwei Faktoren

Während sich ein Simplex mit drei Parametern noch auf einem Dreiecksdiagramm durchführen ließe[82], ist eine graphische Darstellung dieses Verfahrens bei mehrdimensionalen Abhängigkeiten nicht mehr möglich und der Simplex muss mathematisch durchgeführt werden.

81 z. B. Bruchfestigkeit und Zerfallszeit bei Tabletten
82 dann allerdings nur als Simplex mit n Eckpunkten

15.4 Qualitätsregelkarten

Qualitätsregel- oder -kontrollkarten werden zur Prozessüberwachung in der *Produktion* herangezogen und dienen dazu, unerwünschte aber vermeidbare Störungen des Prozesses zu erkennen und von unvermeidbaren Fehlern abzugrenzen. Durch die Analyse der Prozessvariation kann man Problemen innerhalb der Prozessführung auf den Grund gehen und die Prozesse mit der Zeit verbessern. Weiterhin werden solche Karten zur *Überwachung von Analysenverfahren* in Laboratorien eingesetzt.

15.4.1 Qualitätsregelkarte in der Produktion

Ein idealer Prozess soll Ergebnisse liefern, bei denen der tatsächliche Wert genau mit dem erwarteten Wert übereinstimmt. Bei einem realen Prozess wird man jedoch eine Ungenauigkeit (ein Rauschen) um den erwarteten Wert feststellen. Dieses Rauschen kann sich aus zwei Komponenten zusammensetzen:

- der natürlichen Schwankung (common cause variation), welche zufällig, zeitlich stabil und ohne erkennbare Muster ist und
- der besonderen Variation (special cause variation). Diese ist die Folge von identifizierbaren äußeren Einflüssen auf den Prozess. Sie ist nicht zufällig, hängt jedoch von der Zeit ab und kann sich z. B. durch Ausreißer, Trends, Muster oder Ähnliches äußern. Sie kann durch Erkennen und Beseitigen der äußeren Einflüsse minimiert oder eliminiert werden.

Beispiel:
Schreiben Sie untereinander Ihren Namen fünfmal mit der rechten und dann fünfmal mit der linken Hand. Die Unterschiede innerhalb der ersten fünf Unterschriften ist einer natürlichen Schwankung zu schulden; ebenso die Unterschiede innerhalb der zweiten fünf Namenszüge. Betrachtet man aber die Gesamtheit aller 10 Unterschriften, so gibt es nach Unterschrift 5 einen äußeren Einfluss als besondere Variation, nämlich das Wechseln der Schreibhand.

Es gilt nun, zwischen beiden Arten zu unterscheiden und die ggf. auftretende besondere Varation zu ergründen und zu eliminieren. Hierzu können Qualitätsregelkarten herangezogen werden, bei denen Einzel- oder Mittelwert und Abweichungen aufgetragen und analysiert werden. Hierbei wird die Aufmerksamkeit auf das Detektieren und Überwachen der Prozessvariation über die Zeit gelenkt.
Auf der Kontrollkarte werden daher die Entnahmezeitpunkte auf der Abszisse und der beobachtete Kennwert auf der Ordinate aufgetragen.
Zusätzlich enthält die Karte noch eine obere und eine untere Kontrollgrenze.

15.4.2 Einzelwertkarte (Individualwertkarte) und Moving-Range-Chart

Sie stellt die einfachste der Kontrollkarten dar. Bei ihr werden die beobachteten Einzelwerte der Reihe nach eingetragen und man erhält eine graphische Abbildung des Prozessverlaufes. Sind genügend Werte gesammelt, so lassen sich der Mittelwert und die Kontrollgrenzen berechnen sowie Trends, Shifts oder Unregelmäßigkeiten identifizieren.

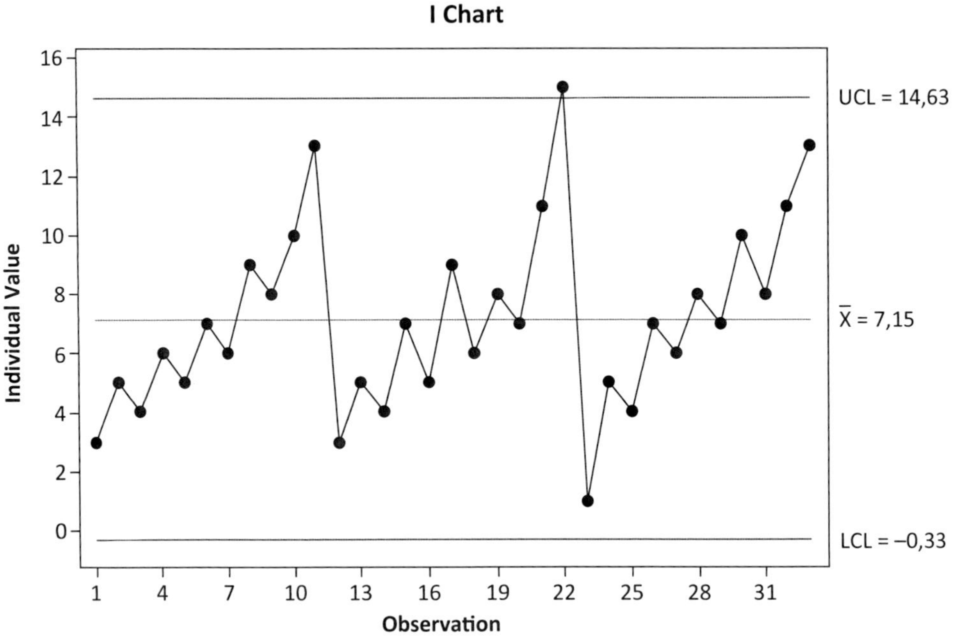

Abb. 103: Individualwertkarte (I Chart), bei der Einzelwerte in der Reihenfolge ihrer Beobachtungen aufgetragen sind. Im Beispiel sieht man deutlich einen nicht kontrollierten Prozess, der sich u.a. durch Trends, plötzliche Shifts und Überschreitungen der Kontrollgrenzen auszeichnet.

Es ist sinnvoll, neben den Einzelwerten auch noch die Abweichungen zwischen den Werten zu betrachten. Die Einzelwertkarte ergänzt man daher gerne durch einen sog. Moving-Range-Chart[83]. Bei diesem wird der Betrag der Differenz zweier benachbarter Werte aufgetragen[84].

83 Die Aussagekraft eines Moving-Range-Chart als geeignete Maßnahme zur Beurteilung der Abweichungen wird kontrovers diskutiert. Der Mehrwert des Betrachtens der Abweichungen indes bleibt davon unberührt.

84 Es gibt n-1 Differenzen, die ab dem zweiten(!) Datenpunkt aufgetragen werden.

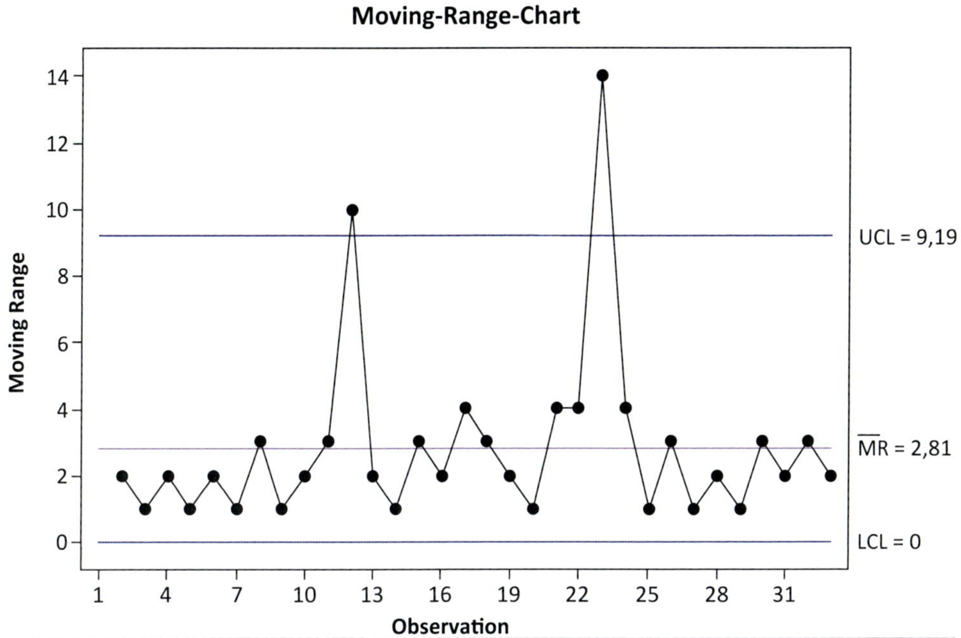

Abb. 104: Abweichungskarte (Moving-Range-Chart), bei der die Differenz zweier benachbarter Beobachtungen aufgetragen sind. Der Auftrag beginnt erst bei der zweiten Beobachtung.

15.4.3 Mittelwertkarte (x-Karte) und Range-Plot bzw. Standardabweichungskarte (s-Karte)

Kann man pro Probenzeitpunkt nicht nur eine, sondern gleich mehrere (m) Proben sammeln, so trägt man über dem Probenzeitpunkt den Mittelwert dieser Untergruppe aus m Proben auf und erstellt so die Mittelwertkarte. Analog zu der Betrachtung oben bietet es sich an, die Abweichungen noch näher zu betrachten. Für Untergruppen, die aus je maximal 9 Werten bestehen, trägt man den Range innerhalb der Untergruppe auf, für stärkere Untergruppen (m > = 10) wird deren Standardabweichung herangezogen und aufgetragen.

15.4.4 Kontrollgrenzen

Die Lage der Kontrollgrenzen der Einzel- oder Mittelwertkarten orientiert sich an drei Standardabweichungen oberhalb bzw. unterhalb der Mittellinie. Je nach Probenumfang wird dieses Maß jedoch oftmals angepasst[85].

85 Hiermit trägt man der Differenz zwischen idealer Standardnormalverteilung und der real vorhandenen Verteilung bei kleiner Stichprobenzahl Rechnung. Dies ist analog zur Anwendung der Student t-Verteilung bei kleiner Stichprobenzahl.

Tab. 16: Formeln zur Berechnung der oberen (UCL) und unteren (LCL) Kontrollgrenzen

Kartentyp	Proben-umfang pro Untergruppe	Mittellinie	Kontrollgrenzen
Individualkarte	1	Mittelwert der Einzelwerte: $x_m = \frac{x_1 + x_2 + x_3 + .. + x_k}{k}$	$UCL = x_m + E_2 * mR$ $LCL = x_m - E_2 * mR$
Moving-Range-Plot	1	Mittelwert aller benachbarten Werte: $_mR = \frac{R_1 + R_2 + R_3 + .. + R_{k-1}}{k-1}$	$UCL = D_4 * mR$ $LCL = D_3 * mR$
Mittelwertkarte (mit Range)[86]	Beliebig; meist > 3	Mittlerer Mittelwert aller Untergruppen: $x_{mm} = \frac{x_{m1} + x_{m2} + x_{m3} + .. + x_{mk}}{k}$	$UCL = x_{mm} + A_2 R_m$ $LCL = x_{mm} - A_2 R_m$
Range-Plot	< 10	Mittlerer Range aller Untergruppen: $R_m = \frac{R_1 + R_2 + R_3 + .. + R_k}{k}$	$UCL = D_4 * R_m$ $LCL = D_3 * R_m$
Mittelwertkarte (mit Std.abw.)	Beliebig; meist > 3	Mittlerer Mittelwert aller Untergruppen: $x_{mm} = \frac{x_{m1} + x_{m2} + x_{m3} + .. + x_{mk}}{k}$	$UCL = x_{mm} + A_{3\ sm}$ $LCL = x_{mm} - A_{3\ sm}$
Standardabweichungs-Plot	≥ 10	Mittlere Std.abw. aller Untergruppen: $s_m = \frac{S_1 + S_2 + S_3 + .. + S_k}{k}$	$UCL = B_4 * s_m$ $LCL = B_3 * s_m$

Tab. 17: Faktoren, die in den Formeln zur Berechnung der Kontrollgrenzen herangezogen werden.

n	A_2	A_3	B_3	B_4	D_3	D_4	E_2
2	1.88	2.66	0.00	3.27	0.00	3.27	2.66
3	1.02	1.95	0.00	2.57	0.00	2.57	1.77
4	0.73	1.63	0.00	2.27	0.00	2.28	1.46
5	0.58	1.43	0.00	2.09	0.00	2.11	1.29
6	0.48	1.29	0.03	1.97	0.00	2.00	1.18
7	0.42	1.18	0.12	1.88	0.08	1.92	1.11
8	0.37	1.1	0.19	1.82	0.14	1.86	1.05

86 Während die Mittelwerte gleich berechnet werden, unterscheiden sich die Berechnungen der Kontrollgrenzen je nach Untergruppenstärke. Diese ist auch maßgebend für die Erstellung des Abweichungs-Plots als entweder Range-Chart oder Standardabweichungskarte.

n	A_2	A_3	B_3	B_4	D_3	D_4	E_2
9	0.34	1.03	0.24	1.76	0.18	1.82	1.01
10	0.31	0.98	0.28	1.72	0.22	1.78	0.98
11	0.29	0.93	0.32	1.68	0.26	1.74	0.95
12	0.27	0.89	0.35	1.65	0.28	1.72	0.92
13	0.25	0.85	0.38	1.62	0.31	1.69	0.90
14	0.24	0.82	0.41	1.59	0.33	1.67	0.88
15	0.22	0.79	0.43	1.57	0.35	1.65	0.86
16	0.21	0.76	0.45	1.55	0.36	1.64	0.85
17	0.20	0.74	0.47	1.53	0.38	1.62	0.84
18	0.19	0.72	0.48	1.52	0.39	1.61	0.82
19	0.19	0.70	0.50	1.50	0.40	1.60	0.81
20	0.18	0.68	0.51	1.49	0.42	1.59	0.80

15.4.5 Auswertung der Regelkarten

Zunächst teilt man den Bereich zwischen den Kontrollgrenzen der Einzel- oder Mittelwertkarten nochmals in sechs Zonen auf: je drei oberhalb und unterhalb der Mittellinie. Die Zonen werden konventionsgemäß von außen nach innen mit A, B und C benannt. Ein Prozess gilt dann als »außer Kontrolle«, wenn einer der folgenden Punkte zutrifft[87]:

1. Einer oder mehrere Punkte liegen außerhalb der Kontrollgrenzen (Ausreißer).
2. 2 von 3 aufeinanderfolgende Punkte liegen innerhalb der Zone A auf einer Seite des Mittelwertes (Mittelwertshift).
3. 4 von 5 aufeinanderfolgende Punkte liegen innerhalb der Zone B (oder auch A) auf der gleichen Seite des Mittelwertes (Mittelwertshift).
4. 9 aufeinanderfolgende Punkte liegen auf der gleichen Seite des Mittelwertes (leichter Mittelwertshift über längeren Zeitraum).
5. 6 aufeinanderfolgende Punkte sind kontinuierlich ansteigend oder kontinuierlich absteigend (Trend).
6. 14 aufeinanderfolgende Punkte alternieren auf- und abwärts (Oszillation übersteigt den Rauschpegel; ggf. bimodaler oder mehrschichtiger Prozess).
7. 15 aufeinanderfolgende Punkte liegen innerhalb der Zone C (beliebige Seite; üblicherweise würden normalverteilte Daten eine größere Streuung aufweisen).
8. 8 aufeinanderfolgende Punkte liegen außerhalb der Zone C (beliebige Seite; Sprünge zwischen den Bereichen oberhalb und unterhalb der Mittellinie unter Auslassung der Zone C sind in diesem Ausmaß unwahrscheinlich; ggf. bimodaler oder mehrschichtiger Prozess).

87 Vgl. Western Electric Company (WECO) Rules; s. auch Nelson (1984)

15.5 Messsystemanalyse

Sie wird durchgeführt, um sich davon zu überzeugen, dass das System aus Messendem, Messgerät und zu vermessendem Gegenstand erwartungsgemäß funktioniert. Eine Messsystemanalyse wird in der Weise durchgeführt, dass gleiche Proben von unterschiedlichen Bearbeitern mehrfach untersucht werden. Die Ergebnisse werden zentral gesammelt und ausgewertet hinsichtlich folgender Größen:

- Wiederholbarkeit (Präzision). Hierbei wird unter ansonsten gleichen Bedingungen (gleicher Bearbeiter, gleiche Probe, gleiches Messinstrument, gleiche Umgebungsbedingungen) die eigentliche Messung wiederholt. Dies ist ein Maß für die inhärente Messungenauigkeit des Messsystems.
- Reproduzierbarkeit. Hierbei wird unter ansonsten gleichen Bedingungen der Bearbeiter getauscht. Dies gibt Auskunft über den durch den Bearbeiter induzierten Fehler.
- Die Richtigkeit kann hingegen nur überprüft werden, wenn der wahre Wert der Kontrollproben dem Auswertenden ebenfalls bekannt ist.

Häufig wird eines der beiden von der AIAG (Automotive Industry Action Group[88]) vorgeschlagenen Verfahren herangezogen:

- Kurzform: 2 Bearbeiter messen 5 Proben je 2 mal (= 20 Messungen)
- Langform: 3 Bearbeiter messen 10 Proben je 3 mal (= 90 Messungen)

Die dabei vermessenen Proben sollten den normalerweise zu erwartenden Messwertbereich komplett überspannen.
Ein erfolgreicher Ringversuch bzw. ein gutes Messsystem zeichnet sich durch folgende Punkte aus:

- Die gefundenen Unterschiede zwischen den Proben sind signifikant.
- Die Variationen zwischen den Bearbeitern sind nicht signifikant und lassen dort keine unterschiedlichen Muster oder Trends erkennen.
- Die Wiederholbarkeitsprüfung zeigt geringe, nicht signifikante Variationen zwischen den Messungen.

Trägt man die Daten als Mittelwert und Range-Plot auf, so sollte die Mittelwertkarte in diesem Fall »außer(!) Kontrolle« signalisieren. Dies mag auf den ersten Blick verblüffen, ist aber sinnvoll, wenn man überlegt, dass die Kontrollgrenzen durch die Varianz im Messsystem gesetzt werden. Diese entspricht ja der Messungenauigkeit

88 Siehe www.AIAG.org

des Systems und sie soll natürlich wesentlich geringer sein als die zu detektierenden Unterschiede zwischen den Proben, die ja den gesamten Messbereich repräsentieren sollen.
Werden auf diese Weise Probleme erkannt, so kann man nach den zugrundeliegenden Fehlern fahnden und die Messmethode von Probenziehung über Probenversand, Probenaufarbeitung und Analysenmethode verbessern.
Eine Sonderform der Messsystemanalyse stellen die so genannten Ringversuche dar, bei denen Labore oder Institute anstelle der Bearbeiter treten. Hauptfokus ist es hierbei, den Einfluss von zeitlichen oder örtlichen Unterschieden aufzudecken und ggf. zu minimieren.

15.6 Blind- und Doppelblindversuche

Wenn das Ergebnis von der Erwartungshaltung der Versuchsperson oder des Durchführenden abhängen kann, wie dies oftmals bei der Beurteilung von Therapieerfolgen der Fall ist, sollte man entweder in einer Blindstudie den Patienten oder in einer Doppelblindstudie Patienten und Arzt im Unklaren über die Therapie (das tatsächlich verabreichte Medikament) lassen.
Dies erfordert, dass sich Test- und Referenzarzneimittel bzw. Arzneimittel und Placebo nicht optisch oder olfaktorisch voneinander unterscheiden! Dieses gilt sowohl für die Art der Darreichungsform, die Größe und Form, Farbe, Geruch und Geschmack sowie für die eventuell vorhandene Verpackung oder Kennzeichnung.

15.7 Die Stichprobe

Da die Grundgesamtheiten in den meisten Fällen so umfangreich sind, dass nicht jedes einzelne Element untersucht werden kann, wird man sich mit einer *repräsentativen Stichprobe* begnügen.

In einer repräsentative Stichprobe liegen die Ausprägungen der Faktoren und der Erfolgsgrößen (incl. Störgrößen) im gleichen Verhältnis vor wie in der Grundgesamtheit.

Eine repräsentative Stichprobe ist dann gegeben, wenn jedes Element die gleiche Chance bekommt, in die Stichprobe zu gelangen. Liegt dieser Sachverhalt nicht vor, so spricht man von einer selektiven Stichprobe.
Bei der Auswertung der stationären Behandlungskosten sind die Patienten einer Unfallklinik nicht repräsentativ für alle stationären Patienten, da in die Unfallklinik vorwiegend schwierigere Fälle eingewiesen werden, deren Diagnostik und Therapie längere Zeit in Anspruch nimmt und höhere Kosten verursacht.

15.7.1 Gruppenbildung

Möchte man wie in den meisten statistischen Vergleichen einen bestimmten Effekt wie z. B. die Wirksamkeit eines Arzneistoffes testen, so wird man hierzu unterschiedliche Gruppen bilden. Diese beiden Gruppen sollten

- *strukturgleich* sein.
  Das heißt, dass Gruppen in allen (wesentlichen) Merkmalen gleich sein müssen bis auf das Merkmal, in welchem sich die Gruppen unterscheiden (z. B. Verabreichung von Arzneistoff oder Verabreichung von Placebo).
- Weiterhin müssen die Gruppen *behandlungsgleich* sein.
  So dürfen beispielsweise Granulate, die auf unterschiedlichen Granuliermaschinen hergestellt worden sind, nicht unterschiedlich getrocknet werden, wenn man den Einfluss der Granuliermaschine auf den Feinanteil untersuchen möchte, da unterschiedliche Trocknungsmethoden (Wirbelschichttrocknung oder Hordentrocknung) ihrerseits Feinanteil in unterschiedlichem Ausmaße hervorrufen können.
- Daneben müssen die Gruppen *untersuchungsgleich* sein.
  Das Fließverhalten von Pulvern darf beispielsweise nicht bei der einen Gruppe mittels Böschungswinkel, bei der anderen mittels Abrutschwinkel und bei einer weiteren Gruppe mittels Ausflusszeit charakterisiert werden.

15.7.2 Stichprobenumfang

Kann man aus der Bruchfestigkeit einer Tablette auf die Bruchfestigkeiten aller Tabletten zurückschließen, die auf einer Presse mit einem Stundendurchsatz von 500.000 Stück pro Stunde gefertigt werden?
Es ist ganz offensichtlich, dass es ein waghalsiges Unterfangen ist, von einer einzelnen Probe auf eine riesige, vielleicht unendlich große Grundgesamtheit zurückzuschließen. Stattdessen sollte man lieber eine größere Anzahl an Proben ziehen. Im Idealfalle würde man jedes einzelne Element der Grundgesamtheit, in obigem Beispiel also jede einzelne produzierte Tablette prüfen. Dieses Verfahren kann allerdings aus einer Reihe von Gründen unpraktikabel sein:

- Die Prüfung dauert zu lange
  Die Bruchfestigkeitsprüfung dauert mehrere Sekunden, die Herstellung nicht mal ein hundertstel Sekunde.
- Die Kosten für die Prüfungen sind zu hoch
  Wenn die Prüfungskosten den Gewinn übersteigen, lohnt sich die Produktion nicht.
- Die Prüfungen sind destruktiv
  Bei der Bruchfestigkeitsprüfung wird die Tablette zerstört. Würde man jede Tablette prüfen, könnte man nichts mehr verkaufen.

> Als Stichprobe sollte eine repräsentative Probe angemessenen Umfanges gezogen werden.

Der *Stichprobenumfang* ist die Anzahl der zu einer Stichprobe gehörenden Elemente. Wie groß muss nun der Stichprobenumfang sein?
Für die Planung einer Statistik ist dies ein Schlüsselpunkt, da man einerseits den Untersuchungsaufwand begrenzen, andererseits aber auch sicherstellen möchte, dass eine eindeutige statistische Aussage auf Grund der erhobenen Daten getroffen werden kann. Man sucht also den optimalen Stichprobenumfang. Dieser gibt an, wie groß eine Stichprobe gewählt werden muss, damit bei vorgewähltem Schätzfehler und festgelegten Fehler-Risiken eindeutig zwischen der Nullhypothese und Alternativhypothese unterschieden werden kann.
Dieser Stichprobenumfang wird üblicherweise im Versuchsplan für das Experiment festgelegt. Er richtet sich neben der Art des Merkmals und des verwendeten statistischen Tests auch nach der Größe des Fehlers erster und zweiter Art, nach der Streuung der Ergebnisse und dem Ausmaß des Effekts.

Für den Stichprobenumfang n gilt für die Schätzung des Mittelwertes einer normalverteilten (unendlichen) Grundgesamtheit:

$$n \geq \frac{t_{1-\alpha/2}^2 \, s^2}{e^2}$$

Dabei ist s die Standardabweichung, e der tolerierbare Schätzfehler und $t_{1-\alpha/2}$ der tabellierte Wert der Standardnormalverteilung zu dem entsprechenden Signifikanzniveau. Da zur Zeit der Versuchsplanung weder die Standardabweichung der Grundgesamtheit noch die der Stichprobe bekannt sind, behilft man sich meist, indem man aufgrund eines klein angesetzten Vorversuches eine Standardabweichung abschätzt. Diese einfache Formel gilt für den idealisierten Fall. Für die Prüfung realer Daten sind meist Anpassungen notwendig, die in der Regel zu einer erhöhten Stichprobenanzahl führen.

Geht es zunächst einmal nicht darum, anhand eines statistischen Tests zu beurteilen, ob zwischen zwei Prüfwerten ein signifikanter Unterschied besteht oder nicht, ist obige Formel nicht sehr hilfreich.
Praktische Hinweise zur Festlegung der Mindestprobenanzahl gibt jedoch auch das Europäische Arzneibuch. Im Europäischen Arzneibuch (EuAB) findet sich beispielsweise unter »Prüfung auf Sterilität« eine Tabelle, die je nach Chargenumfang und Darreichungsform den Stichprobenumfang vorschreibt.
Generalisiert man diese Angaben, so ergibt sich folgende Tabelle als Faustregel:

Anzahl in der Grundgesamtheit	Stichprobenanzahl in Bezug zur Grundgesamtheit
1..4	100 %
5..50	20 %
51..100	10 %
101..200	5 %
201..	2 %

Ähnliche Ergebnisse liefert auch die einfache empirische Formel

$$n = 1.6 \cdot \ln(N) + 2,$$

welche ab $N = 4$ die Stichprobenanzahl n in Abhängigkeit von der Größe der Grundgesamtheit N angibt.

15.7.3 Blockbildung

Wenn es sich um Experimente mit Individuen handelt, wird man in dem zur Verfügung stehenden Probandenkollektiv eine große Heterogenität beobachten. Die Unterschiede bzgl. Alter, Geschlecht, Größe, Konstitution, Gesundheitszustand, erblicher Vorbelastung, Begleit- oder Vorerkrankungen und die ggf. damit verbundene Medikation stellen wichtige Störfaktoren dar.
Auf der einen Seite finden wir also viele Unterschiede in den Einzelprobanden, auf der anderen Seite fordern wir aber von unseren Gruppen Strukturgleichheit.

Letztere kann man geschickt dadurch erreichen, dass man die Einzelindividuen zunächst zu Blöcken (manchmal auch »Schichten« genannt) mit ähnlichen Merkmalsausprägungen zusammenfasst.

Beispiel:
Ein Patientenkollektiv wird anhand folgender Merkmale in Blöcke eingeteilt:

Tab. 18: Beispiel für eine Blockbildung

Merkmal	Ausprägung, die zu Zuordnung zu einem bestimmten Block führt	Anzahl Blöcke
Alter	bis 25, bis 45, bis 65, über 65	4
Geschlecht	weiblich, männlich	2
Konstitution	untergewichtig, normalgewichtig, übergewichtig, adipös	4

Auf diese Weise teilt man die Probanden in 32 Blöcke ein.

Möchte man nun den Effekt der zu untersuchenden Größe (hier die Wirksamkeit eines Arzneimittels gegen Placebo) testen, so entnimmt man jedem Block die Hälfte der Probanden und ordnet sie Gruppe 1 zu, die restlichen Probanden werden Gruppe 2 zugeordnet. Dieses »Ziehen« der Probanden sollte zufällig erfolgen und sie sollten abwechselnd einem der beiden Blöcke zugeteilt werden. Nun hat man zwei Gruppen, zwischen denen Strukturgleichheit besteht und kann an ihnen die Wirksamkeit des Mittels austesten.
Eine weitere Verfeinerung ergibt sich durch die Wahl verbundener Stichproben.

15.7.4 Verbundene und unabhängige Stichproben

Dienen Individuen als Testobjekte, so können die interindividuellen Unterschiede so groß sein, dass sie eine Streuung aufweisen, die größer ist als die nachzuweisenden Effekte. Wesentlich aussagekräftiger wird eine solche Untersuchung, wenn man sowohl Kontroll- als auch Verumversuch an dem gleichen Individuum durchführen kann. Man spricht in diesem Falle von verbundenen (gepaarten) Stichproben.

Beispiel:
Eine Salbenrezeptur ist mit dem Ziel geändert worden, die Hautverträglichkeit nochmals zu verbessern. Da die Salbe vorher schon eine gute Hautverträglichkeit aufwies, ist zu erwarten, dass Unterschiede nur sehr gering ausfallen werden.
Gäbe man nun der einen Hälfte der Patienten die alte und der anderen Hälfte der Patienten die neue Zubereitung, so würden aufgrund der unterschiedlichen Hauttypen (von zart bis derb) so große Schwankungen in jeder Gruppe auftreten, dass der Effekt wahrscheinlich nicht signifikant zu Tage treten würde.

Verwendet man jedoch jeweils einen Arm der Patienten als »Kontrollarm« und den anderen, um das Verum zu applizieren, so hat man den systematischen Fehler der interindividuellen Unterschiede ausgeschaltet. Ein Effekt der Rezepturänderung würde deutlicher hervortreten.

15.8 Studienerhebung

Eine *retrospektive Erhebung* ist eine rückblickende Erhebung der Versuchsdaten. Viele medizinische Studien sind retrospektiv und beinhalten die nachträgliche Auswertung von Krankenakten. Da die dort gesammelten Daten meist unsystematisch[89] von unterschiedlichen Personen und nicht mit dem Ziel einer vergleichenden Untersuchung notiert worden sind[90], ist die Qualität dieser Daten meistens sehr schlecht. Struktur-, Behandlungs- und Untersuchungsgleichheit sind oftmals nicht in wünschenswerter Weise sichergestellt. Der Vorteil liegt allerdings in einem geringen zeitlichen und finanziellen Aufwand.

Eine *prospektive Erhebung* findet erst nach vorausschauender Planung statt, birgt aber bei hoher Datenqualität die Nachteile eines hohen finanziellen Aufwandes und langer Versuchsdauer. Neben der gründlichen Planung muss auch eine ordnungsgemäße Durchführung sichergestellt werden.
Bei prospektiven Untersuchungen wird mit der Datenerhebung *vor* dem Eintreten der Zielereignisse begonnen. So wird beispielsweise die Befragung der Patienten hinsichtlich Infarktrisikofaktoren lange vor Eintritt durchgeführt, falls dieses überhaupt eintrifft. Ebenso verhält es sich bei der Untersuchung des Einflusses von Presskraft auf Zerfall oder Bruchfestigkeit: Die Daten zur Presskraft werden vor dem Bruchfestigkeits- oder Zerfallstest erhoben.

Die meisten pharmazeutischen Untersuchungen haben prospektiven Charakter.

15.8.1 Datensammlung, -reduktion und -auswertung

Bei wissenschaftlichen Untersuchungen fallen oftmals ungeheure Datenmengen an. Um diesen Herr zu werden, ist man gerne geneigt, die Datenanzahl in geeigneter Weise zu reduzieren. So wird man bei der Untersuchung von Korngrößen zwar

89 Eine Zuordnung zu einer Ordinalen Merkmalsausprägung hat meist schon stattgefunden, ist aber nicht immer einheitlich verlaufen, ein Informationsverlust ist die Folge.

90 Einige evtl. wichtige Einflussgrößen sind damals nicht erfasst oder nicht erkannt worden, Informationen hierüber liegen nun nicht vor.

Korngrößenspektren aufnehmen, diese jedoch gleich durch geeignete Parameter zu beschreiben suchen (z. B. d' und n der RRSB-Verteilung oder Mittelwert und Standardabweichung einer Normal- oder logarithmischen Verteilung). Diese Datenreduktion geht aber gleichzeitig mit einem Informationsverlust einher. Erhebt man nicht die Originaldaten, sondern lediglich die z. B. automatisch generierten Lage- und Streumaße, so können Effekte, an deren Existenz man bei der Versuchsplanung nicht dachte, nachträglich nicht aufgedeckt werden. Sie verbleiben als Störgrößen in der Untersuchung, die Aussagekraft der Studie wird dadurch geschwächt.

Beispiel:

Bei der Untersuchung des Mahlens eines Kompaktates bei unterschiedlichen Siebmaschenweiten betrachtet man das kumulative Korngrößenspektrum und erhält jeweils Verteilungen, wie sie in nebenstehender Abbildung exemplarisch dargestellt sind.

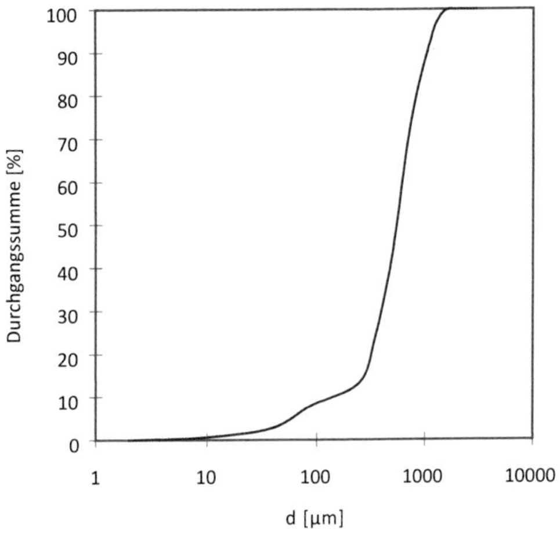

Abb. 105: Korngrößenverteilung von Mahlgut. Auf den ersten Blick ein ziemlich normaler sigmoidaler Verlauf, aus dem sich gut ein Lage- und ein Streumaß ermitteln lassen.

Reduziert man diese sofort auf mittleren Durchmesser und Verteilungsbreite, so erhält man zwar ein Ergebnis, das jedoch aussagekräftiger wäre, hätte man die Originaldaten näher – und ruhig auch einmal anders – betrachtet. Bei Darstellung der Originaldaten als Dichtediagramm erkennt man leicht, dass es sich um die Überlagerung zweier Verteilungen handelt. Vergleicht man nun die Diagramme unterschiedlicher Messungen, so stellt man fest, dass ein gewisser Feinanteil immer bei ca. 100 µm auftritt. Die zweite Verteilung hingegen ändert ihre Lage deutlich in Abhängigkeit von der Maschenweite (logarithmische Darstellung beachten! Es handelt sich um eine Verschiebung von 800 µm zu 1500 µm).

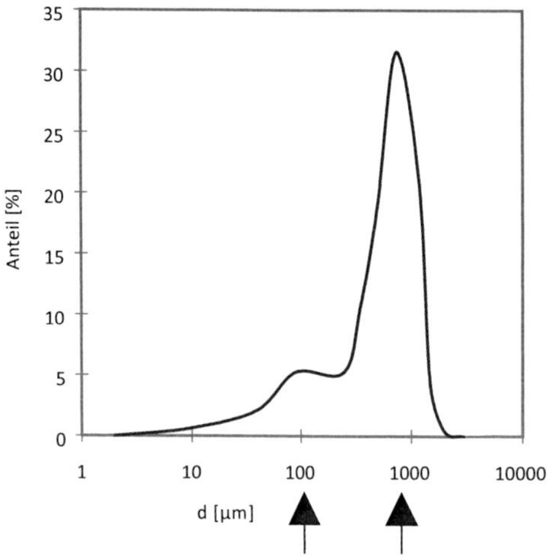

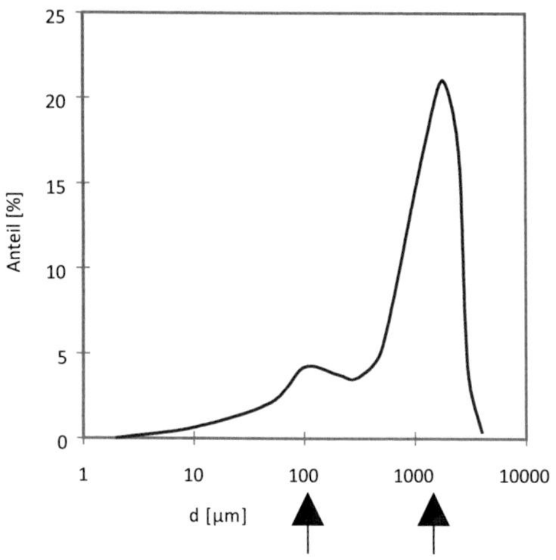

Abb. 106: Bei beiden Abbildungen ist eine deutliche Abhängigkeit der Lage der Hauptverteilung von der Maschenweite (1500 und 3000 µm) zu sehen, während die Nebenverteilung den immer bei 100 µm auftretenden Feinanteil repräsentiert.

Da die gefundenen 100 µm ziemlich genau dem mittleren Teilchendurchmesser des zuvor verpressten Materials entsprechen, liegt der Schluss nahe, dass beim Mahlen zwar unterschiedlich große Teilstücke entstehen, an der Bruchfläche jedoch ein gewisser Anteil an »Krümeln« herausgerissen wird; vergleichbar mit dem Brechen eines Kekses in zwei oder mehrere große Teilstücke.
Diese Erkenntnis hätte man nicht erhalten, wenn man nicht sämtliche Originaldaten gesammelt, sondern nur auf die reduzierten Daten zurückgegriffen hätte.

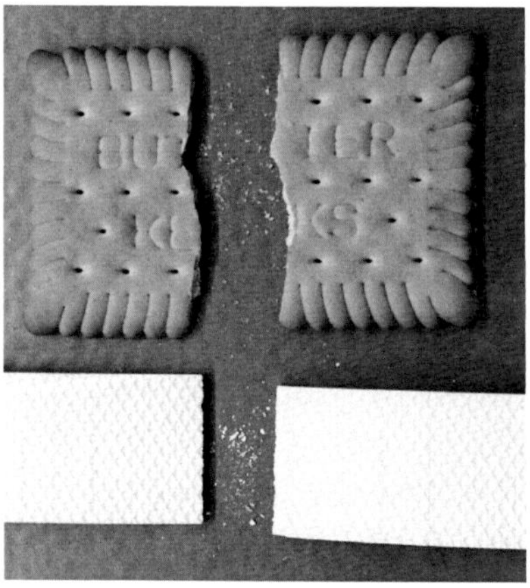

Abb. 107: Beim Zerkleinern entsteht neben den großen Bruchstücken auch Feinanteil. Dessen Teilchengröße ist jedoch immer gleich.

»Bei der Datensammlung und -aufarbeitung sollte man so lange wie möglich am Original bleiben«

16 Anhang

Die im Anhang angegebenen Sammlungen können natürlich nicht allumfassend sein, sondern sie stellen lediglich eine Auswahl an häufig gebrauchten Formeln, Tabellen und Konstanten dar.

16.1 Maße und Gewichte

Tab. 21: Maße und Gewichte

Längen, Flächen und Hohlmaße		**Gewichte**	
1 Nautische Meile	= 1852 m	1 drachm[91]	= 1.77 g
1 Lichtjahr	$= 9.46 \cdot 10^{12}$ km	1 ounce (oz.) = 16 dram	= 28.35 g
1 Ar (a)	= 100 m^2	1 pound (lb.) = 16 oz.	= 453.59 g
1 Morgen = 25 Ar	= 2500m^2	1 stone (st.) = 14 lbs.	= 6.35 kg
1 Hektar (ha) = 100 a	= 10000 m^2	1 quarter (engl.) = 28 lbs.	= 12.70 kg
1 Liter (l) = 1dm^3	= 1000 cm^3	1 quarter (US) = 25 lbs.	= 11.34 kg
1 inch (in.)	= 2.54 cm	1 hundredweight (cwt.) = 4 quarters	= 50.8 kg
1 foot (ft.) = 12 inch	= 30.48 cm	1 ton = 20 cwts.	= 1.016 t
1 yard (yd.) = 3 feet	= 91.44 cm	*Alte Apothekergewichte*	
1 mile = 1760 yard	= 1609.34 m	1 Gran	= 0.06 g
1 acre = 4840 sq. yd.	= 40.468 a	1 Skrupel = 20 Gran	= 1.2 g
1 yard of land = 30 acres	= 12.14 ha	1 Drachme = 3 Skrupel	= 3.6 g
1 gallon (gal., engl.)	= 4.546 l	1 Unze = 8 Drachmen	= 28.8 g
1 gallon (gal., US)	= 3.785 l	1 Pfund = 12 Unzen	= 345.6 g
1 barrel (US) = 42 gal.	= 159 l	1 Lot	= 16.66 g

91 plural: dram

16.2 Computergestützte Berechnungen

Folgende Funktionen werden von Excel unterstützt (FG: Freiheitsgerade)

Bedeutung	Funktion	Bemerkung
Anzahl der Zahlen	=Anzahl(Bereich)	
Anzahl der Werte (Zahlen oder Text)	=Anzahl2(Bereich)	
Betrag (Absolutwert)	=ABS(Zahl)	
Summe	=Summe(Bereich)	
Quadratsumme	=Quadratsumme(Bereich)	
Fakultät	=Fakultät(Zahl)	
Achsenabschnitt der Regression	=Achsenabschnitt(y-Werte;x-Werte)	lineare Regression
Steigung der Regressionsgeraden	=Steigung(y-Werte;x-Werte)	lineare Regression
Bestimmtheitsmaß r^2	=Bestimmtheitsmaß(Bereich)	
Korrelationskoeffizient r	=Korrel(Bereich) bzw. =Pearson(Bereich)	
Umwandlung Bogenmaß in Radiant	=Bogenmaß(Winkel)	
arithmetischer Mittelwert	=Mittelwert(Bereich)	
geometrischer Mittelwert	=Geomittel(Bereich)	
harmonischer Mittelwert	=Harmittel(Bereich)	
Median	=Median(Bereich)	
Modus	=Modalwert(Bereich)	
Standardabweichung der Stichprobe	=Stabw(Bereich)	
Standardabweichung der Grundgesamtheit	=Stabwn(Bereich)	
F-Verteilung	=Fvert(x; FG1; FG2)	liefert nicht die Dichte- sondern die Verteilungsfunktion, beginnend bei 1 für x=0
Quantile der F-Verteilung	=Finv(a; FG1; FG2)	liefert den tabellierten F-Wert zu α
F-Test	=FTest(Bereich1; Bereich2)	p-Wert zu einem F-Test. Die Einzelwerte der beiden gegeneinander zu testenden Verteilungen sind in den beiden Bereichen anzugeben

Bedeutung	Funktion	Bemerkung
t-Verteilung	=tVert(x; FG; Seiten)	liefert nicht die Dichte- sondern die Verteilungsfunktion, beginnend bei 1 für x=0
Quantile der t-Verteilung	=tInv(α; FG)	liefert den tabellierten t-Wert zu α bei zweiseitiger Betrachtung
t-Test	=tTest(Bereich1; Bereich2; Seiten; Typ) Typ 1: gepaart Typ 2: zwei Stichpr. mit gleicher Varianz Typ 3: zwei Stichpr. mit diff. Varianz	p-Wert zum t-Test. Die Einzelwerte der Verteilungen sind in den beiden Bereichen anzugeben
X^2-Verteilung	=ChiVert(x; FG)	liefert nicht die Dichte- sondern die Verteilungsfunktion, beginnend bei 1 für x=0
Quantile der X^2-Verteilung	=ChiInv(α; FG)	liefert den tabellierten X^2-Wert zu α
X^2-Test	=ChiTest(Bereich1; Bereich2)	p-Wert zum X^2-Test. Die beobachteten Werte sind in Bereich 1, die erwarteten Werte in Bereich 2 anzugeben
z-Test (Gauß-Test, Normalverteilung)	=GTest(Bereich, μ, σ)	p-Wert zum z-Test. Die Messwerte sind im Bereich anzugeben, die Kenngrößen der Grundgesamtheit sind μ und σ

16.3 Formelsammlung Mathematik

16.3.1 Konstanten und Konventionen

π	3.14...
E	2.718...
	$e = \lim_{n \to \infty} (1+\frac{1}{n})^n$

16.3.2 Geometrie

Fläche eines Kreises	$A = \pi \cdot r^2$
Umfang eines Kreises	$U = 2 \cdot \pi \cdot r = \pi \cdot D$
Fläche einer Ellipse (Radien a,b)	$A = \pi \cdot ab$
Umfang einer Ellipse	$U = \pi\ (3/2(a+b) - \sqrt{ab})$

Figur	**Volumen**	**Oberfläche**
Würfel	$V = a^3$	$O = 6a^2$
Quader	$V = abc$	$O = 2\ (ab+ac+bc)$
Kugel	$V = 4/3\ \pi\ r^3$	$O = 4\ \pi\ r^2$
Prisma (mehrkantig)	$V = G\ h$	
Zylinder	$V= \pi\ r^2\ h$	$O = M + 2\ \pi\ r^2$ $M = 2\ \pi\ r\ h$
Pyramide (beliebige Grundfläche)	$V = 1/3 \cdot G \cdot h$	
Pyramidenstumpf (G_1 = Grundfläche, G_2 = Deckfläche, h_1 = Stumpfhöhe, h_2 = Höhe der Ergänzungspyramide)	$V =1/3G_1(h_1+h_2)-1/3G_2h_2$ $=1/3h1(G_1+(G_1G_2)^{0.5}+G_2)$	
Pyramide (Kreiskegel)	$V = 1/3 \cdot \pi\ r^2\ h$	$O = M + \pi\ r^2$ $M = \pi\ r\ s$ (s: Außenlänge)
Kugelabschnitt (Kappe der Höhe h)	$V = \pi/3\ h^2(3r-h)$	$O = 2\ \pi\ r\ h$
Torus (r_q: Radius des Querschnittes, r: Radius der Torusmitte)	$V = 2\ \pi\ r^2\ r_q$	$O = 4\ \pi 2\ r\ r_q$
Rotationsellipsoid (»Radien« a,b,c)	$V = 4/3\ a\ b\ c$	
Tetraeder	$V = 1/12 \cdot a^3 \cdot \sqrt{2}$	$O = a^2 \cdot \sqrt{3}$

16.3.2.1 Platonische Körper

Platonische Körper sind Polyeder, deren Seitenflächen aus kongruenten, regelmäßigen Vielecken bestehen und bei denen in den Ecken stets gleichviele Flächen zusammentreffen.

Zu jedem platonischen Körper gibt es eine Innenkugel, auf der die Mittelpunkte sämtlicher Flächen des Körpers liegen, und eine Außenkugel, auf der sämtliche Eckpunkte des Körpers liegen.

Insgesamt gibt es nur fünf platonische Körper.

Körper		**Flächen**	**Anzahl**
Tetraeder	Pyramide mit Dreieck als Grundfläche	Dreiecke	4
Hexaeder	Würfel	Quadrate	6
Oktaeder	Zwei zusammengesetzte Pyramiden mit quadratischer Grundfläche	Dreiecke	8
(Pentagon-) Dodekaeder		Fünfecke	12
Ikosaeder		Dreiecke	20

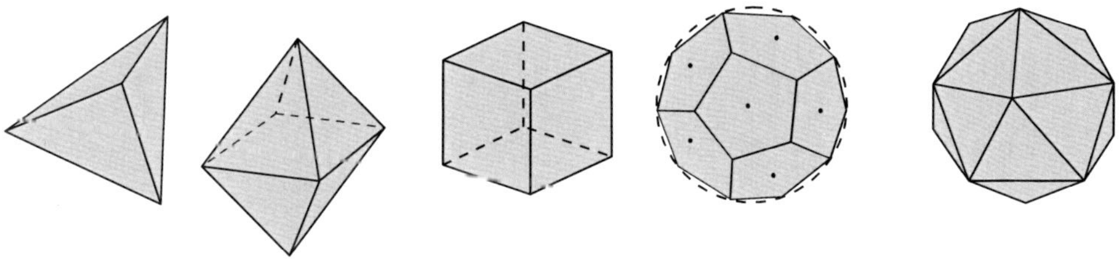

Abb. 108: Die fünf platonischen Körper. Zu jedem platonischen Körper gibt es eine Außenkugel, auf der sämtliche Eckpunkte des Körpers liegen, und eine Innenkugel, auf der die Mittelpunkte sämtlicher Flächen des Körpers liegen (hier am Beispiel des Dodekaeders dargestellt).

Wieso existieren nur fünf platonische Körper?

In jeder Ecke eines Polyeders müssen mindestens drei Vieleckflächen zusammentreffen, um eine räumliche Ecke bilden zu können. Da ein platonischer Körper aber konvex, also nach außen gewölbt ist, muss die gesamte Winkelsumme aller n-Ecke, die in jeder Ecke des Körpers zusammenstoßen, kleiner als 360° sein. Wäre sie genau 360°, so ergäbe sich eine plane und damit zweidimensionale Fläche, ein dreidimensionaler Körper könnte so nicht geformt werden. Betrachtet man nun die Winkel in einem regelmäßigen n-Eck, so stellt man fest, dass gilt:

$$\alpha = 180° - 360°/n$$

In den Fällen der möglichen Seitenflächen in Form von Dreieck, Viereck, Fünfeck und Sechseck ergeben sich folgende Eckwinkel:

n	3	4	5	6	n
α	60°	90°	108°	120°	180°–360°/n

Mit der Forderung, dass die Winkel insgesamt weniger als 360° ergeben sollen, wenn mindestens drei Flächen aneinanderstoßen, kommen also nur Drei-, Vier- und Fünfecke in Frage, und zwar können dies nur 3, 4 oder 5 Dreiecke, 3 Quadrate oder 3 Fünfecke sein. Diese fünf möglichen Fälle sind durch die oben aufgeführten Körper realisiert.

16.3.3 Trigonometrie

Sinus
$$\sin\alpha = \frac{g}{h}$$

Cosinus
$$\cos\alpha = \frac{a}{h}$$

Tangens
$$\frac{\tan\alpha}{1} = \tan\alpha = \frac{g}{a} = \frac{\sin\alpha}{\cos\alpha}$$

Cotangens (1/Tangens)
$$\frac{\cot\alpha}{1} = \cot\alpha = \frac{a}{g} = \frac{\cos\alpha}{\sin\alpha}$$

16.3.4 Potenzen und Wurzeln

$a^m = a \cdot a \cdot \ldots \cdot a$ (m Faktoren)

$a^0 = 1$

$a^{\frac{m}{n}} = \sqrt[n]{a^m}$

$a^{m+n} = a^m \cdot a^n$

$a^{m \cdot n} = (a^m)^n = (a^n)^m$

$a^{-m} = \frac{1}{a^m}$

$\sqrt[m]{a} \cdot \sqrt[m]{b} = \sqrt[m]{a \cdot b}$

$\sqrt[m]{\sqrt[n]{a}} = \sqrt[n]{\sqrt[m]{a}} = \sqrt[m \cdot n]{a} = a^{\frac{1}{m \cdot n}}$

16.3.5 Logarithmen

natürlicher Logarithmus	$\log_e x$, $\ln x$
dekadischer Logarithmus	$\log_{10} x$, $\lg x$
Umrechnungen von dekadischem	$\ln x \approx 2.303 \lg x$
und natürlichem Logarithmus	$\lg x \approx 0.434 \ln x$ bzw. $\lg x \approx \ln x / 2.303$

Unabhängig von der Basis gelten folgende Regeln:

$\log 1 = 0$
$\log 0$: undefiniert
$\log (a \cdot b) = \log a + \log b$
$\log (a/b) = \log a - \log b$
$\log (a^n) = n \cdot \log a$
$\log (a^m)^n = \log (a^{m \cdot n}) = m \cdot n \cdot \log a$
$\log (1/a) = -\log a$

$$\log \sqrt[n]{a} = \frac{\log a}{n}$$

16.3.6 Binominalregeln

1. binom. Formel	$(a + b)^2 = a^2 + 2ab + b^2$
2. binom. Formel	$(a - b)^2 = a^2 - 2ab + b^2$
3. binom. Formel	$a^2 - b^2 = (a - b)(a + b)$

16.3.7 Lösen einer quadratischen Gleichung

$x^2 + px + q = 0$

Lösung(en):

$$x = -\frac{p}{2} \pm \sqrt{\left(\frac{p}{2}\right)^2 - q}$$

16.3.8 Differenziation

Funktion	Ableitung
$y = c$	$y' = 0$
$y = a \cdot x$	$y' = a$
$y = a \cdot x^n$	$y' = n \cdot a \cdot x^{n-1}$
$y = \sqrt{x}$	$y' = \frac{1}{2} x^{-\frac{1}{2}}$
$y = a^x$	$y' = a^x \cdot \ln a$
$y = e^x$	$y' = e^x$
$y = e^{a \cdot x}$	$y' = a \cdot e^{a \cdot x}$
$y = e^{-x}$	$y' = -e^{-x}$
$y = \ln x$	$y' = \frac{1}{x}$
$y = \sin x$	$y' = \cos x$
$y = \cos x$	$y' = -\sin x$
$y = \tan x$	$y' = \frac{1}{\cos^2 x}$

16.3.9 Integration

Funktion	Stammfunktion
c	$c \cdot x$
$a \cdot x^n \ (n \neq 1)$	$\frac{a}{n+1} x^{n+1}$
$\frac{1}{x}$	$\ln \lvert x \rvert$
e^x	e^x
x^n	$x^{n+1}/(n+1)$
$1/\sqrt{x}$	$2\sqrt{x}$
$1/(1+x^2)$	$\arctan(x)$
c^x	$c^x/\ln(c)$

Das unbestimmte Integral (Suche nach der Stammfunktion)

$$\int f(x)\,dx = F(x) + c$$

Das bestimmte Integral (Berechnung eines Ergebnisses)

$$\int_u^o f(x)\,dx = F(x)\Big|_u^o = F(o) - F(u)$$

16.4 Formelsammlung Physik und Physikalische Pharmazie

16.4.1 Konstanten und Konventionen

Bezeichnung	Symbol	Wert und Einheit
Atomare Masseneinheit	u	$1.661 \cdot 10^{-27}$ kg
Avogadro-Konstante	N_A	$6.023 \cdot 10^{23}$ /mol
Boltzmann-Konstante	k	$1.38 \cdot 10^{-23}$ J/K
Elektrische Feldkonstante	ε_0	$8.85 \cdot 10^{-12}$ F/m
Erdbeschleunigung	g	9.81 m/s^2
Faraday-Konstante	F	$9.65 \cdot 10^4$ C/mol
Gravitationskonstante	G	$6.67 \cdot 10^{-11}$ m^3 s^{-2} kg^{-1}
Leerinduktion	μ_0	$12.57 \cdot 10^{-7}$ H/m
Lichtgeschwindigkeit	c	$3 \cdot 10^8$ m/s
Molvolumen (Normaldruck, 0°C)	V_m	22.4 l/mol
Normaldruck	p	1013 mbar
Planck-Konstante	h	$6.63 \cdot 10^{-34}$ Js
Raumtemperatur	T_R	25 °C
Ruhemasse Elektron	m_e	$9.11 \cdot 10^{-31}$ kg
Ruhemasse Neutron	m_n	$1.675 \cdot 10^{-27}$ kg
Ruhemasse Proton	m_p	$1.673 \cdot 10^{-27}$ kg
Spezifische Ladung des Elektrons	e/m	$1.76 \cdot 10^{11}$ C/kg
universelle (molare) Gaskonstante	R	8.3 J/(mol · K)

16.4.2 Mechanik

all. Gasgesetz	$p \cdot V = n \cdot R \cdot T$
Dichte	$\rho = m/V$
Drehimpuls	$L = J \cdot \omega$
Drehmoment	$M = r \cdot F$
	$M = J \cdot \alpha$ (bei J = const.)
Drehmoment	$M = dL/dt$
Geschw.-Zeit-Ges. gleichm. beschl. Bew.	$v = a \cdot t$
Hagen Poisseuille	$\frac{V}{t} = \frac{\Delta p \pi r^4}{8 \eta l}$

Hebelgesetz	$M_1 = M_2$
Hebelgesetz	$F_1 \cdot s_1 = F_2 \cdot s_2$
Impuls	$p = m \cdot v$
Impulserhaltungssatz	$p_{1vorher} + p_{2vorher} = p_{1nachher} + p_{2nachher}$
Kinetische Energie	$E_{kin} = \frac{1}{2} \cdot m \cdot v^2$
Kraft (2. Newtonsches Axiom[92])	$F = m \cdot a$
Kraft (Ladungen im elektr. Feld)	$F = Q \cdot E$
Oberflächenspannung	$\sigma = W/A$
Potentielle Energie	$E_{pot} = m \cdot g \cdot h$
Radialbeschleunigung	$a_R = v^2/r = \omega^2 \cdot r$
Reibung in Fluiden	$F_R = 6\,\pi\, r\, \eta\, v$
Reibung zwischen Körpern	$F_R = f \cdot F_N$
Stokes	$v = \frac{2}{9} \cdot g \cdot \frac{(\rho_K - \rho_{Fl})r^2}{\eta}$
Weg-Zeit-Gesetz gleichförmige Bew.	$s = v \cdot t$ bzw. $s = s_0 + v \cdot t$
Weg-Zeit-Gesetz gleichm. beschl. Bew.	$s = \frac{1}{2} \cdot a \cdot t^2$
Winkelbeschleunigung	$\alpha = \omega/t$
Winkelgeschwindigkeit	$\omega = v/r$
Zentripetalkraft (Zentrifugalkraft)	$F_Z = m\, \omega^2\, r$

16.4.3 Diffusion, Auflösung

1. Ficksches Gesetz	$\frac{dm}{dt} = -D \cdot A\,\frac{dc}{dx}$
2. Ficksches Gesetz	$\frac{\partial c}{\partial t} = D\,\frac{\partial^2 c}{\partial x^2}$
Noyes-Whitney	$-\frac{dm}{dt} = \frac{D}{h}\,A\,(c_S - c)$ $-\frac{dm}{dt} = kA\,(c_S - c)$

92 Zum Vergleich: 1 Tafel Schokolade (100 g) entspricht etwa einer Kraft von 1 Newton.

16.4.4 Schwingungen und Wellen

Frequenz	$f = 1/t$
Gedämpfte Schwingung	$\ln(y_{max}) = \ln(y_{max,0}) - kt$
Gesamtenergie einer harmon. Schwingung	$E = 1/2\ m\ \omega^2\ y_{max}{}^2$
Kreisfrequenz	$\omega = 2\ \pi\ f = 2\ \pi/T$
Periodendauer beim Federpendel	$T = \sqrt{2\pi(m/D)}$
Periodendauer beim Schwerependel	$T = \sqrt{2\pi(l/g)}$
Wellenlänge	$\lambda = c/f$
Zeit-Elongation beim Federpendel	$y = y_{max} \cdot \sin \omega t$

16.4.5 Temperatur, Wärme, Arbeit, Energie und Leistung

Arbeit ist das Wegintegral der Kraft	$W = \int F\ ds$
Arbeit ist das Zeitintegral der Leistung	$W = \int P\ dt$
Elastischer Stoß	Energie bleibt erhalten
Energieerhaltungssatz	$E_{gesamt,vorher} = E_{gesamt,\ nachher}$
Federenergie	$E_{spann} = ½\ D\ s^2$
Kinetische Energie	$E_{kin} = ½\ m \cdot v^2$
molare Wärmekapazität	$c_m = c \cdot M$
Potentielle Energie	$E_{pot} = m \cdot g \cdot h$
Reibungsenergie	$E_R = F_R \cdot s$
Rotationsenergie	$E_{rot} = ½\ J \cdot \omega^2$
spezifische Wärmekapazität	c
thermische Volumenänderung	$V_T = V_0(1 + \gamma \cdot \Delta T)$
Trägheitsmoment	$J = ½\ m\ r^2$ Vollzylinder (Scheibe)
	$J = m\ r^2$ Hohlzylinder (Ring)
	$J = 2/5\ m\ r^2$ Vollkugel
Unelastischer Stoß	Ein Teil der Energie $\rightarrow$ Wärme
Wärmeenergie	$\Delta Q = c \cdot m \cdot \Delta T$
Wärmekapazität	$c \cdot m$

16.4.6 Elektrizität und Magnetismus

Elektr. Feldstärke	$E = U/d$ $E = F/Q$
Glühelektrischer Effekt	aus einem glühenden Metalldraht treten Elektronen aus
Kapazität	$C = Q/U$
Spannungsteiler	$U_1/U_2 = R_1/R_2$
Stromstärke	$I = Q/t$ $I = U/R$
Widerstand Parallelschaltung	$1/R_{Ges} = 1/R_1 + 1/R_2 + ...$
Widerstand Reihenschaltung	$R_{ges} = R_1 + R_2 + ...$
Widerstand, elektrischer	$R = U/I$

16.4.7 Optik

Bild- und Gegenstandsweite bzw. -größe	$B/G = b/g$
Brechungsindex und Brennweite	$1/f = (n - 1)(1/r1 + 1/r2)$
Brechwert	$D = 1/f$
Brennweite	$1/f = 1/b + 1/g$
chromatische Aberration	Farbiges Licht wird unterschiedlich stark gebrochen
Gesamtbrechwert	$D = D1 + D2 + D3$
Gesamtbrennweite	$1/f = 1/f1 + 1/f2....$
sphärische Aberration	Licht in Achsennähe wird anders gebrochen als Licht am Linsenrand
Vergrößerung β	$\beta = B/G = b/g = (b-f)/f = f/(g-f)$

16.4.7.1 Strahlung

Lambert-Beer	$E = \varepsilon \cdot c \cdot d$
radioaktiver Zerfall (1. Ordnung)	$A = A_0 \cdot e^{-kt}$

16.5 Physikalische Größen und Einheiten

Physikalische Größen bestehen immer aus der Maßzahl *und* einer Einheit:

Physikalischer Größe = Maßzahl · Einheit

z. B. m = 12 kg

16.5.1 Einheiten

16.5.1.1 SI-Einheiten

Basisgröße	SI-Einheit	Symbol
elektr. Stromstärke	Ampere	A
Länge	Meter	m
Lichtstärke	Candela	cd
Masse	Kilogramm	kg
Stoffmenge	Mol	mol
Temperatur	Kelvin	K
Zeit	Sekunde	s

16.5.1.2 Abgeleitete Einheiten

Größe	SI-Einheit	Symbol	Definition	übl. Dimension
Arbeit bzw. Energie (Kraft · Weg)	Joule	J	Nm = Ws = CV	$kg\ m^2/s^2$
Brechwert	Dioptrie	dpt	m^{-1}	m^{-1}
Druck (Kraft / Fläche)	Pascal	Pa	N/m^2	$kg/(m\ s^2)$
		bar	$1 bar = 10^5$ Pa	
Frequenz	Hertz	Hz		1/s
Kraft (Masse · Beschleunigung)	Newton	N		$kg \cdot m/s^2$
Ladung (Strom · Zeit)	Coulomb	C	As = J/V	As
Leistung (Arbeit / Zeit)	Watt	W	J/s = A ·V	$kg\ m^2/s^3$
Spannung (Energie / Ladung)	Volt	V	J/C	$kg \cdot m^2/(A\ s^3)$
Widerstand (Spannung / Strom)	Ohm	Ω	V/A	$kg \cdot m^2/(A^2\ s^3)$

16.5.1.3 Umrechnungen

Größe	Umrechnung	Beziehung	Formel
Zeit	h in s	1 h = 3600s	$t_s = t_h \cdot 3600$
	s in h		$t_h = t_s / 3600$
Geschwindigkeit	km/h in m/s	1m/s = 3.6 km/h	$v_{ms} = v_{kmh} / 3.6$
	m/s in km/h		$v_{kmh} = v_{ms} \cdot 3.6$
Winkel	Grad in Radiant	360° = 2 π	$rad = \alpha \cdot 2 \cdot \pi / 360$
	Radiant in Grad		$\alpha = 360 \cdot rad / 2\pi$
Energie	kJ in kcal	1kJ = 4.184 kcal	$E_{kcal} = E_{kJ} / 0.239$
	kcal in kJ		$E_{kJ} = 4.184\ E_{kcal}$
Druck	N/mm^2 in Pa	$1N/m^2 = 1$ Pa	$1N/mm^2 = 1$ MPa
	Pa in N/mm^2		1MPa = $1N/mm^2$
	Pa in bar		1 Pa = 10^{-5} bar
	bar in Pa		1 bar = 10^5 Pa = 1000 hPa

16.5.2 Lösen von Aufgaben

16.5.2.1 Finden der richtigen Formeln

- Aus welchem Gebiet entstammt die Aufgabe?
- Welche Formeln kennen Sie aus diesem Bereich, die prinzipiell mit dem Problem in Zusammenhang stehen könnten?
- Welche Angaben stehen Ihnen zur Verfügung, welche benötigen Sie für die Formeln (lassen Sie sich nicht von zusätzlichen Angaben beirren, die Sie gar nicht benötigen)? Die Antwort auf diese Frage hilft Ihnen meist fast bis kurz vor die Lösung!
- Erklären Sie die Formelzeichen. Dies hilft Ihnen, sich darüber klar zu werden, was Sie eigentlich rechnen.

16.5.2.2 Umformen der Formeln und Gleichungen

Meist werden Sie Formeln umstellen müssen:

- Schreiben Sie zunächst die Formel(n) auf, die Sie verwenden wollen. Stellen Sie dann die Formel so um, dass die gesuchte Größe als einzige links vom Gleichheitszeichen steht.

Oftmals benötigen Sie mehrere Formeln:

- Ersetzen Sie eine unbekannte Größe in einer Formel durch einen anderen Ausdruck

16.5.2.3 Endgleichung

- Formen Sie auch die Endgleichung so um, dass die gesuchte Größe links vom Gleichheitszeichen steht.
- Setzen Sie erst *ganz zum Schluss* in die Formel die betreffenden *Werte und Einheiten* ein.
- Rechnen Sie mit *SI-Einheiten* (ggf. formen Sie bitte die Einheiten um).
- Rechnen Sie immer mit *gleichen Einheiten* (z. B. immer mit m statt abwechselnd mit mm, cm und km).
- Kontrollieren Sie Ihre Gleichung, indem Sie die Einheiten kürzen. Es darf als Einheit nur eine solche zurückbleiben, die zu der Größe links des Gleichheitszeichens passt. Ist dem nicht so, haben Sie schon beim Aufstellen der Gleichung einen Fehler gemacht.

16.5.2.4 Endkontrolle

Ist das Ergebnis plausibel? Falls nicht: Kontrollieren Sie nochmals Ihre Gleichung, die eingesetzten Zahlenwerte und die Einheiten; es könnte an einem Rechenfehler liegen!

17 Verteilungstafeln

17.1 Standardnormalverteilung

Wahrscheinlichkeiten zur Standardnormalverteilung (Mittelwert 0, Standardabweichung 1)

$$f(x) = \frac{1}{\sqrt{2\pi}} e^{-\frac{x^2}{2}}$$

Die Gesamtwahrscheinlichkeit, welche der Gesamtfläche unter der Kurve entspricht, ist 1.

Tab. 19: Angegeben ist die Wahrscheinlichkeit, mit der ein Stichprobenwert *kleiner* als der Wert x sein wird (»=Normvert(x;0;1;1)«).
Die Wahrscheinlichkeit, mit der ein Stichprobenwert *größer* als der Wert x sein wird, erhält man, indem man den Wert für P aus der Tabelle von 1 subtrahiert (»=1-Normvert((x;0;1;1)«).

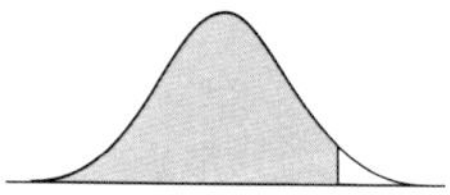

x	−2.326	−2.054	*−2.000*	−1.881	−1.751	−1.645	−1.282	−0.842	−0.674	0.000
P = $\int_{-\infty}^{x} f(x)dx$	0.01	0.02	*0.023*	0.03	0.04	0.05	0.1	0.2	0.25	0.5

x	0.000	0.674	0.842	1.282	1.645	1.751	1.881	*2.000*	2.054	2.326
P = $\int_{-\infty}^{x} f(x)dx$	0.50	0.75	0.80	0.90	0.95	0.96	0.97	*0.977*	0.98	0.99

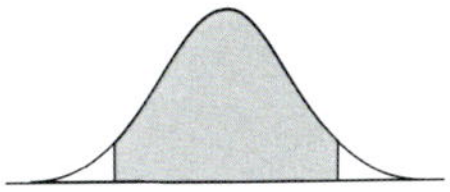

Tab. 20: Angegeben ist die Wahrscheinlichkeit, mit der ein Stichprobenwert *zwischen -x und +x* liegen wird (»=1-2 · Normvert(x;0;1;1)«).

x	0.000	0.674	*1.000*	1.282	1.645	1.960	*2.000*	2.326	*3.000*	*4.000*
P = $\int_{-x}^{x} f(x)dx$	0	0.5	*0.683*	0.80	0.90	0.95	*0.954*	0.98	*0.997*	*0.999*

D.h. 68.3 % aller Stichprobenwerte liegen innerhalb von 1σ, 95.45 % innerhalb von 2σ und 99.73 % innerhalb von 3σ um den Mittelwert herum.

17.2 c-Werte der Standardnormalverteilung für den z-Test

		c	
a [%]	**a [0..1]**	**einseitig**	**zweiseitig**
0.1	0.001	3.090	3.290
0.2	0.002	2.878	3.090
0.25	0.0025	2.807	3.023
0.5	0.005	2.576	2.807
1	***0.01***	***2.326***	***2.576***
2	0.02	2.054	2.326
2.5	0.025	1.960	2.241
5	***0.05***	***1.645***	***1.960***
10	0.1	1.282	1.645

17.3 Student t-Verteilung

FG: Freiheitsgrade. P = 1 – α (einseitig) bzw. P = 1 – α/2 (zweiseitig)

	0.995	**0.99**	**0.75**	**0.95**	**0.9**	**0.75**	**← P**
FG	**0.005**	**0.01**	**0.025**	**0.05**	**0.1**	**0.25**	**← α (einseitig)**
↓	**0.01**	**0.02**	**0.05**	**0.1**	**0.2**	**0.5**	**← α (zweiseitig)**
1	63.66	31.82	12.71	6.31	3.08	1.00	
2	9.92	6.96	4.30	2.92	1.89	0.82	
3	5.84	4.54	3.18	2.35	1.64	0.76	
4	4.60	3.75	2.78	2.13	1.53	0.74	
5	4.03	3.36	2.57	2.02	1.48	0.73	
6	3.71	3.14	2.45	1.94	1.44	0.72	
7	3.50	3.00	2.36	1.89	1.41	0.71	
8	3.36	2.90	2.31	1.86	1.40	0.71	
9	3.25	2.82	2.26	1.83	1.38	0.70	
10	3.17	2.76	2.23	1.81	1.37	0.70	
11	3.11	2.72	2.20	1.80	1.36	0.70	
12	3.05	2.68	2.18	1.78	1.36	0.70	
13	3.01	2.65	2.16	1.77	1.35	0.69	
14	2.98	2.62	2.14	1.76	1.35	0.69	
15	2.95	2.60	2.13	1.75	1.34	0.69	
16	2.92	2.58	2.12	1.75	1.34	0.69	
17	2.90	2.57	2.11	1.74	1.33	0.69	
18	2.88	2.55	2.10	1.73	1.33	0.69	
19	2.86	2.54	2.09	1.73	1.33	0.69	
20	2.85	2.53	2.09	1.72	1.33	0.69	
30	2.75	2.46	2.04	1.70	1.31	0.68	
40	2.70	2.42	2.02	1.68	1.30	0.68	
50	2.68	2.40	2.01	1.68	1.30	0.68	
100	2.63	2.36	1.98	1.66	1.29	0.68	
200	2.60	2.35	1.97	1.65	1.29	0.68	
500	2.59	2.33	1.96	1.65	1.28	0.67	

17.4 X^2-Verteilung

FG: Freiheitsgrade. P = 1 – α

FG ↓	α 0.01	0.02	0.05	0.1	0.2	0.5
1	6.63	5.41	3.84	2.71	1.64	0.45
2	9.21	7.82	5.99	4.61	3.22	1.39
3	11.34	9.84	7.81	6.25	4.64	2.37
4	13.28	11.67	9.49	7.78	5.99	3.36
5	15.09	13.39	11.07	9.24	7.29	4.35
6	16.81	15.03	12.59	10.64	8.56	5.35
7	18.48	16.62	14.07	12.02	9.80	6.35
8	20.09	18.17	15.51	13.36	11.03	7.34
9	21.67	19.68	16.92	14.68	12.24	8.34
10	23.21	21.16	18.31	15.99	13.44	9.34
11	24.73	22.62	19.68	17.28	14.63	10.34
12	26.22	24.05	21.03	18.55	15.81	11.34
13	27.69	25.47	22.36	19.81	16.98	12.34
14	29.14	26.87	23.68	21.06	18.15	13.34
15	30.58	28.26	25.00	22.31	19.31	14.34
16	32.00	29.63	26.30	23.54	20.47	15.34
17	33.41	31.00	27.59	24.77	21.61	16.34
18	34.81	32.35	28.87	25.99	22.76	17.34
19	36.19	33.69	30.14	27.20	23.90	18.34
20	37.57	35.02	31.41	28.41	25.04	19.34
22	40.29	37.66	33.92	30.81	27.30	21.34
24	42.98	40.27	36.42	33.20	29.55	23.34
25	44.31	41.57	37.65	34.38	30.68	24.34
26	45.64	42.86	38.89	35.56	31.79	25.34
28	48.28	45.42	41.34	37.92	34.03	27.34
30	50.89	47.96	43.77	40.26	36.25	29.34
35	57.34	54.24	49.80	46.06	41.78	34.34
40	63.69	60.44	55.76	51.81	47.27	39.34
50	76.15	72.61	67.50	63.17	58.16	49.33

17.5 F-Verteilung ($\alpha = 0.01$)

FG: Freiheitsgrade

FG								$n_1 \rightarrow$								
$n_2 \downarrow$	**1**	**2**	**3**	**4**	**5**	**6**	**7**	**8**	**9**	**10**	**15**	**20**	**50**	**100**	**200**	**500**
1	4052	4999	5404	5624	5764	5859	5928	5981	6022	6056	6157	6209	6302	6334	6350	6360
2	98.5	99.0	99.2	99.3	99.3	99.3	99.4	99.4	99.4	99.4	99.4	99.4	99.5	99.5	99.5	99.5
3	34.1	30.8	29.5	28.7	28.2	27.9	27.7	27.5	27.3	27.2	26.9	26.7	26.4	26.2	26.2	26.1
4	21.2	18.0	16.7	16.0	15.5	15.2	15.0	14.8	14.7	14.5	14.2	14.0	13.7	13.6	13.5	13.5
5	16.3	13.3	12.1	11.4	11.0	10.7	10.5	10.3	10.2	10.1	9.72	9.55	9.24	9.13	9.08	9.04
6	13.7	10.9	9.78	9.15	8.75	8.47	8.26	8.10	7.98	7.87	7.56	7.40	7.09	6.99	6.93	6.90
7	12.2	9.55	8.45	7.85	7.46	7.19	6.99	6.84	6.72	6.62	6.31	6.16	5.86	5.75	5.70	5.67
8	11.3	8.65	7.59	7.01	6.63	6.37	6.18	6.03	5.91	5.81	5.52	5.36	5.07	4.96	4.91	4.88
9	10.6	8.02	6.99	6.42	6.06	5.80	5.61	5.47	5.35	5.26	4.96	4.81	4.52	4.41	4.36	4.33
10	10.0	7.56	6.55	5.99	5.64	5.39	5.20	5.06	4.94	4.85	4.56	4.41	4.12	4.01	3.96	3.93
11	9.65	7.21	6.22	5.67	5.32	5.07	4.89	4.74	4.63	4.54	4.25	4.10	3.81	3.71	3.66	3.62
12	9.33	6.93	5.95	5.41	5.06	4.82	4.64	4.50	4.39	4.30	4.01	3.86	3.57	3.47	3.41	3.38
13	9.07	6.70	5.74	5.21	4.86	4.62	4.44	4.30	4.19	4.10	3.82	3.66	3.38	3.27	3.22	3.19
14	8.86	6.51	5.56	5.04	4.69	4.46	4.28	4.14	4.03	3.94	3.66	3.51	3.22	3.11	3.06	3.03
15	8.68	6.36	5.42	4.89	4.56	4.32	4.14	4.00	3.89	3.80	3.52	3.37	3.08	2.98	2.92	2.89
16	8.53	6.23	5.29	4.77	4.44	4.20	4.03	3.89	3.78	3.69	3.41	3.26	2.97	2.86	2.81	2.78
17	8.40	6.11	5.19	4.67	4.34	4.10	3.93	3.79	3.68	3.59	3.31	3.16	2.87	2.76	2.71	2.68
18	8.29	6.01	5.09	4.58	4.25	4.01	3.84	3.71	3.60	3.51	3.23	3.08	2.78	2.68	2.62	2.59
19	8.18	5.93	5.01	4.50	4.17	3.94	3.77	3.63	3.52	3.43	3.15	3.00	2.71	2.60	2.55	2.51
20	8.10	5.85	4.94	4.43	4.10	3.87	3.70	3.56	3.46	3.37	3.09	2.94	2.64	2.54	2.48	2.44
30	7.56	5.39	4.51	4.02	3.70	3.47	3.30	3.17	3.07	2.98	2.70	2.55	2.25	2.13	2.07	2.03
40	7.31	5.18	4.31	3.83	3.51	3.29	3.12	2.99	2.89	2.80	2.52	2.37	2.06	1.94	1.87	1.83
50	7.17	5.06	4.20	3.72	3.41	3.19	3.02	2.89	2.78	2.70	2.42	2.27	1.95	1.82	1.76	1.71
100	6.90	4.82	3.98	3.51	3.21	2.99	2.82	2.69	2.59	2.50	2.22	2.07	1.74	1.60	1.52	1.47
200	6.76	4.71	3.88	3.41	3.11	2.89	2.73	2.60	2.50	2.41	2.13	1.97	1.63	1.48	1.39	1.33
500	6.69	4.65	3.82	3.36	3.05	2.84	2.68	2.55	2.44	2.36	2.07	1.92	1.57	1.41	1.31	1.23

17.6 F-Verteilung ($\alpha = 0.05$)

FG: Freiheitsgrade

FG $n_2 \downarrow$ / $n_1 \rightarrow$	1	2	3	4	5	6	7	8	9	10	15	20	50	100	200	500
1	161	199	216	225	230	234	237	239	241	242	246	248	252	253	254	254
2	18.5	19.0	19.2	19.2	19.3	19.3	19.4	19.4	19.4	19.4	19.4	19.4	19.5	19.5	19.5	19.5
3	10.1	9.55	9.28	9.12	9.01	8.94	8.89	8.85	8.81	8.79	8.70	8.66	8.58	8.55	8.54	8.53
4	7.71	6.94	6.59	6.39	6.26	6.16	6.09	6.04	6.00	5.96	5.86	5.80	5.70	5.66	5.65	5.64
5	6.61	5.79	5.41	5.19	5.05	4.95	4.88	4.82	4.77	4.74	4.62	4.56	4.44	4.41	4.39	4.37
6	5.99	5.14	4.76	4.53	4.39	4.28	4.21	4.15	4.10	4.06	3.94	3.87	3.75	3.71	3.69	3.68
7	5.59	4.74	4.35	4.12	3.97	3.87	3.79	3.73	3.68	3.64	3.51	3.44	3.32	3.27	3.25	3.24
8	5.32	4.46	4.07	3.84	3.69	3.58	3.50	3.44	3.39	3.35	3.22	3.15	3.02	2.97	2.95	2.94
9	5.12	4.26	3.86	3.63	3.48	3.37	3.29	3.23	3.18	3.14	3.01	2.94	2.80	2.76	2.73	2.72
10	4.96	4.10	3.71	3.48	3.33	3.22	3.14	3.07	3.02	2.98	2.85	2.77	2.64	2.59	2.56	2.55
11	4.84	3.98	3.59	3.36	3.20	3.09	3.01	2.95	2.90	2.85	2.72	2.65	2.51	2.46	2.43	2.42
12	4.75	3.89	3.49	3.26	3.11	3.00	2.91	2.85	2.80	2.75	2.62	2.54	2.40	2.35	2.32	2.31
13	4.67	3.81	3.41	3.18	3.03	2.92	2.83	2.77	2.71	2.67	2.53	2.46	2.31	2.26	2.23	2.22
14	4.60	3.74	3.34	3.11	2.96	2.85	2.76	2.70	2.65	2.60	2.46	2.39	2.24	2.19	2.16	2.14
15	4.54	3.68	3.29	3.06	2.90	2.79	2.71	2.64	2.59	2.54	2.40	2.33	2.18	2.12	2.10	2.08
16	4.49	3.63	3.24	3.01	2.85	2.74	2.66	2.59	2.54	2.49	2.35	2.28	2.12	2.07	2.04	2.02
17	4.45	3.59	3.20	2.96	2.81	2.70	2.61	2.55	2.49	2.45	2.31	2.23	2.08	2.02	1.99	1.97
18	4.41	3.55	3.16	2.93	2.77	2.66	2.58	2.51	2.46	2.41	2.27	2.19	2.04	1.98	1.95	1.93
19	4.38	3.52	3.13	2.90	2.74	2.63	2.54	2.48	2.42	2.38	2.23	2.16	2.00	1.94	1.91	1.89
20	4.35	3.49	3.10	2.87	2.71	2.60	2.51	2.45	2.39	2.35	2.20	2.12	1.97	1.91	1.88	1.86
30	4.17	3.32	2.92	2.69	2.53	2.42	2.33	2.27	2.21	2.16	2.01	1.93	1.76	1.70	1.66	1.64
40	4.08	3.23	2.84	2.61	2.45	2.34	2.25	2.18	2.12	2.08	1.92	1.84	1.66	1.59	1.55	1.53
50	4.03	3.18	2.79	2.56	2.40	2.29	2.20	2.13	2.07	2.03	1.87	1.78	1.60	1.52	1.48	1.46
100	3.94	3.09	2.70	2.46	2.31	2.19	2.10	2.03	1.97	1.93	1.77	1.68	1.48	1.39	1.34	1.31
200	3.89	3.04	2.65	2.42	2.26	2.14	2.06	1.98	1.93	1.88	1.72	1.62	1.41	1.32	1.26	1.22
500	3.86	3.01	2.62	2.39	2.23	2.12	2.03	1.96	1.90	1.85	1.69	1.59	1.38	1.28	1.21	1.16

17.7 Kolmogorow-Smirnoff-Test

Zur Berechnung der kritischen Größe wird meist die Formel

$$c = \frac{\sqrt{-0.5 \cdot \ln(\alpha / 2)}}{\sqrt{n}}$$

angegeben. Diese liefert für hinreichend große Stichproben (etwa ab n=30) gute Werte.

Für kleinere Stichproben ($5 \le n \le 100$) werden die tabellierten Werte über die Approximation

$$c = \sqrt{\frac{-\ln(\alpha / 2)}{2n + k}}$$

mit

$$k = \frac{1}{0.038 \ln(\alpha) + 0.72}$$

recht genau getroffen.

Tab. 21: Kritische Werte c für den Kolmogorow-Smirnoff-Test
n: Stichprobenanzahl

	tabellierte Werte				**nach obiger Gleichung (*) berechnete Werte**			
n	**α = 0.01**	**α = 0.02**	**α = 0.05**	**α = 0.1**	**α = 0.01**	**α = 0.02**	**α = 0.05**	**α = 0.1**
5	0.669	0.627	0.563	0.509	0.669	0.626	0.563	0.509
6	0.617	0.577	0.519	0.468	0.619	0.579	0.520	0.470
7	0.576	0.538	0.483	0.436	0.578	0.541	0.486	0.438
8	0.542	0.507	0.454	0.410	0.545	0.509	0.457	0.413
9	0.513	0.480	0.430	0.387	0.517	0.483	0.433	0.391
10	0.486	0.457	0.409	0.369	0.493	0.460	0.413	0.373
15	0.404	0.377	0.338	0.304	0.408	0.381	0.341	0.308
20	0.352	0.329	0.294	0.265	0.356	0.332	0.298	0.268
25	0.317	0.295	0.264	0.238	0.320	0.298	0.267	0.241
30	0.290	0.270	0.242	0.218	0.293	0.273	0.245	0.221

17.8 Dixon-Test

Tab. 22: Prüfgrößen D und kritische Werte c des Dixon-Tests in Abhängigkeit vom Stichprobenumfang

n	c: $\alpha = 1\%$	c: $\alpha = 5\%$	Prüfgröße: Ausreißer nach unten	Prüfgröße: Ausreißer nach oben
3	0.988	0.941	$D = \frac{x_{(2)} - x_{(1)}}{x_{(n)} - x_{(1)}}$	$D = \frac{x_{(n)} - x_{(n-1)}}{x_{(n)} - x_{(1)}}$
4	0.889	0.765		
5	0.780	0.642		
6	0.698	0.560		
7	0.637	0.507		
8	0.683	0.554	$D = \frac{x_{(2)} - x_{(1)}}{x_{(n-1)} - x_{(1)}}$	$D = \frac{x_{(n)} - x_{(n-1)}}{x_{(n)} - x_{(2)}}$
9	0.635	0.512		
10	0.597	0.477		
11	0.679	0.576	$D = \frac{x_{(3)} - x_{(1)}}{x_{(n-1)} - x_{(1)}}$	$D = \frac{x_{(n)} - x_{(n-2)}}{x_{(n)} - x_{(2)}}$
12	0.642	0.546		
13	0.615	0.521		
14	0.641	0.546	$D = \frac{x_{(3)} - x_{(1)}}{x_{(n-2)} - x_{(1)}}$	$D = \frac{x_{(n)} - x_{(n-2)}}{x_{(n)} - x_{(3)}}$
15	0.616	0.525		
16	0.595	0.507		
17	0.577	0.490		
18	0.561	0.475		
19	0.547	0.462		
20	0.535	0.450		
21	0.524	0.440		
22	0.514	0.430		
23	0.505	0.421		
24	0.497	0.413		
25	0.489	0.406		

17.9 Grubbs-Test

Kritische Werte c für den Grubbs-Test auf Ausreißer
n: Stichprobenanzahl

n	$\alpha = 0.01$	$\alpha = 0.05$
20	2.884	2.557
25	3.009	2.663
30	3.103	2.745
35	3.178	2.810
40	3.240	2.866
45	3.292	2.914
50	3.336	2.956
55	3.376	2.992
60	3.411	3.025
70	3.471	3.082
80	3.521	3.130
90	3.563	3.171
100	3.600	3.207
110	3.632	3.239
120	3.662	3.267
130	3.688	3.294
140	3.712	3.318
145	3.723	3.328

18 Literatur

Ballstedt, P. *Rechen-Lexikon,* 5. Aufl., Südwest Verlag, München 1972 ISBN: 3-517-00077-9

Barlow, R. J. *Statistics – A Guide to the Use of Statistical Methods in the Physical Sciences*, John Wiley&Sons, Chichester 1989 ISBN: 0-471-92295-1

Burr, I. W. *Statistical Quality Control Methods, Statistics: Textbooks and Monographs* Vol 16, Marcel Dekker, New York 1976 ISBN: 0824763440

Böhme, G. *Algebra,* Springer Verlag, Berlin 1990, 6. Aufl. ISBN: 3-540-52676-5

Ciba-Geigy AG *Wissenschaftliche Tabellen Geigy – Statistik,* 8. Aufl., Ciba Geigy AG, Basel 1980

Ebbinghaus, H.-D. et al. *Zahlen (Grundwissen Mathematik; 1),* Springer Verlag, Berlin 1983 ISBN: 3-540-12666-X

Feltkamp, H., Fuchs, P., Sucker, H. *Pharmazeutische Qualitätskontrolle*, Georg Thieme Verlag, Stuttgart 1983 ISBN: 3-13-611501-5

Fritzsche, K. *Mathematik für Einsteiger,* 2. Aufl., Spektrum Akademischer Verlag, Heidelberg 2001 ISBN: 3-8274-1039-8

Gebler, H. *Tabellen für die Pharmazeutische Praxis*, Govi-Verlag, Frankfurt 1970

George, M.L. et al. *Lean Six Sigma Pocket Toolbook*, Mcgraw-Hill, New-York 2005 ISBN: 0-07-144119-0

Glaser, E., Surmann, P. *Praktische Mathematik in der Pharmazie*, Thieme Verlag, Stuttgart 1981 ISBN: 3-13-585701-8

Gottwald, W. *Statistik für Anwender,* Wiley-VCH, Weinheim 2000 ISBN:3-527-29780-4

Harms, V. *Biomathematik, Statistik und Dokumentation,* 7. Aufl., Harms Verlag, Kiel 1998 ISBN: 3-86026-063-4

Hartung, J. *Statistik,* Oldenbourg, München 1987 ISBN: 3-486-20437-8

Henze, N. *Stochastik für Einsteiger,* Vieweg, Braunschweig 1997 ISBN: 3-528-06894-9

Hüsler, J., Zimmermann, H. *Statistische Prinzipien für medizinische Projekte,* Verlag Hans Huber 1996, 2. Aufl. ISBN: 3-456-82697-4

Köhler, W., Schachtel, G., Voleske, P. *Biostatistik,* Springer-Verlag, Berlin 2002/3. Aufl. ISBN: 3-540-42947-6

Körle, H.-H., Hirsch, R. *Elemente der Mathematik für Pharmazeuten,* Vieweg, Braunschweig 1996 ISBN: 3-528-07277-6

Kraus, J. *Vademecum für Pharmazeuten,* 17. Aufl., Editio Cantor, Aulendorf 2001 ISBN: 3-87193-229-9

Kreyszig, E. *Statistische Methoden und ihre Anwendungen,* 7. Aufl., vandenhoeck Ruprecht, Göttingen 1997 ISBN: 3-525-40717-3

Ludwig, H. *Mathematische Grundlagen für Pharmazeuten,* WVG, Stuttgart 1987 ISBN: 3-8047-0916-8

Nelson, L.S. *Technical Aids,* J. Qual. Tech. 16, no. 4 (October 1984), ISSN: 0022-4065

Puhani, J. *Statistik – Einführung mit praktischen Beispielen,* 9. Aufl., Lexika Verlag, Würzburg 2001 ISBN: 3-89694-270-0

Puhani, J. *Kleine Formelsammlung zur Statistik,* 5. Aufl., Lexika Verlag, Würzburg 1998 ISBN: 3-89694-228-X

Pyzdek, T. *The Six Sigma Handbook,* Mcgraw-Hill, New-York 2003 ISBN: 0-07-141015-5

Reinhardt, F., Soeder, H. *dtv-Atlas zur Mathematik,* 9. Aufl., Band 2 dtv, München 1994 ISBN: 3-423-03008-9

Sachs, L. *Angewandte Statistik,* 5. Aufl., Springer Verlag, Berlin 1978 ISBN: 3-540-08813-X

Scharlau, W. *Schulwissen Mathematik: Ein Überblick*, Vieweg, Braunschweig 3. Aufl. 2001 ISBN: 3-528-26541-8

Six Sigma Academy *The Black Belt Memory Jogger,* 1. Aufl., GOAL/QPC, Salam, NH 2002 ISBN13: 978-1-57681-043-9

Western Electric Co. *Statistical Quality Control Handbook,* 1. Aufl., Western Electric Co., Indianapolis, 1956

Zeidler, E. (Hrsg.) *Teubner-Taschenbuch der Mathematik*, Teubner-Verlag, Stuttgart 1996 ISBN: 3-8154-2001-6

Sachverzeichnis